附子汤质量控制方法学及治疗慢性心衰药效学实验研究

王 瑞 著

吉林大学出版社
·长春·

图书在版编目(CIP)数据

附子汤质量控制方法学及治疗慢性心衰药效学实验研究 / 王瑞著. —长春:吉林大学出版社,2019.8
ISBN 978-7-5692-5267-5

Ⅰ.①附… Ⅱ.①王… Ⅲ.①心力衰竭-慢性病-方剂-研究 Ⅳ.①R289.51

中国版本图书馆 CIP 数据核字(2019)第 171487 号

书　　名　附子汤质量控制方法学及治疗慢性心衰药效学实验研究
　　　　　　FUZITANG ZHILIANG KONGZHI FANGFAXUE JI ZHILIAO MANXING
　　　　　　XINSHUAI YAOXIAOXUE SHIYAN YANJIU

作　　者　王　瑞 著
策划编辑　孟亚黎
责任编辑　官　鑫
责任校对　卢　婵
装帧设计　马静静
出版发行　吉林大学出版社
社　　址　长春市人民大街 4059 号
邮政编码　130021
发行电话　0431－89580028/29/21
网　　址　http://www.jlup.com.cn
电子邮箱　jdcbs@jlu.edu.cn
印　　刷　北京亚吉飞数码科技有限公司
开　　本　787mm×1092mm　1/16
印　　张　15.5
字　　数　278 千字
版　　次　2020 年 3 月　第 1 版
印　　次　2020 年 3 月　第 1 次
书　　号　ISBN 978-7-5692-5267-5
定　　价　76.00 元

版权所有　翻印必究

前　言

慢性心力衰竭(chronic heart failure,CHF)是指由于各种原因造成的心肌损伤,导致心脏结构或功能变化,伴有心室充盈或者射血能力受损的一组复杂临床综合征,是多数心血管疾病的最终归宿和主要死亡原因。虽然近年来风湿性心脏病的发病率有所下降,但随着社会经济的发展和人民生活水平的不断提高,饮食结构的变化和生活压力的增加引发的冠心病、高血压和扩张型心肌病等疾病的发病率逐年升高,导致心力衰竭的发病率仍呈上升趋势,2015 年,全球大约 4000 万人受此疾病困扰,这严重影响了人们的生活质量,同时也加剧了公共卫生负担。

长期以来,心衰的治疗从增加心肌收缩力和减轻心脏负荷两方面入手。治疗心衰最常用最重要的药物之一是正性肌力药地高辛。近年来,国外临床试验及评价显示:该类药物虽能改善心衰患者的临床症状,但心衰患者的死亡率并没有降低。20 世纪 90 年代以来,医学家们对临床常用的药物——血管紧张素转换酶抑制剂(ACEI)和血管紧张素Ⅱ(Ang-Ⅱ)受体拮抗剂进行了一系列实验,研究结果表明,上述药物能够防止或延缓心肌重塑的发展,改善心肌的生物学效应,进而降低心衰患者的发病率和死亡率。但是这些药物因临床应用禁忌和不良反应多而受到限制。因此,目前的研究热点转向从祖国医学中寻求治疗慢性心衰疗效好、不良反应少、应用广泛的方法和药物。

现代医学认为,慢性心衰主要病理生理过程包括炎症与氧化应激、脂质代谢紊乱、肾素-血管紧张素-醛固酮系统(RAAS)激活、水钠通道代谢障碍和心室重构等。古代中医药专著中并无"心衰"这一病名,根据其临床症状,主要涉及中医心悸、心痹、痰饮、怔忡、喘证和水肿等范畴。多数中医药研究者认为,本病虚实夹杂,属本虚标实之证,以心之阳气虚衰为本,血瘀脉滞、水湿内停和痰浊不化为标。目前,在中医药理论指导下,附子、人参和茯苓等药物的中药复方及制剂如参麦注射液、参附注射液、生脉散、真武汤和芪苈强心胶囊等对于慢性心力衰竭都具有良好的临床治疗效果。

附子汤源自张仲景的《伤寒论》,由附子、人参、茯苓、白术和白芍 5 味药组成,为温经回阳、健脾除湿的代表方剂。方中附子为君,扶阳温经镇痛,温肾以扶先天之真阳。人参为臣,大补元气以培后天之本,并增先天扶阳之力,如此先后天均得扶培。茯苓、白术为佐,甘温益气,既能健运中焦,又能运脾燥湿。白芍为使,其味酸收敛,妙用有三:其一,制附子温燥而谨防伤阴;其二,为缓急止痛;其三,助茯苓、白术以利湿。五药配伍共奏扶阳固本,祛寒化湿之效。现代药理研究表明,附子汤能够提高小鼠心肌细胞环核苷酸含量,抑制血小板凝聚及血栓形成。对于心衰大鼠的研究表明,附子汤不仅能增强实验动物心肌收缩力,改善心脏舒张和收缩功能,而且可改善其神经内分泌功能。肾素-血管紧张素-醛固酮系统(RAAS)为肾脏所产生的一种升压调节体系,可引起血管平滑肌收缩及水、钠潴留,从而产生升压作用。附子汤可通过下调慢性心力衰竭大鼠 RAAS 系统的活性,改善心室重构和心功能。临床研究显示,附子汤可以显著改善患者的临床症状及体征,进而有效地提高患者生活质量,减轻患者痛苦。患者经过附子汤的治疗,超声三维心动图结果显示,LVEF 明显提高,心肌收缩功能增强,从而使心排血量增加,心脏前、后负荷减轻,心室腔缩小,心功能得以改善。同时,附子汤对于慢性心衰治疗的明显优势还在于可降低 N 末端脑钠素前体(NT-proBNP)水平。这些研究为附子汤治疗慢性心力衰竭提供了实践依据。此外,研究证明附子汤中的各单味药在心血管疾病中都具有确切、显著的疗效。附子提取物可改善 CHF 大鼠的心肌功能和抗氧化酶活性,其心脏保护作用可能与清除羟自由基、增加一氧化氮的产生和抑制脂质过氧化有关。附子中的二萜生物碱(N-deethylaconine、beiwutinine、hypaconine、mesaconine and 15α- hydroxyneoline)可以改善离体大鼠心脏左心室收缩和舒张功能,具有对大鼠心肌缺血再灌注损伤的保护作用。人参提取物及单体人参皂苷均可以通过抗氧化、改变血管收缩功能、减少血小板黏附、改变自主神经递质释放和调节细胞内离子通道等途径改善心血管功能。茯苓提取物不仅可以抑制慢性心力衰竭大鼠肾脏水通道蛋白-2 的表达而发挥利尿作用,同时,还可降低 CHF 大鼠血浆 BNP 的水平,对大鼠慢性心衰具有显著改善作用。白术提取物可改善异丙肾上腺素诱导的心室重构大鼠模型血流动力学参数水平,明显减轻心肌病理损伤,降低 N 末端脑钠素前体(NT-proBNP)水平,抑制心肌肥厚和心肌纤维化;其作用机制可能是通过抗氧化活性和抑制肾素-血管紧张素-醛固酮系统(RAAS)活化来逆转心室重构。白芍总苷能降低腹主动脉缩窄手术造成的压力超负荷型心肌重构模型大鼠的左心室指数、全心指数,同时,降低颈总动脉插管平均压和收缩压,抑制心肌重构。基于现代文献的中医药治疗慢性心力衰竭组方规律研究发现,用于慢性心衰治疗的核心组方中,附子、人参、白术和茯苓均高频出现。

本书实验研究部分,通过建立 HPLC 方法测定了附子汤提取液中苯甲酰乌头原碱和苯甲酰新乌头原碱和苯甲酰次乌头原碱 3 种单酯型生物碱的含量。采用该方法对不同药店购买的 10 批附子汤进行了测定,乌头碱、新乌头碱和次乌头碱 3 种双酯型生物碱均未检测到,单酯型生物碱苯甲酰乌头碱、苯甲酰新乌头原碱和苯甲酰次乌头原碱的总量均不少于 0.010%。含量测定研究结果表明,附子汤可以安全有效地应用于临床治疗当中。通过正交试验确定附子汤提取工艺,建立了附子汤的指纹图谱,相似度结果表明,不同批次间附子汤中化学成分的种类及相对含量均一,为深入研究附子汤活性成分及全面评价附子汤的质量提供了有效手段;本研究通过缩窄肾上腹主动脉手术成功制备慢性心衰模型,用于研究附子汤治疗慢性心衰的疗效和作用机制。药效学研究显示出,附子汤对腹主动脉缩窄诱发的压力负荷型慢性心力衰竭病程有一定的延缓作用,能够有效阻止心衰程度的加重。采用 UPLC/ Q Exactive Focus,对附子汤中的化学成分进行了初步的分离及结构鉴定,推测出附子汤中 42 个化合物,包括附子中 32 种化合物,人参中 5 种化合物,茯苓中 3 种化合物,白芍中 2 种化合物,为附子汤的药效物质基础研究提供了更为快速有效的手段。

由于作者水平有限,书中疏漏之处在所难免,恳请同行专家以及广大读者批评指正。

作　者

2018 年 7 月

目 录

文献研究部分

第一章 附子的研究概况 ………………………………………… 3
  第一节 历史沿革 ………………………………………… 3
  第二节 植物形态 ………………………………………… 5
  第三节 炮制及饮片 ……………………………………… 5
  第四节 基源及产地 ……………………………………… 8
  第五节 化学成分 ………………………………………… 8
  第六节 药理作用 ………………………………………… 12
  第七节 毒性 ……………………………………………… 15
  第八节 临床应用 ………………………………………… 16
  第九节 总结 ……………………………………………… 16
  参考文献 ………………………………………………… 17

第二章 人参的研究概况 ………………………………………… 20
  第一节 历史沿革 ………………………………………… 20
  第二节 植物形态 ………………………………………… 21
  第三节 炮制及饮片 ……………………………………… 21
  第四节 化学成分 ………………………………………… 23
  第五节 药理作用 ………………………………………… 26
  第六节 人参临床应用及注意事项 ……………………… 31
  第七节 总结 ……………………………………………… 33
  参考文献 ………………………………………………… 33

第三章 白术的研究概况 ………………………………………… 38
  第一节 历史沿革 ………………………………………… 38
  第二节 植物形态 ………………………………………… 41
  第三节 来源 ……………………………………………… 42

第四节　性状 …………………………………………… 42
第五节　鉴别方法 ………………………………………… 43
第六节　炮制及饮片 ……………………………………… 44
第七节　化学成分 ………………………………………… 47
第八节　药理作用 ………………………………………… 48
第九节　临床应用 ………………………………………… 51
第十节　总结 ……………………………………………… 53
参考文献 …………………………………………………… 54

第四章　白芍的研究概况 …………………………………… 57
第一节　历史沿革 ………………………………………… 57
第二节　植物形态 ………………………………………… 59
第三节　炮制和饮片 ……………………………………… 60
第四节　来源 ……………………………………………… 61
第五节　化学成分 ………………………………………… 62
第六节　药理作用 ………………………………………… 65
第七节　配伍 ……………………………………………… 69
第八节　临床应用 ………………………………………… 70
第九节　总结 ……………………………………………… 71
参考文献 …………………………………………………… 71

第五章　茯苓的研究概况 …………………………………… 75
第一节　历史沿革 ………………………………………… 75
第二节　植物形态 ………………………………………… 77
第三节　炮制 ……………………………………………… 78
第四节　饮片鉴别 ………………………………………… 79
第五节　来源 ……………………………………………… 80
第六节　化学成分 ………………………………………… 80
第七节　药理作用 ………………………………………… 82
第八节　临床应用 ………………………………………… 87
第九节　总结 ……………………………………………… 88
参考文献 …………………………………………………… 89

第六章　附子汤的研究概况 ………………………………… 91
第一节　附子汤的源流 …………………………………… 91

第二节　附子汤的药理研究 …………………………………… 92
第三节　附子汤的现代临床应用 ………………………………… 94
第四节　总结 ……………………………………………………… 96
参考文献 …………………………………………………………… 96

第七章　高效液相色谱法的研究进展 …………………………… 99

第一节　高效液相色谱的发展 …………………………………… 99
第二节　高效液相色谱法的分类及适用范围 …………………… 100
第三节　高效液相色谱的应用 …………………………………… 102
第四节　高效液相色谱的发展和应用前景 ……………………… 107
参考文献 …………………………………………………………… 108

第八章　心力衰竭模型的研究进展 ………………………………… 111

第一节　动物选择 ………………………………………………… 111
第二节　模型评价 ………………………………………………… 111
第三节　模型类型 ………………………………………………… 112
第四节　常用心衰模型的评价 …………………………………… 120
第五节　展望 ……………………………………………………… 122
参考文献 …………………………………………………………… 122

第九章　心衰治疗的作用机制研究进展 ………………………… 127

第一节　西医病因及病理机制 …………………………………… 128
第二节　治疗心衰常用药物和作用机制 ………………………… 131
第三节　中医对于慢性心衰病因病机及辨证分型的探讨 ……… 134
第四节　中医药治疗心衰的机制及阐述 ………………………… 136
第五节　总结 ……………………………………………………… 140
参考文献 …………………………………………………………… 141

第十章　化学计量学用于中药数据分析研究进展 ……………… 146

第一节　化学计量学 ……………………………………………… 146
第二节　化学计量学在中药研究中的应用 ……………………… 151
第三节　化学计量学和中药质量控制的研究 …………………… 154
第四节　总结 ……………………………………………………… 158
参考文献 …………………………………………………………… 158

实验研究部分

第一章 附子汤的质量控制研究 ································ 165
第一节 附子汤中单酯型生物碱含量测定 ···················· 165
第二节 附子汤的指纹图谱研究 ···························· 172

第二章 附子汤治疗慢性心衰的药效学研究 ···················· 191
第一节 慢性心衰模型的建立 ······························ 191
第二节 对慢性心衰的药效学研究 ·························· 197

第三章 附子汤的 UPLC/MS 化学组成分析 ······················ 207
第一节 仪器、试剂及试药 ································ 207
第二节 实验方法与结果 ·································· 208

小结 ·· 232
结论 ·· 234
参考文献 ·· 234

文献研究部分

第一章 附子的研究概况

附子为毛茛科乌头属植物乌头(*Aconitum carmichaeli* Debx.)子根的加工品,其味辛、甘,大热,有毒,归心、肾、脾经,有回阳救逆,补火助阳,散寒止痛之功效[1],为历代医家所重视,被称为回阳救逆第一品药。本文从历史沿革、植物形态、炮制及饮片、基源及产地、化学成分、药理作用、毒性和临床应用等方面对附子进行了全面的介绍。

第一节 历史沿革

最早记载附子的中医药专著是《神农本草经》,附子在其中被列为下品[1]:"主治风寒咳逆邪气,温中,金疮,破癥坚积聚,血瘕,寒温,痿。躄拘挛,脚痛,不能行步。生山谷。"汉代张仲景《伤寒杂病论》[2-3]中配伍附子的方剂有32首,基本都是沿用至今的经典方。附子与干姜配伍即始于张仲景方,同时还有佐以蜜甘草以减毒性的记载。用量配伍考究,剂型多样,用法独特灵活。

后世医者在张仲景对附子应用记载的基础上又进一步发展。魏晋南北朝时期,陶弘景所著《名医别录》中记载[4]:"主治脚疼冷弱,腰脊风寒,心腹冷痛,霍乱转筋,下痢赤白,坚肌骨,强阴。又堕胎,为百药长。"同时又有:"畏防风、甘草、黄、人参、乌韭、大豆。"东晋葛洪所著《肘后备急方》中记载:"若卒口噤不开者,末生附子,置管中,吹纳舌下,即瘥矣";"治心腹相连常胀痛方。野狼毒二两,附子半两。捣。筛,蜜丸如梧子大。日一服一丸;二日二丸;三日后服三丸,再一丸;至六日,服三丸,自一至三以常服,即瘥。"唐朝对附子的临床应用多沿用张仲景《伤寒杂病论》及葛洪《肘后备急方》中的方剂,也有一些创新,如孙思邈所著的《备急千金要方》中记载的温脾汤、附子散、姜附汤,王焘撰写的《外台秘要》记载有五味子汤等[5]。

宋代医家临床大量应用附子,多首配伍附子的新方剂沿用至今[5]。目前临床常用的首载于宋代时期的方剂有:陈自明编著的《妇人良方集要》中记载的参附汤、椒仁丸、星附汤、附术汤和附子八珍汤;朱肱编撰的《类证活人书》中收载的桂心白术汤;王怀隐、王祐等编写的《太平圣惠方》中记载的正阳散、附子丸和补脾白术散,《太平惠民和剂局方》中的三生饮、醒风汤和参苓白术散等;金元时期的医家对附子的临床应用经验更丰富,有了比较深的心得体会,金元四大家在前人临床经验的基础上,对附子的研究上升到了理论总结的层面,如刘完素云:"附子大辛大热,气浓味薄,可升可降,阳中之阴,浮中沉,无所不至,为诸经引用之药。"生附子虽然毒性较大,味辛性热,只要炮制得当,配伍合理,就能回阳救逆,挽救危重病患的生命[6]。

明代众医家更加重视对附子的应用,如方贤所著《奇效良方》中首载沿用至今用于治疗"中寒中湿,呕逆虚弱"之症的附子理中汤;张介宾在《景岳全书》[7]中对附子的功效、制法和毒性进行了详尽的阐述:"能除表里沉寒,厥逆寒噤,温中强阴,暖五脏,回阳气,除呕哕霍乱,反胃噎膈,心腹疼痛,胀满泻痢,肢体拘挛,寒邪湿气,胃寒蛔虫,寒痰寒疝,风湿麻痹,阴疽痈毒,久漏冷疮,格阳喉痹,阳虚二便不通,及妇人经寒不调,小儿慢惊等证";"其所以必用甘草者,盖以附子之性急,得甘草而后缓;附子之性毒,得甘草而后解;附子之性走,得甘草而后益心脾;附子之性散,得甘草而后调营卫,此无他,亦不过济之以仁而后成其勇耳";"附子之性,虽云有毒,而实无大毒,但制得其法,用得其宜,何毒之有?"并将附子列为"药中四维"之一;李时珍[8]所著的本草著作《本草纲目》中对附子的功效亦有详细阐述:"主治少阴伤寒,少阴发热,少阴下利,阴病恶寒,阴盛格阳,中风痰厥,小儿慢惊,风病瘫缓,风寒湿痹,风痫,小儿囟陷,脚气肿痛,虚寒腰痛,寒热疟疾,水泄久痢,阳虚吐血,白浊,疗疮肿痛。"书中附有含附子的方剂119首,治疗的疾病范围涵盖内外妇儿;倪朱谟在《本草汇言》对附子有如下描述:"附子,回阳气,散阴寒,逐冷痰,通关节之猛药也。诸病真阳不足,虚火上升,咽喉不利,饮食不入,服寒药愈甚者,附子乃命门主药,能入其窟穴而招之,引火归原,则浮游之火自熄矣。凡属阳虚阴极之候,肺肾无热证者,服之有起死之殊功"[9];明朝时代的名医戴原礼所著《证治要诀》中记载:"附子无干姜不热,得甘草则性缓,得桂则补命门。"[6]由此可见,明代对于附子的认识和应用已经日臻完善。

自清代四川名医郑钦安开创了火神派,将附子的临床应用和理论总结推向了巅峰。郑钦安将自己应用附子等热性药的学术思想融汇贯穿于他的《医理真传》、《伤寒恒论》和《医法圆通》三本医书中;卢铸之等继承了郑钦安的火神派学术思想,使火神学说代代相传至今。火神派医家以善用附子著称,临床方剂中附子的最大用量可达120g以上,成为附子临床应用史上的奇观,火神派学说极大促进和推动了附子的临床运用[5]。

20世纪60年代以来,随着现代化学分离分析技术的发展,在中医药理论的指导下,国内外医药工作者为了减少药物毒性、增加药效、寻找有效成分和发现作用机理,对附子中化学成分的研究和药理作用的研究也日益深入。现发现附子中化学成分百余种,药理作用机理趋于明确,炮制研究不断深入。在新时期发掘了附子作为中药的更多价值,结合传统应用指导现代运用和研究。

第二节 植物形态

附子的基源为毛茛科乌头属植物乌头(Aconitum carmichaeli Debx.)子根的加工品,故应以川乌的植物形态来描述附子的植物形态。川乌植物形态的描述为[10]:多年生草本。主根通常2~3个连生在一起,呈纺锤形至倒卵形,周围生长有数个次根(子根)。茎直立,上部散生贴伏柔毛,叶互生,革质掌状,深3裂几达基部;两侧裂片再2裂,中央裂片再3浅裂,裂片有粗齿或缺刻。两侧裂片再2裂,中央裂片再3浅裂,裂片有粗齿或缺刻。总状花序,花序轴密生贴伏的反曲柔毛;花萼5,蓝紫色,上萼片盔状,侧萼片近圆形,内面无毛;花瓣2,变态成蜜腺叶,头部反曲,下具长爪;雄蕊多数;心皮3~5,离生。聚合蓇葖果长圆形。花期6~7月,果期7~8月。

《本草纲目》中引用韩保生的记载,附子以及川乌形态简要描述为[8] "保生曰:正者为乌头;两歧者为乌喙;细长三四寸着为天雄;根旁如芋散生者,为附子;旁连生者为侧子,五者同出而异名。苗高二尺许,叶似石龙芮及艾。"

第三节 炮制及饮片

一、炮制方法

附子一般6月下旬至8月上旬采收,取生长在母根上的子根,除去泥沙,得到"泥附子",现代供药用的附子均经过炮制加工以减毒。按炮制方法的不同可将附子分为炮附片、淡附片、黑顺片、白附片和盐附子等,以上炮制品均被2015年版《中国药典》收载。白附片又称为天雄片,与黑顺片相比,没有外皮,炮制方法稍有差别,临床应用功效大致相同。附子最为人们广知的道地产区是四川江油,在这里形成了一套独有的附子炮制技术,包括胆巴浸泡→浸漂→煮制→剥皮(仅白附片)→切片→漂洗→蒸制→干燥等多道工序,为江油附子的高品质提供了保证[11]。

(一)盐附子[12]

选择大小均匀且个大的泥附子,将泥沙清洗干净,浸入适宜浓度的食用胆巴水溶液中过夜,再加食盐(NaCl),继续浸泡,每日取出至阳光下晾晒,并逐步增加晾晒的时间,直至附子表面出现大量盐霜结晶,体质变硬,即制得盐附子。

(二)黑顺片[12]

将泥附子按大小分类,并将表面泥沙清洗干净,浸入适宜浓度的食用胆巴水溶液中数日后,连同胆巴液煮至透心,捞出用水将胆巴液漂洗干净,纵切成约 0.5cm 厚的片,再用水浸漂,用调色液将切制后的附片染成浓茶色,取出,蒸至出现油面光泽后烘干,或烘至半干后再晒干,即制得黑顺片。

(三)白附片[12]

选择大小均匀的泥附子,将泥沙清洗干净,浸入适宜浓度的食用胆巴水溶液中数日后,连同胆巴液煮至透心,捞出剥去附子外皮,纵切成约 0.3cm 厚的片,用水浸漂,取出,蒸透,晒干,即制得白附片。

(四)淡附片[12]

取制好的盐附子,用清水浸漂表面的盐霜,每日换水 2～3 次,至盐分漂洗干净,加甘草和黑豆与水共煮至透心,切开后口尝无麻舌感时,取出附子,切薄片,晒干,即制得淡附片。

(五)炮附片

取净制过的河沙置锅中,武火炒热,加入附片,炒制鼓起,微变色时取出,筛去河沙放凉,即制得炮附片。

(六)熟附片(临江片)

盐附子以冷水漂洗 1～2d,除去盐分,用竹刀刮去外皮,清水洗净,切成 2～3 分厚横片后,用米泔水漂 2～3d,最后置笼中蒸制透心,倒入大筛子内用扇子扇凉,使其"结面",边扇边推开药片,烘干[13]。

二、饮片鉴别

(一)盐附子

呈圆锥形,长 4～7cm,直径 3～5cm,表面灰黑色,被有盐霜。顶部较宽,中央可见凹陷的芽痕,周围有支根或支根痕,呈瘤状凸起。质重且坚硬,不易折断,由于NaCl吸湿而易受潮变软。横切面呈灰褐色,有充满盐霜的小缝隙以及多角环纹,环纹内侧排列有不整齐的导管束。气微,味咸而麻,刺舌[12]。

(二)黑顺片

为上宽下窄的纵切片,长和宽因泥附子的大小不同而变化较大,分别为1.7～5cm和0.9～3cm,厚2～5mm。外皮为黑褐色,切面半透明状,呈暗黄色,具油润光泽,可见纵向导管束脉纹。质硬而脆,断面角质样,气微,味淡[12]。

(三)白附片

无外皮,切面呈黄白色,半透明,厚约3mm[12]。

(四)淡附片

本品呈上宽下窄的纵切片,长和宽因泥附子的大小不同而变化较大,分别为1.7～5cm和0.9～3cm,厚0.2～0.5cm。外皮为褐色,切面半透明,呈褐色,可见纵向导管束。质硬,断面角质样。气微,味淡,口尝无麻舌感[12]。

(五)炮附片

本品形如黑顺片或白附片,表面鼓起呈黄棕色,质松脆,气微,味淡。

三、炮制研究

附子中的二萜类双酯型生物碱,尤其是双酯型乌头碱类生物碱毒性最强,脱去一个酯基后形成的苯甲酰单酯型乌头碱毒性较小,两个酯基全部水解后得到的乌头原碱类生物碱毒性更弱。双酯型生物碱性质不稳定,遇湿热易水解,附子经过加热,蒸制等炮制过程,导致其中双酯型生物碱经过水解成为了毒性较弱或基本无毒的苯甲酰单酯型生物碱或乌头原碱,毒性降低,临床应用更为安全。否则由于双酯型乌头碱类生物碱毒性成分存在,临床用量难以把握,生附子稍量大即导致心律失常的毒副作用。黑顺片和白附片等炮制品总生物碱含量只有生附子的1/6～1/9,而二萜类双酯型生物碱的含量仅相当于生附子的1/100,不仅如此,通过适度炮制减毒的同时又留存了附子的药效,临床患者应用更放心。盐附子炮制方法不如黑顺片和白附片剧烈,导致其双酯型生物碱含量远高于后者[14]。

第四节 基源及产地

一、附子的基源

附子为毛茛科乌头属植物乌头(Aconitum carmichaeli Debx.)子根的加工品[12]。

二、附子道地产地

附子广为人知的道地产地是四川江油,附子的种植加工历史可追溯至唐代以前,迄今已有1300余年。李时珍在《本草纲目》中写到[8]:"其说云:绵州乃故广汉地,领县八,惟彰明出附子。彰明领乡二十,惟赤水、廉水、昌明、会昌四乡产附子,而赤水为多。每岁以上田熟耕作垄。取种于龙安、龙州、齐归、木门、青堆、小坪诸处。十一月播种,春月生苗。"文中所述彰明县即现今四川省江油市。凉爽的气候适于附子种苗生长期,不耐高温,稍耐寒。在冬至前几日,江油当地开始移苗,这一段时间正是一年中阳气生发之时,而附子的采收多在夏至前几日,这一段时间正是一年中阳气旺盛之时,因此,当地附子的种植和采收既符合中医药理论,又符合附子的生长规律,并且在漫长的种植历史中,四川江油地区形成了独特的栽培技术,即通过对川乌植株进行两次修根和一次打尖,同时将生长的侧芽多次除掉,可促进侧根生长,采收时单棵川乌植株鲜附子产量最大可达100g,品质优良[15]。

三、附子其他产地

20世纪50年代以来,四川江油附子种植面积逐渐减少,主要是由于其他非道地产地附子种植面积开辟扩大,非道地产区的附子充斥市场,导致道地产品受到冲击[15]。由于附子在临床上的广泛应用,导致除四川江油外,各地纷纷引种,目前形成规模的附子产地主要有西昌、陕西汉中和云南,附子质量仍以四川江油为最优,但以上三大产地具有价格优势。

第五节 化学成分

一、生物碱

附子中主要的有效成分以及毒性成分为二萜类生物碱[16],自20世纪60年代以来已有90多种此类成分在附子中被发现和鉴定。附子中的生物碱主要是 C-19 型二萜生物碱,除此之外还有 C-20 二萜型生物碱及其他类生物碱。

(一)C-19 二萜型生物碱

附子中的 C-19 二萜类生物碱一般为 aconitine 骨架(图 1-1),一般在 C-1、C-3、C-6、C-8、C-13、C-14、C-15、C-16 和 C-18 位连有不同的化学基团,酯键多连接在 C-8、C-14 位上(即取代基 R6 和 R7 位置上)。在附子中除了乌头碱型外,还有其他类型的 C-19 二萜类生物碱,如牛扁碱型(图 1-2)。

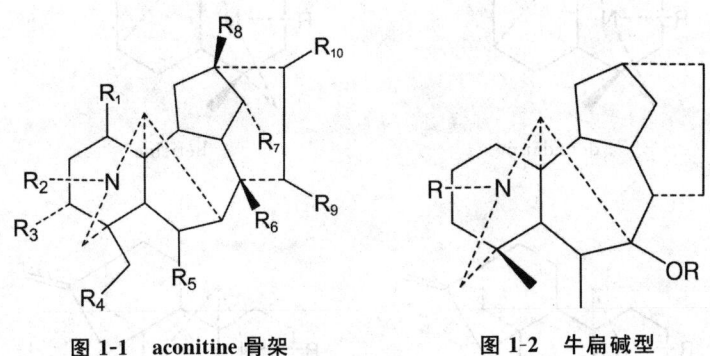

图 1-1　aconitine 骨架　　　　图 1-2　牛扁碱型

1965 年,陈嫌[17]等从附子中分离得到 aconitine 和 mesacontine、hypaconitine 和 talatisamine,同时得到两个新的生物碱:isotalatizidine 和 karakoline/camirchaeline。1983 年,周远鹏[18]研究发现附子中含有 benzoylaconine、benzoylmesaconine 和 benzoylhypaconine。1992 年,张卫东[19]等从四川江油附子中分离出了新化合物 neojiangyouconitme。1995 年,王宪楷[20]在附子中发现了一种新的 N-CHOC-19 二萜生物碱,命名为 aldohypaconitine。1997 年,韩公羽[21]等首次从附子中分得 deoxyaconitine 和 beiwutine。2003 年,陈洪超[22]等在中坝鹅掌叶附子中发现了 karakanine。2010 年,张思佳[23]等首次在附子中分得了 8-OEt-14-benzoylmesaconitine 和 aconifine。2011 年,杨黎彬[24]等首次从附子地上部分分离出了 aconine。同年,江冰娅[25]等从附子的水提物中分离得到新天然化合物 14-benzoylchasmanine 和 pyrrolezanthine,以及首次从附子中分离得到 1-epi-deacetylaconitine、8-ethoxy-deacetylaconitine、mesaconine 和 pyrrolezanthine-6-methyl ether。2013 年,吴克红[16]首次在附子中发现了 penduline,并首次发现了一个新生物碱 lipopenduline;江志波[26]等首次在附子中发现了 karacoline 和 14-acetylkaracoline;雷崎方[27]等首次从附子中分离得到了 columbianine。

(二)C-20 型二萜生物碱

附子中的 C-20 型二萜生物碱骨架类型较多,主要以 denudatine、hetisine、napelline 和 veatchine 为主[12]。如图 1-3 为几种主要 C-20 型二萜生物碱的基本骨架结构。

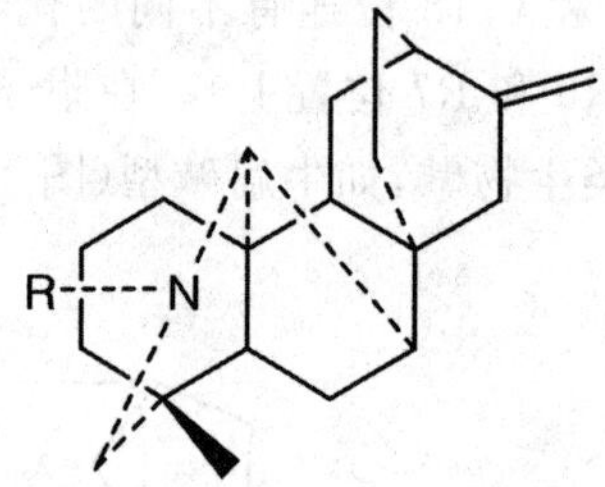

denudatine

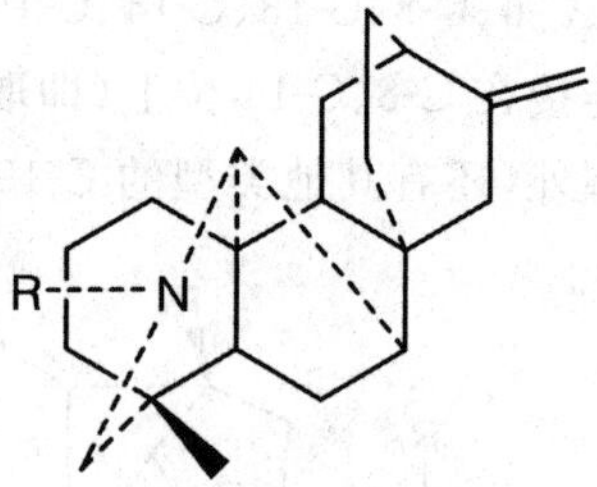

hetisine

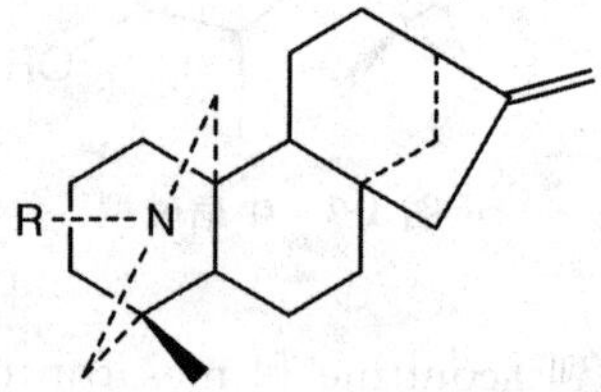

napelline

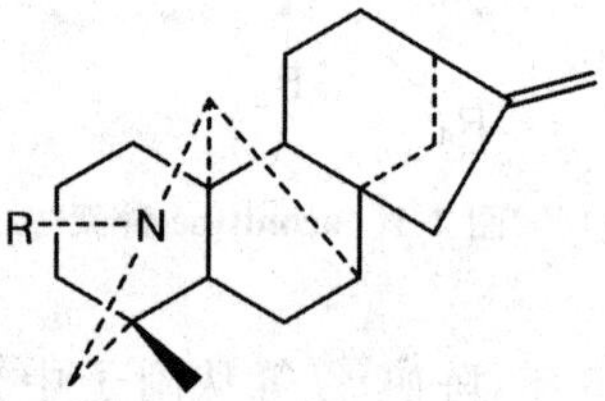

veatechine

图 1-3　C-20 型二萜生物碱的基本骨架结构

1996 年,王宪楷[24]等在附子中首次发现了 songoramine 和 songorine。2010 年,张思佳[19]等首次在附子中分得了 hetisine。2013 年,雷崎方[23]等首次从在附子中发现了 16β-hydroxycardiopetaline;陈靖[25]在附子中首次发现了 napelline。

(三)其他类型生物碱

除二萜类生物碱,在附子中其他类型的生物碱发现较少。1976 年,Kosuge[30]等首次从日本附子中分离得到 higenamine。1982 年,陈迪华[31]等在附子中分得了 1-methyl-6,7-dihydroxy-1,2,3,4-tetrahydroisoquinoline,即 salsolinol。1992 年,陈海生[32]等从附子中首次发现了 1 个 apomorphinealkaloid-fuzitine。1997 年,韩公羽[21]等从四川江油附子中分离得到 uracil(图 1-4)。

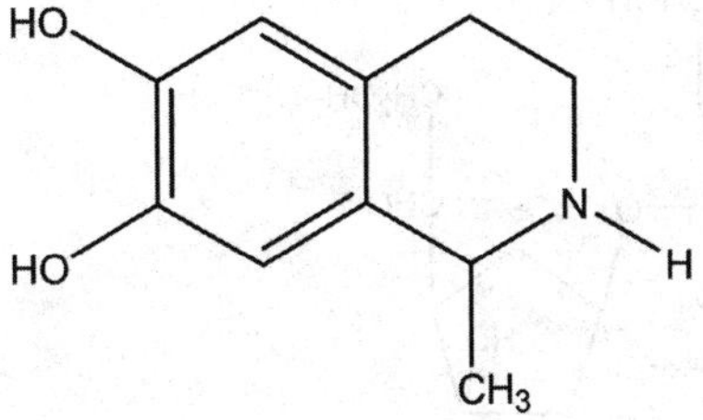

去甲猪毛菜碱 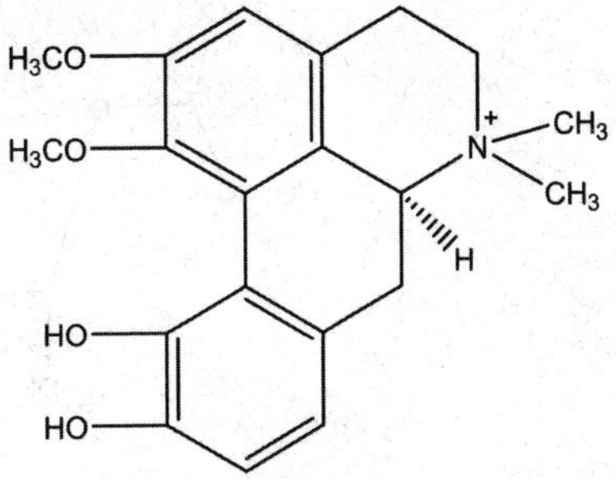　　　　　　　附子亭

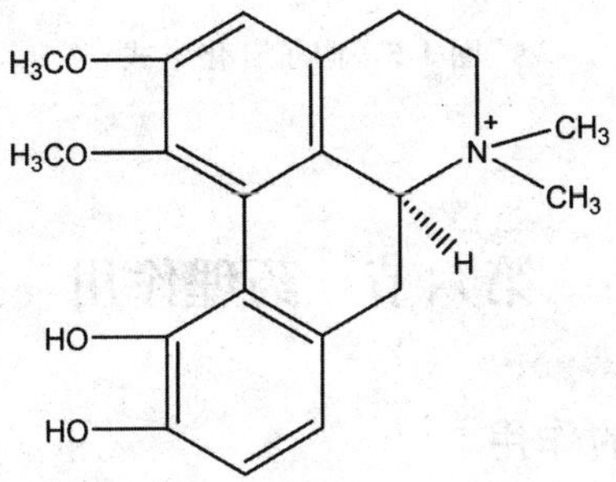

尿嘧啶

图 1-4　其他类型生物碱

二、非生物碱类物质

除生物碱类成分外,目前在附子中发现的还有少量的其他类型化合物,如 flavonoids、saponins、lignans、fatty acids、sugars 和 ceramides 等。

2002 年,徐暾海[33]等在四川江油附子中发现了 fuzinoside(化学式见图 1-5),具有明显的强心活性。2011 年,杨黎彬[24]等首次在附子地上部分发现了 β-sitosterol。2013 年,吴克红[16]等在附子中首次发现了神经酰胺 1-O-β-D-glucopyranosyl-(2S,3S,4R,8E)-2-[(2'R)-2'-hydroxy-tetracosanoy]-8(E)-octadencene-1,3,4-triol、carotenoid、monopalmitate、tridecanoic acid 和 linoleic acid。2013 年,雷崎方[27]等首次在附子中发现了 benzoic acid 和 6-hydroxymethyl-3-pyridinol。2014 年,张晶[34]等在附子中发现了一个新化合物 5-hydroxy-2-benzamide-methyl benzoate,并且首次从生附子中分离得到了 sesamin、episesamin、isopramine、magnolol、rosinol、p-hydroxycinnamic acid、salicylic acid 和一个双糖 β-Fruf(2→6)-α-Glu。

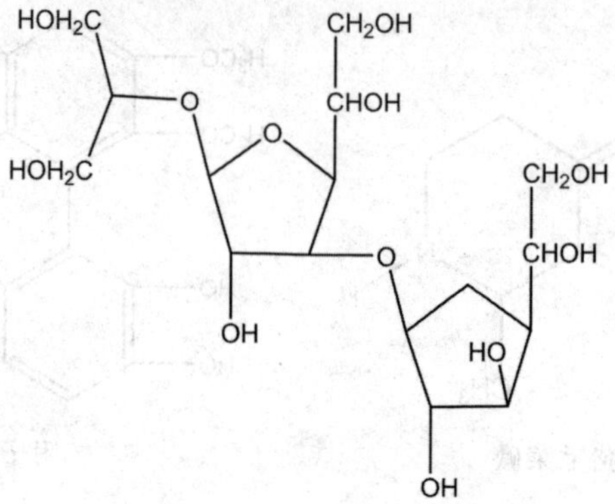

图 1-5　附子苷化学式

第六节　药理作用

一、对心血管系统的作用

（一）强心

Aconiti Lateralis Radix Praeparaia can enhance the myocardial contractility, increase heart rate, increase cardiac output, increase myocardial oxygen consumption and accelerate heart rate pharmacological activity. The higenamine extracted from the *Aconiti Lateralis Radix Praeparaia* has been confirmed to be the main cardiotonic component of *Aconiti Lateralis Radix Praeparaia*. Other components such as salsolinol, potassium chloride and dopamine are also enhance the myocardial contractility[31]. *Aconiti Lateralis Radix Praeparaia* decoction had obvious cardiotonic effect. Pharmacological experiments showed that the components of *Aconiti Lateralis Radix Praeparaia*, such as fuzinoside and uracil, had obvious positive inotropic effects[35]. Experimental studies on isolated hearts have further demonstrated that uracil is also a cardiac component and has a role in strengthening myocardial contraction in isolated hearts[21].

（二）对血管和血压的影响

The pharmacological activities of *Aconiti Lateralis Radix Praeparaia* on blood vessels and blood pressure include dilation of blood vessels to reduce blood pressure, increase blood flow of blood vessels to increase blood pressure, dilate blood vessels, increase blood pressure, and improve blood circulation. Studies have shown that higenamine is the main active ingredient for blood pressure reduction, and has the dual function of blocking α1 receptor and exciting β receptor; potassium chloride and dopamine are Alpha-receptor agonist, salsolinol has excitatory effects on alpha receptors and beta and alpha receptors [36]. The water extract of *Aconiti Lateralis Radix Praeparaia* after processing has a two-way regulation of the first step-down and boosting [37].

(三)抗休克

Theactivity of strong heart and anti-shock is achieved through the action of the heart, and it is the basis of its efficacy " warm spleen and stomach to dispel cold and rescue patient from collapse by restoring Yang ". The mechanism of action may be strong, shrinking blood vessels, and raising blood pressure. As well as the role of dilating blood vessels, improving microcirculation, etc., the main pharmacodynamic substances are mainly for the treatment of higenamine, potassium chloride, dopamine, and salsolinol.

(四)抗心律失常

Aconiti Lateralis Radix Praeparaia has obvious effects in the treatment of slow arrhythmia. Some of them have the effect of reversing the symptoms of slow arrhythmia, and have a slow arrhythmia in mice induced by prevention and treatment. There is a definite curative effect in terms of obvious prevention and treatment[36], but animal experiments have also shown that *Aconiti Lateralis Radix Praeparaia* should not be applied in large doses, otherwise it will cause arrhythmia.

二、抗炎和镇痛作用

The main component of *Aconiti Lateralis Radix Praeparaia*, aconitine alkaloids, can significantly inhibit the increase of capillary permeability, carrageenan swelling, and granulation formation on fertilized embryo sacs in experimental animals [38]. It has been reported that the main component of the analgesic effect of *Aconiti Lateralis Radix Praeparaia* is salsolinol [18]. Intraperitoneal injection of higenamine 30mg/kg can significantly inhibit the arthritis induced by subcutaneous injection of histamine, which further proves that it can inhibit the dissociation of aminopolysaccharide by eliminating superoxide free radicals in inflammatory joint fluid. To reduce joint damage by free radicals [39]. Zhang reported that rats fed Heshun tablets decoction can reduce the number of writhing reactions caused by acetic acid or bismuth potassium tartrate. The administration of Heshun tablets decoction or intraperitoneal injection of decoction can significantly reduce formaldehyde or egg white. Caused swelling of the ankle joint, anti-xylene caused by swelling of the mouse ear shell [39].

三、抗肿瘤活性

Dong[40] found that Fuzi polysaccharide can increase the tumor cell apoptosis rate by promoting the high expression of mouse tumor suppressor gene Fas and p53. The combination of Fuzi polysaccharide and doxorubicin in the treatment of tumor-bearing mice is more effective than single chemotherapy. The combined effect of IL-2 mRNA and IL-12 mRNA expression in spleen cells is stronger than that of single chemotherapy, which can induce further apoptosis, activation and promotion of tumor cells. The killing activity of NK cells and the transformation of T lymphocytes significantly prolonged the survival time of tumor-bearing mice [41].

四、对免疫系统的作用

Peng[42] and other studies on the pharmacological activities of Fuzi polysaccharides, the results show that Fuzi polysaccharides can induce HL-60 cell differentiation. Li[43] used particulate antigen (SRBC) and soluble antigen (ovalbumin) to stimulate the immune system of mice, and then used the same antigen to stimulate the immune system. It was found that Fuzi polysaccharides had a dose-dependent immune response in mice. Dong[40] found that Fuzi polysaccharides can significantly increase mouse NK cell activity and T lymphocyte transformation rate, and the weight of mouse spleen increases during administration.

五、对消化系统的作用

Fuzi decoction can inhibit gastric emptying in mice, and at the same time excite the spontaneous contraction of isolated ileum in rats. Fuzi can cause rabbits caused by adrenaline, propranolol, diphenhydramine, hexahydrocarbon quaternary amine and atropine. In vitro small bowel inhibition plays an exciting role. It is speculated that it may have anti-adrenergic, histamine-like and choline-like effects [44]. Fuzi decoction can inhibit the formation of stress-induced gastric ulcer in rats induced by hydrochloric acid [36].

六、其他作用

Sedative effect: *Radix Aconiti Lateralis* decoction can prolong the sleep time of mice induced by cyclohexabarbital and inhibit spontaneous activity of mice.

Local anesthesia: *Radix Aconiti Lateralis* stimulates the local skin and excites the sensory nerve endings of the skin mucosa, creating a burning and itching sensation. Anesthesia is then generated to deprive the local skin of consciousness[36].

Aconiti Lateralis Radix Praeparaia also has the effects of delaying aging, inhibiting lipid peroxidation and antithrombotic.

第七节　毒性

附子生品为毒性较大的中药,其中毒症状主要以神经系统、循环系统和消化系统表现为主,症见口舌麻木、头昏眼花、恶心、呕吐、心跳加速和畏寒肢冷,严重者出现视觉模糊、呼吸困难、瞳孔散大、手足抽搐、体温及血压下降和大小便失禁等,更严重者会导致死亡[36]。在实验动物研究中可见运动和呼吸先兴奋后抑制及唾液分泌增加出现多源性心率失常而死亡的现象[18]。附子的毒性主要由于炮制不当造成其中二萜类双酯型生物碱如乌头碱、中乌头碱和次乌头碱含量过高而引起,乌头碱能明显抑制心肌细胞Na^+通道失活,增加Na^+内流,破坏心肌细胞内钙稳态,并诱导心肌细胞凋亡,造成心律失常[45]。通过炮制和合理配伍即可明显降低附子的毒性和不良反应。

除了明显的心脏毒性,还可见有神经毒性、胚胎毒性和肾毒性等。韩岫等[46]采用体外实验研究了生附子对大鼠海马神经元的毒性,发现其对海马神经元有毒性作用,能够抑制其生长,但对整体动物的神经毒性作用不显著。双酯型生物碱是附子的主要毒性成分,其中乌头碱还具有致畸变毒副作用,并且对肾小管机能也有较大影响。

第八节　临床应用

四逆汤、参附汤、附子汤和真武汤等以附子为君药,以回阳救逆为主,可治疗休克,恢复正常血压,改善末梢循环。附子强心作用在临床上常用来治疗急性心肌梗死所致休克、冠心病及心绞痛等[47]。由于附子还具有抗心律失常的药理作用,可用于治疗缓慢性心律失常。

附子的抗炎镇痛作用可用来治疗风湿性关节炎、关节痛、腰腿痛、神经痛和偏头痛等。中医药专著中,应用附子来治疗寒凝疼痛,如《伤寒论》中甘草附子汤治虚寒头痛;《济生方》中延附汤治疗寒凝气滞腹痛等[48]。

中国药典[12]中附子的用法用量和注意项下有如下规定:"【用法与用量】3至15g,先煎,久煎。【注意】孕妇慎用;不宜与半夏、瓜蒌、瓜蒌子、瓜蒌皮、天花粉、川贝母、浙贝母、平贝母、伊贝母、湖北贝母、白蔹、白及同用。"表明附子在应用中应注意用量不宜超过15g,孕妇宜慎用,同时还有十八反中"半蒌贝蔹及攻乌"的配伍禁忌。临床应用时,应结合患者的体征和病症,安全有效地合理使用附子。

第九节　总结

附子被称为"百药之长",在漫长的临床实践中,前人的不断积累和探索为附子近现代研究打下了坚实的基础。20世纪60年代以来,附子的现代研究取得了斐然的成绩,其中主要的有效成分、毒性来源和主要成分的药理活性已基本清楚,但目前附子的研究和临床应用仍存在一些不足之处。

今后对于附子的研究应注意处理好炮制减毒与药效留存的关系。一直以来,医家学者通过各种方法来降低附子的毒性,但却容易忽视在减毒的过程中,药效的减失也很严重,应正确对待附子毒性,进一步研究其毒效关系,以便使附子的临床应用更加安全、有效、合理。

人们对附子中的生物碱类成分的研究较为透彻,对其他成分研究较少,其相应的药理活性的研究也由于其含量较少而进行的不够充分,所以今后附子化学成分药理活性的研究方向应偏向这些含量较少、药理活性不明确的成分,以利于附子作用机制的阐明及新功效的发现。附子多糖有很强的抗肿瘤活性,有很大的发展前景。

参考文献

[1] 吴普．神农本草经[M].太原:山西科学技术出版社,1991.
[2] (东汉)张仲景,熊曼琪．中医药学高级丛书:伤寒论[M]．2版．北京:人民卫生出版社,2011.
[3] (东汉)张仲景,陈纪藩．中医药学高级丛书:金贵要略[M].2版．北京:人民卫生出版社,2011.
[4] (魏晋)陶弘景,尚志钧．名医别录辑校本[M]．北京:中国中医药出版社,2015.
[5] 叶俏波,邓中甲．附子运用的历史沿革[J].陕西中医学院学报,2012,03:71-73.
[6] 王筱萍．附子临床应用浅识[J].贵阳中医学院学报,1996,18(2):64.
[7] (明)张景岳,吴少祯．景岳全书[M]．北京:中国医药科技出版社,2011.
[8] (明)李时珍．本草纲目(第二卷)[M].北京:线装书局,2010.
[9] (明)倪朱谟,郑金生,甄雪燕,等．本草汇言[M]．北京:中医古籍出版社,2005.
[10] 康延国．中药鉴定学[M].北京:中国中医药出版社,2012.
[11] 黄勤挽,周子渝,王瑾,等．附子炮制历史沿革研究[J].中国实验方剂学杂志,2011,23:269-271.
[12] 国家药典委员会．中华人民共和国药典(一部)[S].北京:化学工业出版社,2015:191-193.
[13] 龚千锋．樟树中药炮制全书[M]．南昌:江西科学技术出版社,1990.
[14] 赵保文．附子、川乌、草乌的炮制加工及药理作用比较[J].首都医药,2000,(4):33-34.
[15] 陈彦琳,杜杰,梁焕,等．道地药材附子炮制加工规范化探讨[J].中国现代中药,2009,(7):42-44.
[16] 吴克红．附子的化学成分及其活性研究[D].中国中医科学院,2013.
[17] 陈嬿,朱元龙,朱任宏．中国乌头的研究-Ⅸ．川乌、附子中的生物碱[J].药学学报,1965,(7):435-439.
[18] 周远鹏．附子及其主要成分的药理作用和毒性[J].药学学报,1983,05:394-400.
[19] 张卫东,韩公羽,梁华清．四川江油附子生物碱成分的研究[J].药学学报,1992,(9):670-673.
[20] 王宪楷,赵同芳,赖盛．中坝鹅掌叶附子中的生物碱研究Ⅰ[J].中国药学杂志,1995,(12):716-719.

[21] 韩公羽,梁华清,张卫东,等.四川江油附子生物碱和新的强心成分研究[J].天然产物研究与开发,1997,(3):30-34.

[22] 陈洪超,王宪楷,赵同芳,等.中坝鹅掌叶附子中的生物碱成分[J].天然产物研究与开发,2003,(4):324-325+340.

[23] 张思佳,刘敏卓,刘静涵,等.附子的化学成分研究[J].药学与临床研究,2010,(3):262-264.

[24] 杨黎彬,赵宁,王军芳,等.附子地上部分化学成分研究[J].安徽医药,2011,(9):1068-1069.

[25] 江冰娅,林生,王亚男,等.附子的化学成分研究[A].第十届全国药用植物及植物药学术研讨会论文摘要集[C].中国植物学会药用植物及植物药专业委员会、中国科学院昆明植物研究所,2011:1.

[26] 江志波,郭庆兰,江冰娅,等.附子的化学成分研究[A].中国化学会、国家自然科学基金委员会、重庆市科学技术协会.中国化学会第八届有机化学学术会议暨首届重庆有机化学国际研讨会论文摘要集(4)[C].中国化学会、国家自然科学基金委员会、重庆市科学技术协会,2013:1.

[27] 雷崎方,孙桂波,沈寿茂,等.附子的化学成分研究[J].中草药,2013,(6):655-659.

[28] 王宪楷,赵同芳,赖盛.中坝鹅掌叶附子中的生物碱研究Ⅱ[J].中国药学杂志,1996,(2):74-77.

[29] 陈靖.附子的化学成分研究[J].现代中药研究与实践,2013,(2):33-35.

[30] Kosuge T.,Masayoshi S.,Study on cardiac principle of Aconite Roots[J]. Planta Medica,1979,35(2):167-168.

[31] 陈迪华,梁晓天.中药附子成分研究-Ⅰ.去甲猪毛菜碱(salsolinol)的分离及其结构测定[J].药学学报,1982,(10):792-794.

[32] 陈海生,韩公羽,刘明珠,等.江油附子中新阿朴啡生物碱附子亭的分离鉴定[J].第二军医大学学报,1992,(2):167-168.

[33] 徐暾海,赵洪峰,徐雅娟,等.四川江油生附子强心成分的研究[J].中草药,2004,(9):9-11.

[34] 张晶.生附子化学成分及其质量控制研究[D].北京协和医学院,2014.

[35] 王桂玲,徐雅娟,房建强.附子非生物碱类成分的研究[J].泰山医学院学报,2007,(3):179-181.

[36] 侯家玉,方泰惠.中药药理学[M].北京:中国中医药出版社,2007:111-116.

[37] 郭爱华.川乌、附子的毒性和药理作用[J].山西职工医学院学报,1995,(2):65-66+52.

[38] 洪波.附子化学成分和有效成分的研究[D].吉林农业大学,2003.

[39] 张明发,沈雅琴.温里药温经止痛除痹的药理研究[J].中国中医药信息杂志,2000,7(1):29-32.

[40] 董兰凤,刘京生,苗智慧,等.附子多糖对H22和S180荷瘤小鼠的抗肿瘤作用研究[J].中国中医基础医学杂志,2003,(9):14-17.

[41] 董兰凤,张英俊,刘京生,等.附子多糖与阿霉素长循环热敏脂质体的抗肿瘤作用及其机制探讨[J].细胞与分子免疫学杂志,2006,(4):458-462.

[42] 彭文珍,吴雄志,曾升平,等.附子多糖诱导人早幼粒白血病细胞分化研究[J].职业卫生与病伤,2003,(2):123-124.

[43] 李发胜,徐恒瑰,李明阳,等.附子多糖的提取及免疫活性研究[J].现代预防医学,2008,(12):2290-2291+2295.

[44] 张明发,范荣培,郭惠玲,等.温里药兴奋离体肠管作用机理探讨[J].中药药理与临床,1990,(3):15-17.

[45] 李志勇.附子成分次乌头碱心脏毒性及中毒机制研究[D].北京中医药大学,2008.

[46] 韩屾.三种乌头类中药神经毒性体内外实验研究[D].四川大学,2007.

[47] 张金莲,曾昭君,张冰,等.附子临床不良反应分析[J].中国实验方剂学杂志,2014,(18):228-231.

[48] 张庭模.临床中药学[M].北京:中国中医药出版社,2004:309-310.

第二章 人参的研究概况

人参为五加科植物人参的干燥根和根茎[1]，首载于《神农本草经》，被列为上品[2]，具有大补元气、固脱、生津、安神和益智的功效，临床上常用于滋补强壮[3]。人参自古以来都是名贵中药材，有"百草之王"的称号[4]。本文从历史沿革、植物形态、炮制及饮片、化学成分、药理作用和临床应用等方面对人参进行了全面的介绍。

第一节 历史沿革

一、周秦无人参名

记载有中药名称的文献可追溯到周代，这一时期的代表著作有《诗经》《礼记》和《山海经》等，虽然都不是专门记载中药的药学著作，但人们从中发现了大量沿用至今的中药，然而这些著作中都没有提到人参这一现代人尽皆知的常用中药。成书于西汉初年的著名医书《五十二病方》中，亦没有人参这味中药的记载。

二、东汉人参不为今品

《神农本草经》是最早收载人参的中药专著。《神农本草经》经考证成书于东汉光武建年以后。由此可知，东汉时期已将人参作为药用了。东汉末年张仲景所著的《金匮要略》和《伤寒论》最早详细记载了人参的临床用法。两书共计收录包含人参的中药方剂 36 方。然而汉代所用人参经专家考证并非现今所用的五加科植物人参的根，而是桔梗科的党参，二者同名不同物，只是东汉时期将党参称作人参。

三、梁朝人参党参混用

五加科人参在南北朝时期已渐为医家所应用。但是在这一时期党参和五加科人参都称为人参，在应用上并不区分。因为陶弘景曾指出："上党郡，在冀州西南，今魏国所献即是。形长而黄，状如防风，多润实而甘。"陶氏的观点实际上是对党参药材的描述。由此可知医家所说的上党人参，实则是指党参。人参与党参混用的情况一直延续至唐宋时期。所以，南北朝直至唐宋时期，大多数医家对两个品种的人参是不加以区分的。

四、明清人参分明

明清医家通过临床实践，对人参和党参的功能主治有了进一步了解后，在临床上对两者加以区分。《本草从新》认为："肆中所卖党参，种类甚多，皆不堪用，唯防风党参性味和平，足贵。"为了将人参与党参进行甄别，故在人参条后又进一步另立了党参专条。

至明清时期，"人参"之名为辽参所独用，而非之前的为党参所用或辽参和党参所共用。

第二节　植物形态

人参为多年生草本。主根肉质，纤维状，或膨大成圆柱形或纺锤形，下面少有分支。根状茎（芦头）短，每年增生一节，故呈肉质竹节状至念珠状或纺锤状。茎直立，单生，基部被覆鳞片。掌状复叶轮生于茎端，小叶片椭圆形或卵形，中央一片较大，边缘锯齿状，通常一年生人参有三出复叶一片，两年生者有掌状五出复叶一片，三年生者有掌状五出复叶两片，此后每年增生复叶一片，多者可达六片。伞形花序单个顶生，两性或杂性异株，总花梗长于总叶柄，小花梗先端具关节；萼齿5裂，小形，花瓣5，分离，呈覆瓦状排列；雄蕊5，生于肉质环状花盘边缘，花柱2～5，花丝短；子房下位，通常2～5室，每室1胚珠，倒垂；核果状浆果扁球形，成熟时呈红色，内生卵圆形至三角状卵形种子2～3粒[5-6]。

第三节　炮制及饮片

一、炮制方法

人参有诸多加工方法，其主要目的在于清洁药材、防止虫蛀和发霉变质，以便于贮存和运输；抑制人参中酶活性，减少在自然干燥过程中酶对有效成分的破坏，以保存人参的药性；增强其补益作用同时降低其对神经产生的毒害作用,使人参炮制品比人参用作滋补药更安全、可靠和有效。由于人参加工方法不同,使得人参各炮制品之间化学成分的种类和含量存在差异,这样就引起其药理活性发生变化,从而导致临床应用亦不尽相同[7]。

(一)生晒参加工方法

选参:从鲜参中选取须芦齐全,无伤,无水锈,无腐烂的药材,根据生长年份和个子货的大小进行分等。

洗刷:将选好的鲜参进行浸泡(时间不能太长,以避免有效成分溶于水中损失),软化泥土,然后进行冲洗。冲洗方法有人工洗刷和机器洗刷,人工洗刷是把浸泡好的人参用毛刷进行刷洗,先横刷,后顺刷,同时要保护好芦头须根;机器洗刷最好采用上下喷头,用压水冲洗,以防人参损伤。

晾晒:将洗刷好的人参放到参盘上,置于阳光下曝晒。

干燥:将晾晒好的人参置于50~60℃干燥室内进行干燥,到全干为止。

缠须:将干燥好的人参用温水打潮软化,然后用棉线把参须缠好,防破碎。

(二)红参

选参:与生晒参同。

洗刷:与生晒参同。

蒸参:将洗刷好的人参的参头向下,参须向上排好,送到蒸参室内,控制温度102℃蒸80min。蒸参是红参加工中的关键环节,必须控制好温度和时间,才能保证红参的质量。最好是先低温后高温,蒸的时间要长些,使热度慢慢透进人参内部,里外都要蒸透,防止白心。

烤参:蒸好人参后,应慢慢将蒸参室的蒸气放出,放气速度不易太快,放气速度太快,容易造成打拌,蒸气完全放出后将人参移出蒸参室,置干燥通风处晾晒。把晾晒好的人参送进烤参室,控制温度在75~80℃之间进行烘烤,同时排风,当参身变红时再送到40~50℃烘室内进行烘烤至干。

下须子:将烘烤至干的人参先进行打潮润软,再剪去人参芋和须(如全须红参可不用去须)。

干燥:将下好须子的人参摆好,置于50~70℃烘干室进行烘干。

(三)糖参

选参:将浆液不足的人参加工为糖参。

洗刷:与生晒参同。

炸参:将洗刷好的人参装在筐内,再放沸水中炸,炸参时,先炸上部,依次中部,最后参须,时间分配为上部宜长,参须宜短。炸好的人参再置水中冷浸 20min。

晾晒：与生晒参同。

排针：将晾晒好的人参进行排针，先横排，后顺排，顺排从上向下。

熬糖：糖与水的比例是 10∶2，把糖溶化后，在 119~120℃进行浓缩，当糖浆起花时灌糖。

灌糖：把排好针的人参放在起花的糖浆内进行浸糖（人参与糖的比例为 1∶2），一般在 60℃下浸糖 2~3 次，每次 12h。

干燥：把灌糖后的人参用温开水冲洗掉表面的浮糖，先 45~50℃干燥 48h，再 60~65℃干燥 48h，最后 45~50℃干燥至全干。

二、饮片鉴定

(一)生晒参

主根呈圆柱形或纺锤形，长 3~15cm，直径 1~2cm。灰黄色表皮，表面粗横纹疏浅断续，纵皱明显，分布于生晒参上部或全体，下部 2~3 条支根，着生多数细长且附有不明显细小疣状突起的须根。质较硬，断面呈淡黄白色，略显粉性，可见明显棕黄色形成层环纹，皮部具放射状裂隙并分布点状树脂道，呈黄棕色的。具特异香气，味甘、微苦。

(二)生晒参片

为类圆形或圆形薄片，灰白色表面具明显菊花纹，略显粉性，体轻，质脆。香气特异，味甘、微苦。

(三)红参片

为类圆形或圆形薄片，红棕色或深红色表面，质硬而脆，角质样，气微香，味甘、微苦。

第四节　化学成分

人参化学成分复杂，19 世纪开始，我国许多专家学者就致力于人参化学成分的分离鉴定，经过一个多世纪的不懈努力，发现和确定了人参中多种化学成分。现代药理学研究结果证实，人参中多种化学成分具有不同的药理活性[9]，而其中的主要有效成分是人参皂苷类化合物[10]。杨武韬[11]通过文献整理发现，人参含皂苷类化合物、多糖、挥发油黄酮类化合物和甾醇类化合物等几大类活性成分。其中研究较多的是人参皂苷类化合物、人参多糖和挥发油[12]三大类成分,本部分对以上三类成分的研究现状进行论述。

一、人参皂苷类成分

　　经过多年的研究,科研人员已经自人参中分离并鉴定了40余种人参单体皂苷类化合物[13],并对这些皂苷类化合物及其粗制剂的结构、含量和药理活性进行了深入研究[14-15]。目前,对于人参的相关研究大都会涉及皂苷类成分。现代已经从生晒参及红参中分离并鉴定了50多种人参皂苷单体化合物[16]。根据得到的人参皂苷水解后的苷元结构可将人参皂苷分为两大类:(1)达玛烷型四环三萜皂苷,水解后的苷元为人参二醇或人参三醇。(2)齐墩果烷型五环三萜皂苷,所连接的多糖水解得到的苷元为齐墩果酸[17-20]。

　　对于人参中化学成分的研究最为深入和广泛的是人参皂苷。研究内容多集中于皂苷类成分的提取分离含量测定、药理活性和生物合成等方面。曹树萍[21]等采用高效液相色谱法同时测定了以红参为君药的中药注射剂——参麦注射液中人参皂苷 Rg1、人参皂苷 Re、人参皂苷 Rf、人参皂苷 Rb1、人参皂苷 Rc、人参皂苷 Rb2、人参皂苷 Rd、人参皂苷 F2 和人参皂苷 Rg3 等9种人参皂苷的含量,发现不同厂家生产的参麦注射液中人参皂苷的含量有较大差别。HeejungYang[22]采用柱色谱法、酸水解和酶反应对人参提取物进行分离纯化,以超高效液相色谱-飞行时间四级质谱联用技术对其中人参皂苷标记物进行了鉴定。郜玉钢[23]等采用基因调控的方法,探究了异戊烯二磷酸异构酶和异戊烯基转移酶在人参皂苷生物合成过程中的作用,为寻找人参皂苷类成分生物合成途径中起关键作用的酶提供了有力证据。罗志勇[24]等应用 SSH 法(抑制差减杂交技术),通过新鲜人参根 RNA 分离及 mRNA 纯化→进行 SSH→克隆差减 cDNA 片段→酶切鉴定重组质粒→DNA 测序及数据分析→新外源插入片段 PCR 测定→Northern 印迹杂交→半定量 PCR,成功鉴定了人参皂苷的生物合成酶及相关新基因。近年来的实验研究结果表明,人参皂苷有多方面的药理活性,在神经系统、心血管系统、免疫调节系统、内分泌系统以及脂类代谢方面均有积极作用[25-27]。彭彬[28]通过构建 D-半乳糖脑衰老大鼠模型及 NSCs(神经干细胞)体外衰老模型研究人参皂苷 Rg1 延缓神经干细胞衰老的细胞及免疫作用机制。阮长春[29]报道了丙二酰基人参皂苷对高脂饮食联合链脲佐菌素(STZ)小剂量腹腔注射导致的大鼠2型糖尿病的疗效,结果表明,丙二酰基人参皂苷在降低2型糖尿病模型大鼠空腹血糖方面有显著作用。人参皂苷是人参化学成分中研究最深入的,通过动物实验研究发现,人参中总皂苷的含量及各单体皂苷在人参中所占比例决定了人参质量及疗效的优劣[30-31]。人参质量标准中的含量测定项主要是对人参皂苷单体成分的含量进行规定,而对于其他活性成分或指标性成分的含量没有相关要求,如中国药典(2015年版)规定:人参皂苷 Re($C_{48}H_{82}O_{18}$)和 Rg1($C_{42}H_{72}O_{14}$)总量不得少于 0.30%,人参皂苷 Rb1($C_{54}H_{92}O_{23}$)不得少于 0.20%[8];美国药典(USP33-NF28)规定:人参药材中人参皂苷 Rg1($C_{42}H_{72}O_{14}$)和 Rb1($C_{54}H_{92}O_{23}$)的含量分别不得少于 0.20%和 0.10%[32];欧洲药典(2017)规定:人参皂苷 Rg1($C_{42}H_{72}O_{14}$)和 Rb1($C_{54}H_{92}O_{23}$)的总量不少于 0.40%[33]。

二、人参多糖类成分

多糖是由单糖通过糖苷键聚合而成的大分子化合物,组成多糖的单糖种类主要包括醛糖和酮糖[34]。由相同种类单糖聚合而形成的多糖称为同多糖,由不同种类多糖聚合而形成的多糖成为杂多糖,由于醛糖和酮糖类型不同,得到的多糖的化学结构比蛋白质和核酸更复杂[35],增加了其分子量、分子式和化学结构鉴定的困难。人参中所含有的人参多糖是近年来的研究热点,人参多糖既是人参的营养来源,又是其药理活性成分[36]。人参根中提取的粗多糖经分离纯化可得到 GRP、GRS1-Ⅰ、GRS2、GRS3-Ⅱ和 GRS4 等五个级分[37]。张翼伸等[38]对用 30%乙醇提取人参皂苷后的人参根的药渣进行了人参粗多糖的提取、葡聚糖凝胶纯化、水解后纸层析鉴定、衍生化后气相色谱分析,得到人参多糖、脱蛋白的人参多糖和脱淀粉多蛋白的人参果胶。其中人参淀粉占 80%,剩余的 20%为人参果胶。刘菲菲[39-40]等将人参叶水提醇沉制得的粗多糖,经蛋白酶及 seva 法脱蛋白,多步透析、浓缩、醇析和柱分离得到 P_A 和 P_D 两种结构比较复杂的酸性杂多糖。

20 世纪 80 年代后,人参多糖的研究随着分析方法和测量仪器的发展,有了较大的进展和突破。目前已有大量研究证实,人参多糖具有多方面的药理活性,可增强小鼠和豚鼠的免疫调节活性,通过对免疫功能的影响发挥抗肿瘤作用[41];人参根中纯化得到的中性多糖 GR-5N 及 GR-5 对肌肉注射 S-180 肿瘤细胞致肿瘤生长的六周龄小鼠可产生抗肿瘤作用,并呈现一定的量效关系[42];分别给予正常小鼠人参果胶、人参总糖和人参淀粉,均可一定程度的提高免疫系统的活性,促进 S-180 肉瘤小鼠脾脏淋巴细胞增殖能力,增强巨噬细胞的功能[43]。采用水提醇沉法制备和 sevage 法纯化得到的不同浓度的人参多糖在体外对人宫颈癌 HeLa 细胞和小鼠前列腺癌 RM-1 细胞的生长均具有抑制作用[44]。谢遵江[45]等通过制备 B16 黑色素瘤小鼠模型,选择肿瘤附近的皮下注射人参多糖溶液,发现肿瘤体积显著缩小和重量明显减轻,证明人参多糖类成分对 B16 黑素瘤具有抑制和杀伤作用。其作用机制可能是通过激活 T 淋巴细胞(T 细胞)、自然杀伤细胞(NK 细胞)和淋巴因子激活的杀伤细胞(LAK 细胞)活性,增强机体免疫反应,进而抑制肿瘤细胞的生长。

三、挥发油研究

日本研究人员很早就对人参中的挥发油进行了研究[46],随着人参挥发油药理活性的逐渐揭示,越来越多的国内学者开始聚焦于这方面的研究。王慧等[47]采用制备薄层分离得到 12 个化合物,对其中 7 个化合物进行富集纯化,利用红外光谱法和气相色谱-质谱联用法鉴定出其中 6 个化合物为倍半萜烯类。赵花等[48]采用索氏提取法,以乙醚为溶剂,得到 5 年生人参中的总挥发性成分,利用气相色谱-质谱联用技术分离并推断出其中的 71 种化合物的结构,其中有 52 种属于酯类、脂肪酸类、醇类和烃类成分。毛坤元等对人参花蕾中提取的挥发油分别进行了气相色谱及气相色谱-质谱联用分析,分离出 51 种化合物,推断出其中 23 种化合物的结构,主要为倍半萜类,占挥发油总量的 43.5%[49]。刘鹏鹏等[50]分别以乙醚和乙酸乙酯为溶剂,提取水蒸气蒸馏得到的东北刺人参油层和水层不同极性的挥发油,采用气相色谱-质谱联用法分离并推断出乙醚中 20 种化合物,乙酸乙酯中 13 种化合物,其中有 8 种成分共存于两种溶剂中。实验研究表明,人参挥发油中具有药理活性的主要是倍半萜类化合物[51],其中又以 β-榄香烯和人参炔醇活性最显著,具有抗肿瘤和改善心肌缺血等作用[52]。杨艳辉等[53]对水蒸气蒸馏制得的人参根中总挥发油进行了气相色谱-质谱分析,推断出 46 种化合物的结构,其中 40 种成分首次在人参挥发油中发现,2,2-亚甲基双[6-(1,1-三甲基乙基)-4-甲基苯酚]的含量达 10.56%,其药理活性有待于进一步的研究。

第五节　药理作用

一、对神经系统的作用

(一)抗疲劳

After the pathological state or strenuous exercise, the contents of CK (creatine kinase) and LDH (lactate dehydrogenase) in the serum increased significantly, and the activity increased significantly compared with the normal state, indicating that the body was in a state of fatigue. Ginsenoside Rg1 combined with fructose 1,6-diphosphate can prolong the swimming time of mice and reduce the damage of skeletal muscle and cardiomyocytes in mice after exercise[54].

(二)改善记忆功能

With the accelerated pace of life, the irregularity of work habits, and the aging of aging, there are more and more patients with memory loss. Experimental studies have found that ginsenoside Rb1, ginsenoside Re, ginsenoside Rg1, ginsenoside Rg3, ginsenoside Rg5, ginsenoside Rk1 have the effect of improving memory function and improving memory impairment in mice. Liu et al. prepared a mouse model of lead poisoning by feeding the mice with drinking water containing lead acetate. After 160 days of intragastric administration of ginsenoside Rb, it was found that the learning and memory impairment of the mice was significantly improved[55].

(三)对中枢神经系统的调节作用

Ginseng has a two-way regulation of sedation and excitability in the central nervous system, with dose-dependent effects, and different components have different regulatory effects. The decoction of ginseng can not only reduce the inhibitory effect of central inhibitory drugs, but also counteract the excessive excitatory effects of central stimulants. Ginsenoside Rb1, ginsenoside Rb2, and ginsenoside Rg1 significantly reduce the damage of free radicals to neuronal cells by protecting the function and structure of nerve cells[56].

二、对心血管系统的作用

(一)保护心功能

Ginseng can be used for the treatment of cardiovascular diseases such as coronary heart disease, hypertension, chronic heart failure, etc. and a key link in the development of cardiovascular disease is cardiomyocyte apoptosis. It has been found that[57-58] ginsenoside Rb1, ginsenoside Re and ginsenoside Rg1 can inhibit cardiomyocyte apoptosis and protect heart function by regulating related cytokines, inhibiting oxygen free radical production, and increasing calcium influx. Ginsenoside Rb1, ginsenoside Rb3, ginsenoside Re, ginsenoside Rg1, ginsenoside Rg2, and ginsenoside Rh2 can promote angiogenesis and inhibit RAS by inhibiting stem cell differentiation into vascular endothelial cells and increasing vascular endothelial growth factor expression (renin-vascular Systemic activation, enhancement of myocardial accommodation, inhibition of ventricular remodeling and other pathways slow the development of myocardial infarction and protect cardiac function.

(二)对血管的作用

In vivo experiments have shown that ginsenosides can protect vascular endothelial cells and promote the regeneration of blood vessels, which is similar to angiopoietin-like activity. Qiu et al [59] administered ginsenoside Rb1, ginsenoside Re and ginsenoside Rg1 to normal mice by intraperitoneal injection, and found that ginsenoside Re and ginsenoside Rg1 can significantly dilate the auricular microvascular tube of contracted mice induced by intraperitoneal injection of epinephrine. The diameter, in turn, increases the blood flow velocity of the microvessels, and the number of microvascular cross-network openings increases significantly.

(三)阻滞钙通道

20(S)-protopanaxatriol activates chloride channels and inhibits depolarization of activated calcium channels. Ginsenoside Rb1, ginsenoside Re, and ginsenoside Rg1 have an activity of inhibiting calcium ion channels. Zhang et al [60] used guinea pig isolated heart perfusion method to separate ventricular myocytes, and used voltage clamp technique to observe the effect of ginsenoside Rb1 on intracellular calcium channel currents after ischemia-induced ventricular myocytes, the results showed ginsenoside Rb1 is able to inhibit the opening of calcium channels and is concentration dependent.

(四)抗自由基作用

Ginseng polysaccharide, ginseng saponin, ginseng volatile oil and ginseng flavonoids all have pharmacological activities for inhibiting or scavenging free radicals. Dong et al [61] studied the content of total flavonoids in 16 traditional Chinese medicines with qi and activating blood circulation and their anti-free radical antioxidant activities. It was found that the total flavonoids content in ginseng was less, and it could be significantly combined with metal zinc. Increase the scavenging rate of superoxide anion radicals.

(五)心律失常

Ginsenosides have therapeutic effects on arrhythmias. Tang et al. administered ginseng stem and leaf saponins to mice for 3 days, induced arrhythmia in mice by chloroform and aconitine, and observed heart rate, ventricular tachycardia, ventricular premature beats, and ventricular fibrillation in mice in the drug-administered group. And other indicators, found that ginseng stem and leaf total saponins can prevent chloroform-induced arrhythmias in mice, against aconitine-induced arrhythmias in mice, the mechanism of action is multifaceted[62].

三、对消化系统的治疗作用

A variety of traditional Chinese medicine preparations with ginseng as a medicinal herb have the effect of regulating gastrointestinal function. Studies have shown that renshen weikang tablet can promote gastric emptying in normal mice, can alleviate mouse pain caused by glacial acetic acid and gastric ulcer in rats, can prevent gastric mucosal damage caused by hydrochloric acid and indomethacin, and inhibit pyloric ligation. Gastric acid secretion in rats[63]. Renshen tiaopi san[64] can improve the clinical indications of patients with diarrhea-predominant irritable bowel syndrome. The mechanism may be to inhibit serotonin-3-receptor on colonic mucosa by down-regulating the expression of serotonin-3-receptor gene.

四、对血液及造血系统的作用

The total saponins of ginseng have two-way regulation of hemolysis and hemolysis in blood and hematopoietic system, and they are dose-dependent. At low doses, they can induce hematopoietic stem cell differentiation and show anti-hemolytic effect. At high doses, platelet and erythrocyte aggregation can be inhibited. Hemolysis. Colony formation assay, MTT assay, Western Blotting assay and immunoprecipitation method were used to observe the proliferation and differentiation ability of human umbilical cord blood cells and the degree of tyrosine phosphorylation of STAT5. The results showed that the total saponins of ginseng on the proliferation of erythroid blood cells promoting and positively correlated with the initiation of STAT5 tyrosine phosphorylation [65]. In the study of the effect of ginseng polysaccharides on hematopoietic progenitor cells, it was found that ginseng polysaccharides can promote the synthesis or secretion of granulocyte-only colony-stimulating factor in thymocytes and spleen cells, and enhance the proliferation and differentiation of granulocyte-derived hematopoietic progenitor cells in human bone marrow cells [66].

五、对免疫系统的作用

Ginseng decoction, ginseng polysaccharide and ginseng saponin can promote and regulate the function of the body's immune system, and its mechanism may be related to enhancing the phagocytic ability of macrophages and regulating the proliferation and activity of T cells. Lei et al [67] administered immunosuppressive mice by water decoction of 6-year-old sun-dried ginseng from different producing areas. The mouse model was prepared by subcutaneous injection of hydrocortisone, and the ginseng decoction on the immune system of mice was observed. According to the results of the research, it is known that ginseng decoctions from different habitats can counteract the immune function disorder of mice caused by immunosuppressants and have an immune promoting effect. Hao et al. showed that high doses of ginseng total saponins can inhibit the proliferation of human metastatic lung cancer PG cells by increasing the secretion of transforming growth factor β1 secreted by PG cells [68].

六、抗肿瘤作用

The ginsenosides can inhibit the growth of liver cancer cells, human colon cancer cells, human laryngeal cancer cells, and promote the apoptosis of cancer cells; and can also reverse the drug resistance of human lung adenocarcinoma cells to some extent. Leng et al [69] prepared a gastric cancer mouse model by subcutaneously inoculation of gastric cancer cells into nude mice, and administered 20(S)-protopanaxatriol by gavage. It was found that 20(S)-protopanaxatriol can inhibit the growth of tumor cells, the reduction of the vascular density of gastric cancer cell interstitial cells and the expression of basic fibroblast growth factor in cancer cells have an inhibitory effect on human cancer cells.

第六节 人参临床应用及注意事项

一、人参临床应用

从古至今,人参都是临床上常用的中药,单用或配伍应用治疗疾病的范围非常广泛。在2015版《中国药典》一部中共收载含有人参的中药制剂86种[70]。现对人参及其复方临床治疗的疾病进行概述如下。

(一)治疗心血管疾病

人参对多种心血管疾病均有一定的治疗作用。临床上常用于心肌营养不良、高血压病、心绞痛和冠状动脉硬化等,能够改善上述疾病的临床症状和指征,提高患者的生活质量。人参对血压具有双向调节作用,且具有剂量依赖性,小剂量升压,大剂量降压。

(二)调理肝胆脾胃的疾病

服用人参后对于伴有胃酸不足症状的慢性胃炎患者有一定治疗作用,但不影响胃液酸度及胃液分泌。其作用机制可能是通过增加胃容量实现的。此外,为防止急性传染性肝炎转化为慢性肝炎,可服用人参进行治疗,有较好的效果[71]。

(三)治疗糖尿病

人参虽然不能改变糖尿病患者体内血糖过高的程度,但可以改变一般情况,提高患者的生活质量,减少并发症的发生。糖尿病轻度患者服用人参后可降低尿糖水平,服用一段时间停药后,也可维持药效超过两周。人参亦可改善中度糖尿患者消渴和虚弱等多数全身症状,但对机体血糖的降低无明显影响[72]。

(四)治疗神经衰弱

人参通过兴奋神经系统、减缓机体疲劳和增强机体活力等途径治疗各种神经衰弱,并对头痛和失眠等患者的病情有一定的缓解作用。除此之外,服用一定量人参还可适当增加患者体重,提高机体对抗外邪的能力;对视力衰弱患者的视力也有一定的提高作用,同时使患者对视觉暗适应的能力也相应增强。人参还对不同程度的抑郁型和无力型精神病有一定治疗效果[71-72]。

(五)抗肿瘤

人参对多种肿瘤细胞具有抑制生长和促进凋亡的双重作用。人参中具有的抗肿瘤活性化学成分包括人参皂苷类化合物、人参多糖类化合物、人参醇类化合物和人参挥发油类物质,其中研究较为深入的是人参皂苷类成分。人参中活性成分的抗肿瘤作用机制目前尚未完全阐明[71-72]。

(六)抗氧化

人参皂苷类化合物和人参聚乙炔类化合物是人参抗衰老的主要活性成分,其作用机制是上述化合物能够抗脂质过氧化[71-72],从而延缓衰老的进程。这些物质还能够调节机体的多项生理功能,如神经系统、内分泌系统、免疫系统和能量代谢系统等。此外,人参对体重还有双向调节作用,增重和减肥作用具有剂量依赖性。近年来,对于人参的抗病毒和抗休克功效也多有报道。

二、使用中药人参的注意事项[72]

(1)人参能够兴奋中枢神经。剂量、配伍不当或未在中医药理论指导下用药,会加重由于失眠导致的神经衰弱症状,病人更加难以入睡。对于患有狂躁症、癔病或精神分裂症的病人,由于用药不当会导致中枢神经过度兴奋,刺激病人病情的发作。人参对于中枢神经系统调节具有双向调节作用,且呈剂量依赖性,剂量过大,对中枢神经过度抑制,患者就会变得更加消沉,因此,对于婴幼儿和老年人不应过度迷信人参的滋补作用而无节制的滥用。

(2)人参对血压具有双向调节作用。若剂量或配伍不当或未在中医药理论指导下用药,会导致患有高血压或者冠心病的病人血压异常升高,增加脑血管和眼底血管出血的危险,严重时甚至会危及生命,对此类患者如果有必要服用人参,应在医生指导下用药。

(3)人参虽然能够降低糖尿病患者尿液中的葡萄糖浓度,改善患者临床症状并提高患者的生活质量,能够作为辅助性治疗糖尿病的中药。但是由于人参味甘性温,不适于热性体质的患者长期服用,且人参中还含有人参多糖,糖尿病患者应在中医药理论及中医师的指导下根据病情的需要服用人参或含有人参的制剂。

(4)在治疗疾病时,以人参中的皂苷类成分作为活性成分起治疗作用时,不宜用于治疗体液中尿酸浓度比较高的痛风和肾功能不全患者,因为人参皂苷遇酸容易水解,生成人参二醇或人参三醇母核及糖类成分,失去人参皂苷自身的活性。

(5)人参具有兴奋中枢神经的作用,能够刺激胃液的分泌,患有胃炎或胃溃疡疾病的患者应在中医师的指导下合理服用人参及其制剂。人参的滋补作用及对幽门螺旋杆菌的保护作用会加重胃肠道疾病及胆结石患者的病情,应慎重服用人参及其制剂。

(6)人参为药品,必须在中医药理论的指导下应用于相应病症的患者。虽然人参具有补气安神作用,但对正处于正常生长发育阶段的儿童及妊娠期和哺乳期的妇女来说,在安全性没有得到可靠的临床研究数据证实的情况下,不能盲目长期大量应用。

第七节 总结

从20世纪60年代末,我国学者就开始了人参的现代研究,在化学成分的提取分离和鉴定、炮制方法、含量测定方法、药理活性和临床应用等方面均进行了深入的研究。化学成分研究的最系统和最深入的是人参皂苷类成分,对人参多糖、人参挥发油、人参黄酮类及人参甾醇类等非皂苷类化学成分的分离鉴定、含量测定和药理作用也进行了相应的研究,但各方面的研究与人参皂苷类成分相比不够深入。2015年版《中国药典》中人参质量标准含量测定项下仅规定了人参皂苷 Rb1、人参皂苷 Re 和人参皂苷 Rg1 的含量,对非皂苷类成分未有体现。人参功效的发挥不仅仅是人参皂苷的作用,还包括人参中其他各类成分的协同作用,仅以人参中三种皂苷的含量来评价人参药材的优劣不够全面,因此,应加强人参整体质量评价及人参中非皂苷类成分的研究。对于人参的炮制方法,研究者应在传承古代炮制技术和工艺精华的基础上,依据人参的药理活性和临床疗效,发展现代化的和科学严谨的炮制新工艺,尽可能去毒存效并发现新的疗效,扩大人参的临床治疗范围。

参考文献

[1] 中华人民共和国药典委员会. 中华人民共和国药典(一部)(2015年版)[S].北京:中国医药科技出版社,2015.

[2] 江苏新医学院. 中药大辞典(上册)[M].上海:世纪出版集团上海科学技术出版社,1986.

[3] 王铁生．中国人参[M]．沈阳：辽宁科学技术出版社，2001．

[4] 杨继祥，田义新．药用植物栽培学（2版）[M]．北京：中国农业出版社，2004．

[5] 何景．中国植物志[M]．北京：科学出版社，1978．

[6] 李向高，杨继祥．人参栽培与初级加工[M]．长春：吉林科技出版社，1988．

[7] 孙娜．人参炮制对其化学成分和药理作用的影响[J]．中国药房，2016，06：857．

[8] 中华人民共和国药典委员会．中华人民共和国药典（一部）（2015年版）[S]．北京：中国医药科技出版社，2015．

[9] 张彩，史磊．人参化学成分和药理作用研究进展[J]．食品与药品，2016，18(4)：300-304．

[10] 林彦萍，张美萍，王康宇，等．人参皂苷生物合成研究进展[J]．中国中药杂志，2016，41(23)：4292-4302．

[11] 杨武韬．人参的化学成分和药理研究进展[J]．中国医药指南，2014，12(3)：33-34．

[12] 石任兵．中药化学[M]．北京：人民卫生出版社，2012．

[13] 张怡轩，陈晓莹，赵文倩．人参皂苷生物转化的研究进展[J]．沈阳药科大学学报，2008，25(5)：419-422．

[14] 匡海学．中药化学（2版）[M]．北京：中国中医药出版社，2003．

[15] 路放，杨世海，孟宪兰．人参药理作用研究新进展[J]．人参研究，2013，25(1)：46-52．

[16] 周琪乐，徐嵬，杨秀伟．中国红参化学成分研究[J]．中国中药杂志，2016，41(2)：233-249．

[17] 孙光芝，刘志，李向高，等．鲜人参中2种丙二酰基人参皂苷的分离鉴定[J]．分析化学，2005，33(12)：1783-1786．

[18] 郭娜，付锐，窦德强．加拿大产西洋参的化学成分研究[J]．中国药物化学杂志，2006，16(3)：172-187．

[19] 庾石山．三萜化学[M]．北京：化学工业出版社，2008．

[20] 赵莉，郜玉钢，姬庆．人参化学成分的免疫作用及其机制的研究进展[J]．中南药学，2015，13(7)：741-745．

[21] 曹树萍，聂黎行，王钢力．HPLC法同时测定参麦注射液中9个人参皂苷的含量[J]．药物分析杂志，2010，30(11)：2223-2226．

[22] Yang H, Lee DY, Kang KB, et al. Identification of ginsenoside mark-ers from dry purified extract of Panax ginseng by a dereplication approach and UPLC-QTOF/MS analysis[J]. J Pharm Biomed Anal, 2015, 109: 91-104.

[23] 郜玉钢，王亚星，臧埔，等．人参皂苷生物合成途径的初步研究[J]．时珍国

医国药,2011,22(10):2422-2423.

[24] 罗志勇,陆秋恒,刘水平,等. 人参植物皂苷生物合成相关新基因的筛选与鉴定[J]. 生物化学与生物物理学报,2013,35(6):554-560.

[25] Li W, Chu Y, Zhang L, et al. Ginsenoside Rg1 attenuates tau phos-phorylation in SK-N-SH induced by Aβ-stimulated THP-1 superna-tant and the involvement of p38 pathway activation[J]. Life Sci, 2012, 91(15-16): 809-815.

[26] 孙莹莹,刘玥,陈可冀. 人参皂苷的心血管药理效应:进展与思考[J]. 中国科学:生命科学,2016,46(6):711-778.

[27] Nah SY. Ginseng ginsenoside pharmacology in the nervous system: involvement in the regulation of ion channels and receptors[J]. Front Physiol, 2014, 5: 98.

[28] 彭彬. 人参皂苷 Rg1 延缓神经干细胞衰老作用及机制研究[D]. 重庆:重庆医科大学,2011.

[29] 阮长春. 丙二酰基人参皂苷化学成分及其治疗 2 型糖尿病大鼠的药效学研究[D]. 长春:吉林农业大学,2011.

[30] 张雅玉. 人参皂苷分析方法的研究进展[J]. 特产研究,1998(1):50-52.

[31] 张玉婷. 人参提取物化学成分及质量研究[D]. 北京:中国食品药品检定研究院,2013.

[32] USP33-NF28[S]. United States Pharmacopeia. 2017:943.

[33] 欧洲药典[S]. 9 版. Appendix XVI B. A377.

[34] 张宇. 中药多糖提取分离鉴定技术及应用[M]. 北京:化学工业出版社,2016.

[35] 郭振楚. 糖类化学[M]. 北京:化学工业出版社,2005.

[36] Jiao LL, Wan DB, Zhang XY, et al. Characterization and immunos-timulating effects on murine peritoneal macrophages of oligosaccha-ride isolated from Panax ginseng C. A. Meye[J]. J Ethnopharmacol, 2012, 144(3): 490-496.

[37] 李先华. 人参多糖的分离、纯化及结构研究[D]. 长春:东北师范大学,2007.

[38] 张翼伸,李润秋,王玉万. 人参多糖的研究(I)[J]. 东北师大学报,1982,22(2):97-100.

[39] 刘菲菲,张翼伸. 人参叶水溶性多糖的研究-酸性杂多糖 P_A 的纯化与结构的研究[J]. 东北师范大学学报,1988,38(3):103-108.

[40] 刘菲菲,张翼伸,刘润秋. 人参叶水溶性多糖的研究-杂多糖 P_N 的纯化与结构初步确定[J]. 生物化学杂志,1988,4(2):153-160.

[41] 陈群,刘家昌. 人参多糖、黄芪多糖、枸杞多糖的研究进展[J]. 淮南师范学院学报,2001,3(2):39-41.

[42] 傅平平,王维盅,高其品,等. 人参根多糖化学性质及抗肿瘤活性的研究[J]. 白求恩医科大学学报,1994,20(5):439.

[43] 倪维华. 人参多糖免疫活性及抗肿瘤作用[D]. 长春:东北师范大学,2010.

[44] 任明,郝筱诗,叶伶艳,等. 人参多糖的提取分离及其体外抗肿瘤作用[J]. 吉林大学学报:医学版,2014,40(4):812-815.

[45] 谢遵江,刘文庆,方传龙,等. 多糖类药物对LAK细胞增殖功能的影响和抑瘤作用的实验研究[J]. 中国肿瘤临床与康复,2002,9(2):1-2.

[46] 赵岩,王红,蔡恩博,等. 人参挥发油化学成分及其主要活性成分聚乙炔醇类药理作用研究进展[J]. 中国药房,2017,28(13):1856-1859.

[47] 王慧,刘在群,王建辉,等. 人参茎叶挥发油中倍半萜烯化合物的分离与鉴定[J]. 吉林大学自然科学学报,2001,31(1):88-90.

[48] 赵花,魏建华,徐涛,等. 人参挥发油成分的GC-MS分析[J]. 人参研究,2014,3:45-48.

[49] 毛坤元,孙允秀,张惠祥,等. 吉林人参花蕾挥发油成分的分离和鉴定-吉林人参挥发油研究[J]. 吉林大学自然科学学报,1989,19(2):105-108.

[50] 刘朋朋,潘激扬,林青华,等. 东北刺人参挥发油化学成分分析[J]. 天津中医药,2012,29(5):481-483.

[51] 徐东铭. 人参化学成分研究的新近展[J]. 中国药学杂志,1989,14(6):3-6.

[52] 彭雪,赵超英. 人参挥发油研究[J]. 吉林中医药,2017,37(1):71-74.

[53] 杨艳辉,杨兴斌,王燕,等. 人参脂肪酸和挥发油成分的GC-MS分析[J]. 陕西师范大学学报:自然科学版,2007,35(1):77-81.

[54] 陈林军,王莹,蔡东联,等. 人参皂苷Rg1与1.6-二磷酸果糖配伍抗疲劳作用的研究[J]. 氨基酸和生物资源,2010,32(4):58-62.

[55] 刘微,王艳春,范红艳,等. 人参皂苷Rb1对染铅小鼠骨铅含量及行为记忆的影响[J]. 吉林大学学报:医学版,2009,35(5):848-851.

[56] 黎阳,张铁军,刘素香,等. 人参化学成分和药理研究进展[J]. 中草药,2009,40(1):164-166.

[57] 王巍,苏光悦,胡婉琦,等. 近10年人参皂苷对心血管疾病的药理作用研究进展[J]. 中草药,2016,47(20):3736-3741.

[58] 李朋,刘正湘. 人参皂苷Rb1对急性心肌梗死大鼠心室重构的影响[J]. 实用心脑肺血管病杂志,2006,14(2):118-121.

[59] 邱雪,洪铁,孟勤,等. 人参皂苷单体Rb1、Re及Rg1对肾上腺素所致小鼠

耳郭微循环障碍的改善作用[J].吉林大学学报:医学版,2009,35(2):314-317.

[60] 张文杰,李丽,赵春燕,等.人参皂苷单体 Rb1 对缺血心室肌细胞动作电位及 L-型钙离子通道的影响[J].吉林大学学报:医学版,2007,33(6):978-981.

[61] 董顺福,徐冲,韩林,等.补气活血类中药黄酮与锌协同的抗自由基作用[J].中国组织工程研究与临床康复,2011,15:2777-2780.

[62] 唐泽耀,唐田田,付雷,等.人参茎叶皂苷对实验性小鼠心电改变及死亡时间的影响[J].实验动物科学,2009,26(4):4-7.

[63] 何金木,董明国.人参胃康片防治胃溃疡药理学研究[J].中国中西医结合消化杂志,2008,16(3):182-184.

[64] 曾宏翔,周文博,高建平,等.人参调脾散对腹泻型肠易激综合征患者结肠黏膜 5-羟色胺 3 受体 mRNA 表达的影响[J].中国中西医结合消化杂志,2009,17(1):28-30.

[65] 王建伟,王亚平,王莎莉,等.人参总皂苷诱导红系血细胞增殖的信号转导研究[J].解剖学报,2006,37(6):646-649.

[66] 戴勤,王亚平,周开昭,等.人参多糖对粒单系造血祖细胞增殖分化的影响[J].基础医学与临床,2004,24(1):52-55.

[67] 雷萍,关洪全,王昊,等.不同产地人参水煎剂对免疫抑制小鼠细胞免疫功能的影响[J].中国实验方剂学杂志,2011,17(8):218-220.

[68] 郝钰,王萍,吴珺,等.人参总皂苷和小檗碱对肺癌 PG 细胞分泌免疫抑制性细胞因子的影响[J].中西医结合学报,2008,6(3):278-282.

[69] 冷吉燕,王桂贤,崔倩卫,等.20-(s)-原人参二醇对胃癌血管形成的抑制作用[J].中国老年学杂志,2010,30(20):2956-2959.

[70] 王宝春,孙萍,丁桃红,等.《中国药典》2015 年版收录人参中成药剂型统计以及临床应用分析[J].中西医结合心血管病杂志,2016,4(36):171-172.

[71] 冯彦.人参药理作用及临床应用研究进展[J].中医临床研究,2013,5(6):121-122.

[72] 郭优勤,魏桂林,钟秋明,等.浅谈人参的临床应用[J].中国现代药物应用,2011,5(7):128-129.

第三章 白术的研究概况

白术为菊科苍术属植物白术（*Atractylodes macrocephala* Koidz.）的干燥根茎。味苦、甘，性温。入脾、胃经。具有健脾益气、燥湿利水、通经络、安胎、止汗等功效[1]，临床上常用于治疗脾虚食少、腹胀腹泻、痰饮眩悸、水肿、胎动不安和自汗。被古人誉为补脾之要药。本文从历史沿革、植物形态、来源、性状、鉴别方法、炮制及饮片、化学成分、药理作用和临床应用等方面对白术进行了全面的介绍。

第一节 历史沿革

一、秦汉时期

《神农本草经》将术列为上品，言其"主风寒湿痹、死肌、痉、疸，止汗，除热，消食。作煎饵，久服轻身，延年，不饥[2]。"但《本经》中未将苍术和白术进行区分，统称为"术"。白术的运用至东汉已经比较广泛。这一时期用白术较多的医家是张仲景，共计29方，其中《伤寒论》中收载10方，《金匮要略》中收载19方。如上述两本医书中收载的防己黄芪汤、甘草附子汤、麻黄加术汤和桂枝附子去桂加白术汤等方中加白术主要用其祛风除湿之效；临床上妊娠期妇女胎动不安时常服白术散和当归散用于安胎，因此后世将白术视为安胎圣药。白术用于利水化饮功效的汤剂有苓桂术甘汤、真武汤和五苓散等。张仲景用白术主要取其健脾益气、利水化饮、祛风除湿、止呕止渴、安胎和消痞等功效，入汤剂的常用剂量为2~3两，最大用量为附子汤中白术剂量4两，麻黄升麻汤中白术剂量最小，为6分[3-5]。

二、魏晋南北朝时期

最早区分术有白术和苍术的医药著作是梁代陶弘景所著的《本草经集注》，其中记载"术有赤、白两种"。但是，对于白术和苍术在性味功能及临床应用上有何不同,在《本草经集注》中并没有记载。陶弘景所著《名医别录》成书于魏晋时期,该专著认可《神农本草经》对白术的认知,同时提出白术具有益津液、消痰水和利腰脐间血之功效,可用于治疗风眩头痛,心下急满,霍乱吐下不止。白术用于外科的最早记载可见于晋末刘涓子所著外科专著《刘涓子鬼遗方》,其中卷五载有术膏方,用于治疗汤沃人肉烂坏[5]。

三、唐代

白术的功效在成书于唐代的本草专著中得到了进一步完善,明确提出了白术具有驻颜去黑䵟的功效,可用于美容。《新修本草》记载白术用"苦酒浸之,用拭面黑䵟,极效。"《药性论》中有白术能"驻颜去黑䵟"。《神农本草经》中最早提出白术能"止汗",但未将其组方用于临床,较早将白术应用于临床实际组方中的记载见于《外台秘要》的三散剂自汗方,处方为防风、白术和牡蛎,用于治疗自汗恶风,少气乏力。此外多部专著中收载含有白术的多首方剂治疗妇人妊娠期呕吐。如《千金要方》以组方为白术、人参、橘皮、竹茹、厚朴和生姜的橘皮汤治妊娠期恶阻,呕吐食不下;组方为鲤鱼、白术、生姜、芍药、当归和茯苓的鲤鱼汤治妊娠期脘腹胀满,胎间有水气。《外台秘要》中记载有桑寄生、白术、茯苓和甘草组成的安胎寄生汤,具有补肾健脾安胎止血之功效[5]。

四、宋金元时期

宋代医书中关于白术的功效记载多以健脾益气为主。如《太平惠民和剂局方》中以人参、白术、茯苓和甘草组方的四君子汤,是后世益气健脾的基础方剂,临床上主要用于治疗脾胃气虚。王贶编著的《全生指迷方》记载以白术和橘皮制成宽中丸,治脾虚胀满,服用方法为饭前以木香汤送服。《小儿药证直诀》记载组方为炒白术、茯苓、藿香叶、葛根、人参、木香和甘草的七味白术散,常用于治疗脾胃久虚、津液内耗、呕吐、烦渴多饮和泄泻频作。南宋医家张松所著《究原方》中收载了以白术、黄芪和防风3味药组方的玉屏风散,改进了白术的功效,广泛用于固表止汗,治疗表虚卫阳不固所致恶风自汗,对由于体虚卫弱而易感风邪的患者亦有疗效。

把白术的功效进行大胆创新,进一步扩大其临床应用范围的是金元时代的医家,在前人理论和实践基础上,将白术用于治疗脾虚气滞和肝脾不和。元代李东垣所著《脾胃论》中以金代张元素的枳术丸为基础方剂,将白术的用量调整为枳实的2倍,用于治疗脾虚气滞所致的饮食停聚,胸脘痞满,不思饮食。这种创新性的临床实践极大地改进了《伤寒杂病论》中枳术汤的用法,后世医家以此为基础创制了枳术丸系列方剂。后世治疗肝旺脾虚的基础方剂出自《丹溪心法》中收载的以炒白术、炒白芍、炒陈皮和防风为组方的痛泻要方(也称为白术芍药散),主要用于治疗肝脾不和导致的木旺乘克脾土之肠鸣腹泻[5]。

五、明清时期

随着白术临床应用的扩大,对白术功效的发掘和认识进一步加强,至明清时期,多部本草学专著更加详细和全面地对白术的功效和临床应用进行归纳。成书于明代李中梓编著的《本草通玄》对白术与苍术的功效进行了较明确的区分,"白术,补脾胃之药无出其右者,土旺则能健运,土旺则能胜湿,土旺则清气上升而精微上奉。苍术,开郁有神功,肿胀为要药。宽中发汗,其功胜于白术;补中除湿,其力不及白术。大抵卑监之土,宜与白术以培之;敦阜之土,宜与苍术以平之。"这是我们现在运用白术和苍术的主要根据。清代吴仪洛编著的《本草从新》卷一草部将白术分为野白术和种白术,并分别记述了白术和苍术的功效:"野白术,补气生血、健脾燥湿。甘补脾,温和中,苦燥湿。本善补气,同补血药用,亦能补血。和中则能止呕吐,定痛安胎。燥湿则能利小便,生津液,止泄泻。种白术,健脾燥湿。止可用于调补常病之虚者,及病后调理脾胃。若生死关头,断难恃以为治,阴虚燥渴。如野术不可得,唯用台术为稳,余俱不可用。苍术,补脾燥湿、宣、升阳解郁。苦温辛烈,燥胃强脾,发汗除湿。能升发胃中阳气,止吐泻,逐痰水,消肿满,辟恶气。散风寒湿,为消痿要药。"清代张璐所著《本经逢原》详细地阐述了白术的炮制方法:"入诸补气药,饭上蒸数次用。入肺胃久嗽药,蜜水拌蒸。入脾胃痰湿药,姜汁拌晒。入健脾药,土炒。入泻痢虚脱药,炒存性用。入风痹痰湿利水破血药,俱生用。然非于潜产者,不可生用也。"在白术的临床配伍应用方面,明清时期本草专著根据前人的临床应用经验进行了详尽的总结。明代杜文燮所著《药鉴》记载:"佐黄芩有安胎之能,君枳实有消痞之妙。与二陈同用,则化痰除湿,消食健胃。与白芍当归枳实生地之类同用,则补脾而清脾家湿热。与干姜同用,去脾家寒湿。与黄连同用,去脾家湿。"明末倪朱谟所著《本草汇言》曰:"兼参、耆而补肺,兼杞、地而补肾,兼归、芍而补肝,兼龙眼、枣仁而补心,兼芩、连而泻胃火;兼橘、半而醒脾土,兼苍、朴可以燥湿和脾,兼天、麦亦能养肺生金。兼杜仲、木瓜治老人之脚弱,兼麦芽、枳、朴治童幼之疳症。黄芩共之能安胎调气;枳实共之能消痞除膨;君参、苓、藿、半,定胃寒之虚呕;君归、芎、芍、地,养血弱而调经;温中之剂,无白术愈而复发；溃疡之证，用白术可以托脓[3]。"清代严西亭所著《得配本草》云："冬白术，得当归、白芍，补血。得半夏，止呕吐。配姜、桂治五饮。配莲肉，止泻痢。配茯苓，利水道。君枳实，化癥瘕。佐人参、黄芪，补气止汗。佐川连，去湿火。佐黄芩，安胎清热。合车前，除肿胀。入广皮，生津液[4]。"清代黄宫绣所著《本草求真》中记载："白术，同枳实则能治痞。同黄芩则能安胎。同泽泻则能利水。同姜桂心，则能消饮去癖。同地黄为丸，则能以治血泻萎黄。同半夏、丁香、姜汁，则可以治小儿久泻。同牡蛎、石斛、麦麸，则可以治脾虚盗汗。"同时，清代医家也对白术的性味、功效、配伍等方面进行了理论探讨。《本草求真》中记载："白术缘何专补脾气？盖以脾苦湿，急食苦以燥之。脾欲缓，急食甘以缓之；白术味苦而甘，既能燥湿实脾，复能缓脾生津。且其性最温，服则能以健食消谷，为脾脏补气第一要药也。书言无汗能发，有汗能收，通溺止泄，消痰治肿，止热化癖，安胎止呕，功效甚多，总因脾湿则汗不止，脾健则汗易发。凡水湿诸邪，靡不因其脾健而自除，吐泻及胎不安，亦靡不因其脾健而悉平矣。"清末民初的著名中医张锡纯详细概括了不同配伍环境下白术的功效："与凉润药同用，又善补肺；与升散药同用，又善调肝；与镇安药同用，又善养心；与滋阴药同用，又善补肾；为后天滋生之要药，故能于肺、肝、肾、心四脏皆能有所补益也。"白术的临床应用方面，明清众多医家喜用且用量较大，如清代著名医家傅青主对白术的应用颇有独到见解，他深受"脾胃学说"始祖金代医家李东垣影响，在治疗妇科疾病的方剂中大量应用白术，通过补益脾胃之气达到治疗疾病的目的。其所著《傅青主女科》共二卷，收载方剂83首，其中包含白术的方剂竟达49首，剂量最大用到二两，最小仅五分，大部分方剂白术用量为五钱或一两。在此部专著中，傅青山解释白术的功效主要是"利腰脐之气"，配伍方剂中的主要作用是补脾益气、活血利腰、祛湿利水、固崩止带、扶脾安胎和温阳化气等[5]。

第二节 植物形态

本品为菊科苍术属植物白术（*Atractylodes macrocephala* Koidz.）的干燥根状茎。霜降至立冬，上部叶变脆、下部叶枯黄时采挖，除去泥土和茎叶，晒干或烘干，再除去须根即得[1]。晒干者称"生晒术"；烘干者称"烘术"，亦称"冬术"。

白术为多年生草本，植株高约 30～80cm。略呈拳状的根状茎粗大。茎直立，具有不明显纵槽，基部木质化，上部分枝。单叶互生，叶片多3深裂，偶见5深裂，裂片呈卵状披针形或椭圆形，中部裂片较大，两侧裂片较小;茎下部叶有长柄,上部叶的叶柄较短,叶片不裂分,上绿下淡绿,呈椭圆形或卵状披针形,先端渐尖,基部渐狭,下延成柄状;叶片长3～9cm,宽1～3cm,叶脉突起,叶缘有刺状齿。头状花序直径2～4cm,顶生;钟状总苞,总苞片7～8列,膜质,排列成覆瓦状;基部有1轮羽状深裂,包围总苞的叶状苞;花两性,多数,在平坦的花托上着生;上部梢膨大的紫色管状花冠,先端淡黄色,5裂,下部细,裂片反卷或外展呈披针形;雄蕊5,花丝离生,花药线形;子房密被淡褐色绒毛,下位,1室,柱头头状,花柱细长,顶端中央有1浅裂缝。微扁的长圆状椭圆形瘦果,绒毛黄白色,顶端有冠毛残留的圆形痕迹,长约8mm,直径约2.5mm。花期9—10月,果期10—12月[6]。

第三节 来源

一、白术的植物来源

本品为菊科苍术属植物白术(*Atractylodes macrocephala* Koidz.)的干燥根茎。

二、道地产地及其他产地

道地的白术药材经过历史的演变,主要有于(於)术(又称于潜白术,浙江临安)、浙东术(浙江东部)、歙术(安徽歙县)、祁术(安徽祁门)、舒州术(安徽潜山)、江西术(江西修水)和平江术(湖南平江)等[7]。此外,大量集中种植白术的还有湖北省咸丰县[8]。咸丰县属于恩施土家族苗族自治州,其所种植的白术品种属于国家地理标志产品[16]。历代白术商品的演化如图3-1所示。

第四节 性状

本品为不规则肥厚团块,长3～13cm,直径1.5～7cm。表面灰棕色或灰黄色,有断续的沟纹和纵皱起及瘤状突,且有须根痕,顶端有残留芽痕和茎基。质坚硬且不易折断,断面不平坦,黄白色至淡棕色;烘干者断面呈角质样,颜色较深或有裂隙。气味清香,味甘、微辛,嚼之略带黏性[1]。

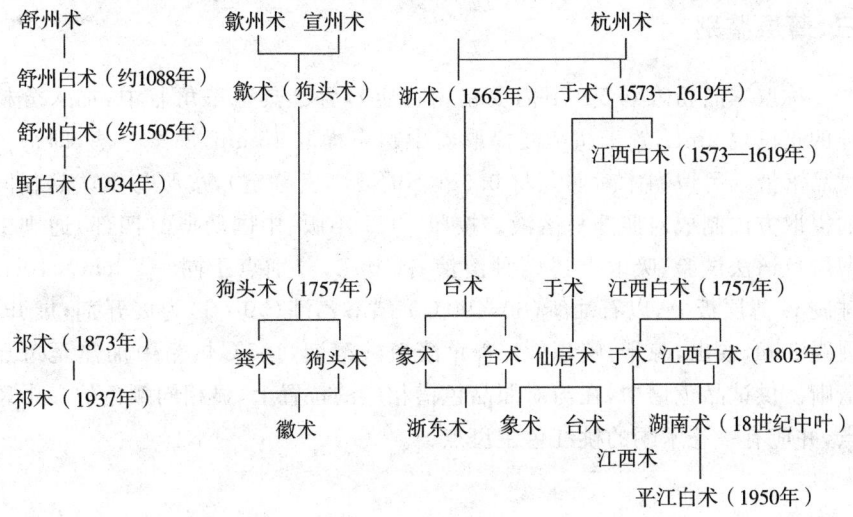

图 3-1 历代白术商品的演化[7]

第五节 鉴别方法

一、显微鉴别

白术粉末为淡黄棕色。纤维黄色,长梭形,直径约 40μm,大多成束,木化,孔沟明显,壁厚。草酸钙针晶长 10~32μm,细小,在薄壁细胞中不规则地聚集,偶见直径 4μm 针晶。石细胞呈类圆形、多角形、长方形,少数为纺锤形,淡黄色,直径约 37~64μm。薄壁细胞的表面纹理呈放射状,内含菊糖。网纹或具缘纹孔状的导管短小,直径约 48μm[1]。

二、理化鉴别

称取本品粉末 2g(不需要精密称定),置于具塞三角瓶中,加入乙醚 20mL(不需要精密量取,量筒移取即可),振摇提取 10min,滤纸过滤。取滤液 10mL,水浴 40℃以下挥干,残渣加 10% 香草醛硫酸试液,溶液显紫色;另取滤液 1 滴,滴于滤纸上,挥动滤纸将乙醚挥去,喷以 1% 香草醛硫酸试液,显桃红色[6]。

三、薄层鉴别

称取本品粉末 0.5g(不需要精密称定),置于具塞三角瓶中,加入分析纯的正已烷 2mL,置于超声波提取器中超声提取 15min,滤纸过滤,即得供试品溶液。另取白术对照药材 0.5g(不需要精密称定),按照与供试品相同的提取方法制成对照药材溶液。按照 2015 年版《中国药典》(四部)通则中薄层色谱法试验,吸取上述两种溶液各 $10\mu L$,分别点于同一 $10cm \times 10cm$ 硅胶 G 薄层板上,以石油醚(60~90℃)-醋酸乙酯(50:1)为展开剂,展开,展距 8cm,取出,晾干,喷以 5%香草醛硫酸溶液,105℃烘箱中加热至斑点清晰。供试品色谱中,在与对照品色谱相应的位置上,显相同颜色的多个斑点,并应有一苍术酮的桃红色主斑点[1]。

第六节 炮制及饮片

一、炮制方法

(一)生白术

将杂质拣净,加入井水浸泡,浸泡的时间主要依据季节、气候以及白术大小的不同适当调整,润透后捞出,切制成厚片,户外干燥处晒干,即得[6]。

(二)清炒白术

不加任何辅料,将适量白术的饮片置于炒制的铁锅内,中火加热,连续翻炒至白术表面转变为黄色,有香气逸出时,出锅,摊开放凉,即得清炒白术饮片[9]。

(三)土炒白术

炒制铁锅中加入 25g 伏龙肝细粉,中火炒至呈灵活松散状态时,将 100g 白术饮片置于其中,不断翻炒至白术饮片表面均匀挂上伏龙肝细粉时,取出饮片,放凉,筛去土粉,即得[9]。

(四)麸炒白术

先将铁锅用文火烧热,撒入适量麦麸,继续文火加热,直至冒出白烟时,投入白术饮片,不断翻炒至白术片颜色变为黄褐色时,取出白术和麦麸,将麦麸用筛子筛出,不断翻滚至凉透,即得[10]。

(五)焦白术

用中火将炒锅加热,将适量白术饮片投入锅内,不断翻炒至饮片色泽变暗或表面颜色变为深黄色,内部成黄色时取出,放凉,或者用少许清水喷淋后晾干,即得[11]。

(六)白术炭

炒制的铁锅内放入白术饮片后,用武火炒制,若炒制过程中出现火星,可喷淋清水,当炒至饮片外表焦黑色,内部焦褐色,取出,摊开放凉,即得[10]。

二、炮制品功效

(一)生白术

生白术具有健脾燥湿和利水消肿之功效,对患有脾胃虚弱和四肢浮肿的病人均有疗效;生白术对腹痛、腹胀、便秘和呕吐也有良好的缓解和改善作用;生白术与附子、茯苓和党参配伍具有良好的治疗风湿关节疼痛效果[12]。

(二)炒白术

炒白术偏于健脾止泻,具有补气健脾和胃安胎之功效。常用于治疗脾胃虚弱导致的脘腹胀满、腹泻和胎动不安[10]。

(三)土炒白术

土炒白术偏于燥湿,具有补脾止泻之功效。如土炒白术配伍于参苓白术散中,可用于治疗脾胃气虚,同时兼有夹湿之证,症见胸脘满闷,形体虚弱,饮食不消,或吐或泻,四肢无力,脉缓弱,具有显著的疗效[10]。

(四)麸炒白术

白术经麸炒后可增强健脾益气,有通经络之功效,如麸炒白术在《脾胃论》中有记载,用于补中益气汤中,主要治疗由于中气下陷导致的脏器下垂和脱肛,具有显著的疗效,治愈后具有极低的复发率[10]。

(五)焦白术

焦白术偏于醒脾止泻,具有健脾补气和涩肠止泻之功效,主要用于脾气虚弱、内有寒湿导致的慢性腹泻、久痢,通过温化寒湿和涩肠收敛发挥疗效。

相比于炒白术,焦白术的收涩温中疗效更佳[10]。

(六)白术炭

慢性寒性腹泻的久痢出血症可用白术炭治疗,通过炒炭增加了白术收敛止血的功效[10]。

三、饮片鉴别

(一)生白术

本品呈不规则厚片,外表皮灰黄或灰棕色,表面粗糙不平,有瘤状突起和皱纹,切面呈黄白色至淡棕色,棕黄色点状油室散生,木部有放射状纹理。质坚实,气清香,味甘、微辛,嚼之略带黏性[13]。

(二)土炒白术

切面黄棕色至黄褐色,有焦斑散在,质硬脆,有特异香气,余同生白术[14]。

(三)麸炒白术

切面黄棕色至棕褐色,偶见麸末黏带。质坚硬,略脆,有焦香气,余同生白术[14]。

四、炮制研究

采用高效液相色谱法测定了不同白术炮制品中白术内酯Ⅰ、Ⅱ和Ⅲ的含量,通过3种内酯含量的比较发现,经过炮制后,白术内酯Ⅰ的含量明显高于生品,其中白术内酯Ⅰ含量最高的是麸炒黄品;炮制对于白术内酯Ⅱ的含量影响不大,炒白术、麸炒黄和麸炒焦中含量略有增加,麸炒轻与白术生品中含量基本相同;而炮制方法不同,对白术内酯Ⅲ的含量影响不同,随着炒制时间的增加,白术内酯Ⅲ的含量先上升后下降。出现这种实验结果的原因可能是:白术中所含的挥发性成分苍术酮遇热不稳定,炒制受热过程中被空气中的氧气氧化为白术内酯Ⅰ和Ⅲ,从而使炮制品中白术内酯Ⅰ和Ⅲ的含量升高;随着炒制时间的增加、温度的进一步升高,白术内酯Ⅲ分解转化为白术内酯Ⅱ,导致白术内酯Ⅲ的含量先增加后降低。现代药理研究证明,白术内酯类成分具有与白术健脾运脾相一致的功效,由于炮制后白术内酯类成分增加,因此炮制后的白术健脾作用增强[15]。

第七节 化学成分

一、挥发性成分

白术中的挥发性成分主要是倍半萜类,目前白术中分离并鉴定出结构的倍半萜类成分有 100 多种,其基本骨架有吉马烷型和蛇床烷型、榄香烷型和桉叶烷型等[17-19]。此外还从白术中分离得到多种芳香族化合物[17-18]、脂肪族化合物[17]和有机酸类化合物[20],包括苯酚、正十三烷和咖啡酸等。

白术内酯类成分是白术的主要活性成分,也是白术挥发油中比较有特征的成分,已发现的白术内酯及其相关成分有:双白术内酯(biatractylenolide)、白术内酯Ⅳ(atractylenolide Ⅳ)、白术内酯Ⅲ(atractylenolide Ⅲ)、白术内酯Ⅱ(atractylenolide Ⅱ)、白术内酯Ⅰ(atractylenolide Ⅰ)、苍术酮(atractylone)、3β-乙酰氧基苍术酮(3β-acetoxyatractylon)、异苍术内酯 A(Isoasterolide A)、脱水苍术内酯、白术内酰胺(atractylenolactam)、Atractylenolide Ⅴ、Atractylenolide Ⅵ、Atractylenolide Ⅶ、8β-methoxyasterolid 和 8β-ethoxyasterolid[21]。

二、苷类成分

白术中的苷类成分以倍半萜糖苷和黄酮苷为主,目前已从白术中分离得到 20 余个苷类成分。在白术甲醇提取物中分离得到 9 个水溶性部位的苷类化合物,分别是紫丁香苷、二氢紫丁香苷、淫羊藿次苷 F2、淫羊藿次苷 D1、苍术苷 A、10-表苍术苷 A、苍术苷 B 和(2E)-癸烯-4,6-二炔-1,8-二醇-8-O-β-D-呋喃芹糖基-(1→6)-β-D-吡喃葡糖苷和莨菪亭-β-D-吡喃木糖基-(1→6)-β-D-吡喃葡糖苷;在白术地上部分的 30% 和 60% 甲醇提取物中分离出了数个黄酮苷[22]:黄芩素 6-O-葡萄糖苷、黄芩素 8-O-葡萄糖苷、2'-羟基-黄芩素 6-O-葡萄糖苷、4H-1-苯并吡喃-4-酮、6-(β-D-吡喃葡萄糖氧基)-5-羟基-7-甲氧基-2-苯基-苯并吡喃、7-羟基-2-(4-羟基苯基)-4H-色烯-4-酮、5,7-羟基-2-(3,4-二羟基苯基)-4H-色烯-4-酮、3-(3,4-二羟基 -苯基)-4(6-β-D-吡喃葡萄糖基-5,7 二羟基-4-氧代-4H-1-苯并吡喃-2-乙烯基)2-羟基苯基酯;另外还发现一种水溶性核苷:尿苷。

三、多糖类

从白术中得到两类多糖:白术多糖 PSAM-1 和白术多糖 PSAM-2,白术多糖 PSAM-1 经水解可得到两种单糖半乳糖(Gal)、鼠李糖(Rha)和两种双糖阿拉伯糖（Ara）、甘露糖（Man）；白术多糖 PSAM-2 经水解可得到两种单糖木糖（xyl）、半乳糖（Gal）和一种双糖阿拉伯糖（Ara）[23]。梁中焕等[24]从白术中分离纯化出水溶性多糖 AMP，经水解可得到三种单糖葡萄糖（Glc）、半乳糖（Gal）、鼠李糖（Rha）和一种双糖甘露糖（Man）[21]。

四、其他成分

白术中除了含有挥发油、苷类和多糖类成份外，还含有 3 种三萜类成分：taraxeryl acetate、β-Amyrin acetate 和 Squalene；4 种香豆素类化合物：β-D-Glucopyranose、Daphnetin、Artemisinin 和 Osolactone；另外还分离得到了植物甾醇类化合物，如 β-sitosterol[20-21]。

从白术中还测定出了多种氨基酸，胡晓倩等[25]从野生祁白术中检测到 arginine、aspartic acid、cysteine、proline、glutamic acid、serine、alanine、lysine 和 tyrosine 等 17 种氨基酸，包含了人体必需的 7 种氨基酸。汤洪波[26]等采用原子吸收分光光度法测定了白术中所含的 potassium、magnesium、zinc、iron、copper、manganese、chromium 和 cobalt、nickel 等微量元素。

第八节 药理作用

一、对肝脏缺血再灌注损伤大鼠的保护作用

Modern pharmacological experimental studies have shown that polysaccharides from *Atractylodes macrocephala* Koidz. has anti-oxidation effect and can alleviate liver damage caused by viral hepatitis. polysaccharides from *Atractylodes macrocephala* Koidz. can reduce the elevation of alanine aminotransferase caused by various types of hepatitis, and the curative effect is remarkable. Liver transplantation was performed in rats with hepatic ischemia-reperfusion injury. It was found that polysaccharides from *Atractylodes macrocephala* Koidz. can alleviate hepatic ischemia-reperfusion. The mechanism may be to inhibit the expression of nuclear factor-kappa B and reduce the role of oxygen free radicals in destroying hepatocyte membrane. Promote the degradation of enzymes while reducing the morphological damage of hepatocytes[27].

二、对胃肠道功能的影响

The main active ingredient of *Atractylodes macrocephala* Koidz. regulating gastrointestinal function is atractylenolides. Atractylenolide I has strong pharmacological activity to promote and regulate intestinal absorption and enhance salivary amylase activity. Physiological self-renewal of gastrointestinal mucosa and self-repair after pathological injury are achieved through differentiation of small intestinal mucosal epithelial cells. The key to this repair process is small intestinal crypt cells, which continue to proliferate and migrate to the mucosal injury site. Differentiation into small intestinal epithelial cells, any drug that can promote the proliferation and migration of small intestine crypt cells is beneficial to the repair of gastrointestinal mucosa after injury. Wang et al [28] found that polysaccharides sinensis complex from *Atractylodes macrocephala* Koidz. can promote the expression of this protein by modifying the structure of villus protein, which is an important marker for differentiation and proliferation of small intestine crypt cells, which can enhance the differentiation and elongation of small intestine crypt cells. Its role in the differentiation state, which in turn promotes the repair of damaged gastrointestinal mucosa. Another study showed that Baizhu decoction has obvious promoting effect on gastric emptying and small intestine propulsion.

三、延缓衰老作用

The anti-aging effect of *Atractylodes macrocephala* Koidz. is achieved through anti-oxidation, which can prevent or reduce the damage of harmful structure caused by the structure and function of tissue cells. Studies have shown[35] that *Atractylodes macrocephala* Koidz. can increase the activity of superoxide dismutase (SOD) in red blood cells of mice over 12 months old, inhibit brain monoamine oxidase B (MAO-B) activity in brain and liver tissues of aged mice, and fight against old age. Auto-oxidative hemolysis of red blood cells in mouse red blood cell suspension, and inhibition of xanthine oxidase luminescence in vitro by scavenging oxygen free radicals [36-37].

四、免疫调节作用

The immunomodulatory effect of *Atractylodes macrocephala* Koidz. is mainly to promote the proliferation and differentiation of T lymphocytes, resulting in a change in the proportion of T cell subsets[32]. Literature studies have shown that different concentrations of polysaccharides from *Atractylodes macrocephala* Koidz. (PAM) can promote the proliferation of mouse spleen lymphocytes in vitro, enhance the response of mouse lymphocytes to concanavalin A, restore the proliferation of injured spleen lymphocytes in mice, and improve the in vitro mice. The ability of lymphocytes to secrete interleukin 2 in thymocytes; can increase the weight of immune organs and the number of white blood cells in mice, and enhance the phagocytosis of macrophages; *Atractylodes macrocephala* Koidz. can increase the content of hemolysin in serum, thereby stimulating B cell proliferation and differentiation. Plasma cells, improve antibody levels in mice, enhance the body's non-specific immune function and humoral immune function[33-34].

五、抗炎作用

Dong et al[29] obtained the carbon dioxide supercritical fluid extract of *Atractylodes macrocephala* Koidz. by supercritical fluid extraction. The extracts were separated and purified by normal phase silica gel column chromatography and reversed phase silica gel column chromatography. The structures were identified to obtain 5 monomer compounds: I, II, III, IV-1, IV-2, these compounds were given to xylene-induced acute ear swelling inflammation model in mice, found that the anti-inflammatory effect of compound I (atractylenolide III) and Compound II (atractylenolide I) is significantly better than other compounds.

六、抗肿瘤作用

Experimental studies have found that *Atractylodes macrocephala* Koidz. has certain inhibitory effects on tumor growth or metastasis, but its mechanism of action has not yet been fully elucidated. The researchers also have inconsistent views on the anti-tumor pathway of *Atractylodes* macrocephala Koidz.. In the experimental study, Wang et al [30] applied the volatile oil of *Atractylodes macrocephala* Koidz. to H22 liver cancer lymphatic metastasis model mice, and found that the content of matrix metalloproteinase-9 in the serum of mice was significantly reduced, thereby inhibiting the metastasis of cancer cells to the lungs. Therefore, the researchers believe that the mechanism by which volatile oil of *Atractylodes macrocephala* Koidz. inhibits tumor metastasis may be achieved by inhibiting the degradation of extracellular matrix.

According to the experimental results, the researchers speculated that the mechanism of anti-tumor effect of *Atractylodes macrocephala* Koidz. is to inhibit tumor growth by reducing the levels of tumor necrosis factor-α and interleukin-6 in serum. Qiu et al [31] applied volatile oil of *Atractylodes macrocephala* Koidz. and decoction of *Atractylodes macrocephala* Koidz. to C57BL6 mice, which were cancerous cachexia after inoculation of lung adenocarcinoma, and found that both of them have significant anticancer effects on the cancer-type cachexia mouse model. The curative effect was significantly better than the decoction group.

七、其他药理作用

Modern pharmacological studies have shown that other pharmacological activities of *Atractylodes macrocephala* Koidz. include：(1) improving the symptoms of senile idiots：the atractylenolides contained in *Atractylodes macrocephala* Koidz. have a certain degree of relief to the mental retardation of dementia model rats [49]. (2) Hypoglycemia：The polysaccharides from *Atractylodes macrocephala* Koidz. can significantly reduce the blood glucose level of diabetic model rats. (3) to maintain the uterine smooth muscle resting state to prevent pregnancy and prevent premature delivery [27].

第九节 临床应用

一、历代医家应用[42]

历代医家将白术奉为"健食消谷第一要药"、"安脾胃之神品"。白术的主要功效是补气健脾、燥湿利水、止汗和安胎等。在临床中常用于治疗脾胃气虚运化无力引起的脘腹胀满、食少便溏和肢软神疲;脾虚水停导致的水肿、痰饮和小便不利;脾胃气弱,肌表不固而导致的汗多和胎动不安等。

我国医家所著历代本草专著中均有白术抗衰老的疗效记载。《神农本草经》曰:"术,久服,轻身延年。"唐《新修本草》中记载:"白术作煎饵,久服轻身延年。"宋《寿亲养老新书》中白术养生酒方有如下记载"久服,延年不老。"李杲《食物本草》记载:"白术作煎饵,久服轻身,延年不饥。"白术在其他古代医学著作如《兰室秘藏》、《千金良方》、《纲目拾遗》和《丹溪心法》等也多有记载。

白术为常用的健脾中药,在临床上可媲美人参,方剂中被大量应用,因此有"北参南术""十方九术"的说法,白术延年益寿抗衰老的关键在于其健脾胃和强后天的功能。根据中医理论,脾胃为后天之本,只有充足的饮食营养、正常的脾的运化以及胃的良好的消化功能,才能抵抗各种外邪的侵蚀,不得病或少得病,保持强健的体魄,才能健康长寿。

我国人口老龄化已成为整个社会不得不重视的突出问题,人们日益重视身体的健康,容颜的保持,随着需求的增加,美容养颜抗衰老的各类营养保健品研制成为热门。白术为可用于保健食品的中药,白术系列营养保健品和药品的研发日益受到重视。

二、拓展应用[42]

(一)通便

白术的通便作用在古代医学专著中仅见于张仲景所著《伤寒论》中,桂枝附子汤证云:"若其人大便硬,小便自利者,去桂加白术汤主之。"70年代北京中医名家魏龙骧在近代首次提出大剂量应用生白术具有通便疗效的观点[38]。杜光华等[39]通过临床实践和实验研究发现生白术具有双向调节作用,方剂中少量应用白术具有健脾止泻的功效,大剂量重用白术具有运脾通便的功效,进一步证明了该观点。随后生白术被各地医家用作治疗便秘和术后通便,其临床应用和作用机制得到广泛探讨,通便疗效形成统一认识[40]。

(二)活血

陶弘景所著《名医别录》提出白术具有益津液、消痰水和利腰脐间血之功效。明代李中梓所著《本草通玄》中对"利腰脐间血"作了如下解释:"《别录》以为利腰脐间血者,因脾胃统摄一身之血,而腰脐乃其分野,以藉其养正之功,而瘀血不敢稽留矣。"陈修园在《医学实在易》记载:"白术能利腰脐之死血,凡腰痛诸药罔效者,用两许,少佐它药,一服如神。"尽管古代中医药著作对白术"利腰脐间血"多有记述,但其活血功效长期未受到重视,直至近年临床上才多有应用。根据生白术的活血功效,现代临床中常将大剂量的用于慢性活动性肝炎、肝硬化腹水和慢性腰痛等[41]。罗继林[44]通过长期临床验证和治疗,发现白术通过活血治疗腰痛时须注意以下几点:①必须大剂量生用,每剂用量要达到50~60g。②中病即止,避免伤津耗气。③阴虚内热的患者禁止服用。

(三)治疗死肌[48]

曾培杰和陈创涛所著《任之堂跟诊日记》[45]中记载老中医余浩重用白术治疗死肌,还能治疗各种顽固性皮肌炎、硬皮病和妇科炎症等。白术健运脾胃,中医理论中脾主肌肉,因此白术具有恢复肌肉生机的作用。《神农本草经》中亦有记载"术主风寒湿痹、死肌。"此外,张飞春等报道[46],慢性非特异性溃疡性结肠炎也可通过重用白术来治疗,显效率达93.3%。

(四)治疗胃石症[48]

刘栾喜[47]报道用健脾理气润肠法成功治愈了临床上一种罕见的急性病患者,即胃石症合并胃翻转患者。处方为生白术60g,枳实15g,川厚朴12g,郁金12g,香附10g,苏梗10g,当归15g,火麻仁15g,水煎服,服药期间禁食1剂后,诸证减轻。3剂后诸证皆消。方中重用生白术60g,用于补中气,活血化瘀,胃气得以补充,促进血液畅通,进而胃功能加强。

第十节 总结

在中药当中有"十药九术"的说法,白术在中药方剂中应用非常广泛,具有健脾益气、燥湿利水、止汗和安胎之功效。现代药理学研究证实白术在治疗肿瘤、心脑血管疾病、肠胃道疾病、糖尿病和抗菌抗炎等方面都有广泛应用。目前,对于白术化学成分的研究主要集中在挥发油、白术多糖和白术内酯等的提取分离,在药理活性研究方面,也取得了一定的进展与成就,扩大了白术的应用范畴。但是由于白术中的化学成分比较复杂,对各成分的药理活性研究相对比较薄弱。

由于白术在方剂和中药制剂中应用比较广泛,需求量较大,因此白术的植物资源在我国各地均有分布,被广泛种植。白术在我国历代本草中记载了繁多的炮制方法,品种、产地、栽培方法和炮制方法的不同导致白术中化学成分的种类及含量也有较大差异,对白术的药理活性及临床疗效都会产生较大影响。目前我国尚未建立行之有效的白术含量和质量评价标准,现行版中国药典上关于白术的定量指标有待明确,如何安全、有效、稳定和可靠地控制白术的质量,仍需要我们广大的药学工作者去研究。

总之,白术作为一种临床常用的补虚中药,近年来,化学成分和药理活性方面的研究颇多。目前应对白术有效成分进行更深入广泛的研究,挖掘白术的药用价值,以扩大其在临床上的推广及应用。

参考文献

[1] 国家药典委员会.中华人民共和国药典.一部[S].北京:中国医药科技出版社,2015:103-104.

[2] 林慧光.陈修园医学全书[M].北京:中国中医药出版社.2003.

[3] (明)倪朱谟.《本草汇言》[M].北京:中医古籍出版社,2005.

[4] (清)严西亭,(清)施澹宁,(清)洪缉奄.《得配本草》[M].北京:中国中医药出版社,1999.

[5] 阮时宝,谭峰,陈学习.白术的历代应用研究[J].福建中医学院学报,2007,17(4):43-45.

[6] 康廷国.《中药鉴定学》[M].北京:中国中医药出版社.2012.

[7] 彭华胜,王德群.白术道地药材的形成与变迁[J].中国中药杂志.2004,29(12):1133.

[8] 余启高.咸丰县白术丰产栽培技术[J].农技服务,2008,25(9):114.

[9] 容穗华,林海,高妮.白术炮制工艺及炮制原理的研究[J].中国中药杂志,2011,36(8):1001-1003.

[10] 吴健.白术炮制不同功效有异[J].中国中医药报,2015,3(18):5.

[11] 傅春升,于维萍,陈子玲.炒白术,焦白术的质量研究[J].齐鲁药事,2006,11(25):669-672.

[12] 李卫先,李福元,李达.不同中药炮制品组成的参苓白术散对肠道菌群影响对比研究[J].实用中医药杂志,2014,30(5):381-383.

[13] 龚千锋.中药炮制学[M].北京:中国中医药出版社,2015.

[14] 蔡双江,吴东阳.白术饮片及其掺假的鉴别[J].海峡药学,2005,17(4):101-102.

[15] 李伟,文红梅,崔小兵,等.白术的炮制机理及其倍半萜成分转化的研究[J].中国中药杂志,2006,31(19):1600-1603.

[16] 孙志国,程东来,刘成武,等.道地药材咸丰白术的国家地理标志产品保护分析[J].时珍国医国药,2010,21(10):2650-2652.

[17] 崔庆新,董岩,王怀生.白术挥发油化学成分的GC/MS分析[J].药物分析杂志,2006,26(1):124-126.

[18] 郭方遒,黄兰芳,周邵云.顶空固相微萃取-气相色谱-质谱法用于白术挥发性成分的分析[J].色谱,2007,25(1):43-47.

[19] 佘金明,蒯碧华,熊峻,等.GC-MS和化学计量学解析法分析白术中挥发油成分[J].中国现代应用药学,2010,27(10):928-931.

[20] 彭伟,韩婷,刘青春,等.白术地上部分化学成分研究[J].中国中药杂志,2011,36(5):578-581.

[21] 杨娥,钟艳梅,冯毅凡.白术化学成分和药理作用的研究进展[J].广东药学院学报,2012,28(2):218-221.

[22] 李伟,文红梅,崔小兵.白术的化学成分研究[J].中草药,2007,38(10):1460-1462.

[23] 池玉梅,李伟,文红梅,等.白术多糖的分离纯化和化学结构研究[J].中药材,2001,24(9):647-648.

[24] 梁中焕,郭志欣,张丽萍.白术水溶性多糖的结构特征[J].分子科学学报,2007,23(3):185-188.

[25] 胡晓倩,胡长玉,张慧冲.野生祁白术与云南白术的氨基酸含量分析[J].中药材,2006,29(7):679-680.

[26] 汤洪波,周健,李君邻.原子吸收分光光度法测定赣产白术中微量元素[J].微量元素与健康研究,2008,25(6):55-56.

[27] 陈冰冰.白术的药理学研究进展[J].内蒙古中医药,2012,5:101-102.

[28] 王洲,李茹柳,徐颂芬.白术糖复合物对IEC-6细胞分化及绒毛蛋白表达的影响[J].中药材,2010,33(6):938-944.

[29] 董海燕,董亚琳,贺浪冲,等.白术抗炎活性成分的研究[J].中国药学杂志,2007,42(14):1055-1058.

[30] 王郁金,苏衍进,郑广娟.白术挥发油对小鼠H22肝癌淋巴道转移模型的影响[J].现代中医药,2009,29(4):74-75.

[31] 邱根全,赵旭升,孙烨.白术挥发油对癌性恶病质的实验研究[J].西安交通大学学报(医学版),2006,27(5):477-479.

[32] 单体中,汪以真.白术的生物学功能及其应用前景[J].中国饲料,2005,16(18):25-27.

[33] 毛俊浩,吕志良,曾力群,等.白术多糖对小鼠淋巴细胞功能的调节[J].免疫学杂志,1996,12(4):233-236.

[34] 马庆华,张鹏霞,郭红艳.白术多糖对D-半乳糖致衰大鼠神经细胞抗氧化作用研究[J].中国老年学杂志,2006,26(12):1658-1660.

[35] 谢明,宗可欣,富波,等.中药白术的研究综述[J].黑龙江医药,2015,28

(2):299-301.

[36] 吕圭源,李万里,刘明哲.白术抗衰老作用研究[J].现代应用药学,1996,13(5):26-29.

[37] 宋丽艳,谷建梅.不同炮制方法对白术抗衰老作用影响的实验研究[J].中国现代医药杂志,2007,9(11).

[38] 李俊龙.中医临床家魏龙骧[M].北京:中国中医药出版社,2001.

[39] 杜光华,余国俊.白术通大便的启示[J].中医杂志,1982,(11):80.

[40] 滕佳林,米杰.生白术通便的临床应用与作用机制[J].山东中医药大学学报,2000,24(3):184-185.

[41] 郑昱.大剂量白术的活血作用及临床应用[J].甘肃中医学院学报,1998,15(S1):40-41.

[42] 葛珊珊,宋贵发,王震,等.白术药用浅谈[J].现代中医药,2015,35(2):57-59.

[43] 刘勇.腰痛重用白术治验一则[J].中国中医急症,2004,13(10):687.

[44] 罗继林.腰痛圣药话白术[J].四川中医,1994,10:23.

[45] 曾培杰,陈创涛.任之堂跟诊日记1[M].北京:人民军医出版社.2015.

[46] 张飞春,杜文平.重用白术治疗慢性非特异性溃疡性结肠炎临床观察[J].河北中医,2006.28(10):747-748.

[47] 刘栾喜.重用白术救治胃柿石合并急性胃翻转1例[J].中医药学报,1994,(1):51.

[48] 莫宗权,范嘉伟,汪悦东.重用白术的临床研究进展[J].中国民族民间医药,2016,25(5):28-31.

[49] 刘洋,廖春梅.双白术内酯对三氯化铝致痴呆模型小鼠的作用研究[J].湖南师范大学学报,2006,3(3):25.

第四章 白芍的研究概况

芍药为毛茛科多年生草本植物芍药的根(白芍)或毛果赤芍(川赤芍)和卵叶芍药的根(赤芍),夏秋季采挖。味甘、苦、酸,性微寒。归肝、脾经。白芍偏于补血,赤芍偏于泻热,临床应用各有不同。白芍具有养血敛阴、柔肝止痛和平抑肝阳之功效[1],为中医临床常用的养血柔肝、敛阴止汗中药。本文从白芍的历史沿革、植物形态、炮制及饮片、来源、化学成分、药理作用、配伍和临床应用等方面进行较全面的介绍。

第一节 历史沿革

芍药原产于中国和亚洲北部,被列为中国六大名花之一,因此早期芍药是作为观赏花卉来种植的。芍药在中国有超过4900年的栽培历史,是最早的栽培花卉之一。《诗经·郑风·漆清》记载:"维士与女,伊其相谑,赠之以勺药。"《郑笺》对其解释为:"士与女往观,因相与戏谑,行夫妇之事,其别则送女以芍药,结恩情也。"清代王先谦编撰的《诗三家义集疏》是研究诗经的著作,其中有:"韩说曰,勺药,离草也。言将别离赠此草也。"古代诗歌中提到的芍药就是一种雅俗共赏的花卉。成书于2002年的《毛诗品物图考》是对诗经中所载名物的图文考辨,引文有言:"芍药者,漆之地富有之,诗人赋物有所因也。"[2]《山海经》成书于春秋战国时期,其中也有芍药的记载:"秀山其草多芍药、芎䓖。"芍药作为中药应用于方剂中首见于我国现存最早的医学方书、约成书于战国时期的《五十二病方》中,其中3个方剂处方中收载有芍药,主要用于治疗两种疾病:①鸟喙中毒:"屑勺药,以水半杯,以三指大撮,饮之。"②疽病:"冶白蔹、黄芪、芍药、桂、姜、椒、茱萸,凡七物。骨疽倍白蔹,肉疽倍黄芪,肾疽倍芍药,其余各一,并以三指大撮一入杯酒中,日五六饮之,须已。"

成书于秦汉时期的《神农本草经》对芍药的记载如下:"芍药,味苦、酸、平。微寒,有小毒。主治邪气腹痛,除血痹,破坚积,寒热,疝瘕,止痛,利小便,益气。生中岳川谷丘陵。二月、八月采根,暴干。"[3]对芍药的来源、采收、炮制加工、性味、主治病症均作了确切的阐述,可见秦汉时期的医家对芍药已有较深入的认识。

魏晋时代吴普所著的《吴普本草》对《神农本草经》中所描述的芍药进行了补充:"芍药,一名其积,一名解仓,一名诞,一名余容,一名白术。神农:苦。桐君:甘,无毒。岐伯:咸。李氏:酸。二月、三月生。"增加了芍药的别名,性味补充了甘和咸,并增加了生长时月[4]。

首次记载了芍药有白芍和赤芍之分的是南北朝梁代陶弘景所著《本草经集注》[5]:"今出白山、蒋山、茅山最好,白而长大,余处亦有而多赤,赤者小利。俗方以止痛,乃不减当归。道家亦服食之。又煮石用之。"增补了芍药道地产地和功能用法,虽未将白芍和赤芍在临床应用中完全区分,但已经意识到了两味药有所不同。直至隋唐和宋初,白芍和赤芍在功能主治和临床应用方面仍未有清晰的认识和区分。如隋唐甄权所著的《药性论》中"治肺邪气,腹中疠痛,血气积聚宫通脏腑拥气,治邪痛败血,主时疾骨热,强五脏,补肾气,治心腹胀,妇人血闭不通,消瘀血,能去浊[6]。"仍未对芍药进行严格区分,其中对芍药的主治功能进行了详细的解释。到了唐代初期孙思邈所著的综合性临床中医专著《备急千金要方》和唐代中期王焘搜集唐以前的许多医药著作所著的《外台秘要》中有个别方剂对赤芍或白芍的临床应用作了区分。

《日华子诸家本草》是五代时期的著名本草学专著,成书年代和作者无统一的说法,其中亦无白芍和赤芍之分别,统称芍药。但陶弘景对白芍和赤芍的认识已引起临床医家的注意,并随着对白芍和赤芍功效的认识,逐渐发现了白芍和赤芍的不同,临床用药时针对不同的病症已有了区别应用。书中云"芍药,治风,补劳,……,白者补血,此便是芍药[7]。"

赤芍与白芍在宋金元时期的临床应用中已经有了明确区分。宋代最大的官修方书、由北宋王怀隐等编写的《太平圣惠方》中开始将白芍和赤芍作为单独的两味药物应用于方剂中。成书于北宋后期的《圣济总录》中记载的很多方剂已经明确区分了白芍和赤芍,如其中收载的代表方剂"赤芍药汤"。

明代朱橚等编撰的我国现存最大的方书《普济方》中收载的"如神散"中明确使用的是白芍药。兰茂所著地方性本草专著《滇南本草》最早将芍药分别记述为白芍和赤芍,从花和根的颜色、炮制方法等方面对二者进行了区分。之后的陈嘉谟所著《本草蒙荃》中记载有:"芍药,……,开花虽颜色五品,入药惟赤白二根",又云:"赤白因异,制治亦殊。赤芍药,能泻能散,生用正宜;白芍药,能补能收,酒炒才妙。赤利小便去热,消痈肿破积坚,主火盛眼疼要药；白和血脉缓中,固腠理止泻痢,为血虚腹痛捷方。"对赤芍和白芍的功能主治和炮制用法等方面的区别做了详细的阐述。明代刘文泰等编撰的《本草品汇精要》是我国古代最大的一部彩色本草图集,其中分别收载了白芍和赤芍,二者的植物形态根据宋代苏颂等所著《本草图经》中的描述可知其主要区别为花的颜色:白芍:"夏开花有红、白、紫色数种。"赤芍:"夏开红花。"[8]李时珍所著《本草纲目》中对白芍和赤芍的区分有了更详尽的描述:"根之赤白,随花之色也。""白芍药益脾,能于土中泻木。赤芍药散邪,能行血中之滞。"[9]

清代的本草著作大多也是将白芍和赤芍分列不同的条目,对二者的鉴别和功能主治记述的更加详细和清晰。如汪昂编著的《本草备要》[10]:"赤白各随花色,单瓣者入药。白补而收,赤散而泻。白益脾,能于土中泻木;赤散邪,能行血中之滞。产后俱忌用。"近现代临床中对白芍的应用较多,对其炮制工艺进行了广泛深入的研究,如《中药大辞典》是近代收载和传承古代医家炮制方法最多的一部中医药工具书,将白芍的炮制方法分两大类共7种:一为净制;二为炮炙,有"酒白芍,炒白芍,焦白芍,土炒白芍,蜜制白芍,酒浸白芍"等炮制方法。并对白芍古今医药著作中的原植物形态、性味、归经、功能主治、注意和复方等进行了详细的阐述[11]。2015年版《中国药典》(一部)收载有白芍的炮制方法:"除去头尾及细根,置沸水中煮后除去外皮或去皮后再煮,晒干。""白芍:洗净,润透,切薄片,干燥。炒白芍:取净白芍片,照清炒法炒至微黄色。酒白芍:取净白芍片,照酒炙法炒至微黄色[12]。"

第二节 植物形态

芍药为毛茛科芍药属多年生草本植物,其植物形态特征描述如下:

原植物高约 0.5～0.8m,根由根颈、块根和须根 3 部分组成。根的最上部是着生有芽的根颈头,颜色较深；呈长柱形或纺锤形的块根生长于根颈下方,直径 0.6～3.5cm,外表浅黄褐色或灰紫色,横断面白色,肉质,粗壮,富有营养,无芽；须根是芍药吸取养料和水分的主要器官,生长于并可逐渐演化为块根。按照外形的不同,芍药的根又可分为粗根型、坡根型和匀根型 3 种类型。粗根型的根直伸,较粗大稀疏；坡根型的根粗细不匀并向四周伸展；匀根型的根条粗细均匀,疏密适宜,外形较美观。白芍的茎簇生于根部,直立,高约 0.5～1m,有分支,基部圆柱形,有数枚鞘状膜质鳞片,向阳部分的茎表面可见紫红晕。叶互生,茎上部叶为三出复叶,下部的二回三出羽状复叶。叶长 20～24cm,叶柄 9cm,生于茎顶部者较短,椭圆形、狭卵形或披针形小叶，叶端渐尖，叶边缘密生白色革质细齿，叶两面无毛。花两性，数朵或独开于茎顶或近顶叶腋，花径 8~11cm，萼 4 片，花白色、粉红色或红色，花瓣倒卵形，9~13 枚，雄蕊多数，花盘浅杯状，花丝黄色，顶端钝圆，包裹于心皮基部，心皮顶具喙，无毛或有毛，3~5 枚分离；花期 5—7 月。

果实 2~8 枚离生，呈纺锤形或椭圆形蓇葖果，光滑或有细茸毛，有小突尖。果实由单心皮构成，子房 1 室，内含种子呈圆形、长圆形或尖圆形，5~7 粒，黑色或黑褐色。果期 6—8 月。

第三节　炮制和饮片

一、炮制方法[13]

(一)白芍

取除去杂质后的白芍药材，将不同大小进行分拣，流水清洗，并用清水浸泡，至六七成透后取出，继续闷润至透，切制成薄片，晾干，筛去碎屑。呈类圆形或椭圆形薄片，表面平滑，角质样，片面类白色或淡棕红色，质重且坚脆。有明显的形成层环和放射状纹理排列。气微，味微苦、酸。

(二)酒白芍

取白芍片，按照 10∶1 的质量比加入黄酒拌匀，闷润至黄酒被吸尽，置炒锅内文火加热，炒干后取出，晾凉，筛去碎屑，即得酒白芍。

(三)炒白芍

取白芍片适量，置相应的炒制器皿中，文火加热炒至表面呈微黄色，取出，晾凉，筛去碎屑，即得炒白芍。

(四)醋白芍

取白芍片，按照 20∶3 的质量比加入米醋拌匀，闷润至米醋被吸尽，置炒锅内文火加热，炒干后即可取出，晾凉，筛去碎屑，即得醋白芍。

(五)土炒白芍

取伏龙肝(灶心土)细粉，置炒锅内中火加热，炒至伏龙肝呈灵活松散状态时，按照白芍片与伏龙肝质量比为 5∶1 的比例投入白芍片，不断翻炒至白芍片微显焦黄色，表面挂土色时，取出，筛去灶心土，摊开晾凉。

二、炮制对白芍化学成分影响的研究

(一)炮制对白芍中芍药苷含量的影响

不同的炮制方法会影响白芍中芍药苷的含量。白芍原药材中芍药苷含量最高,各种炮制方法所得白芍炮制品中芍药苷的含量均不同程度减少。有文献[14]对白芍生品、麸炒白芍、醋炒白芍、焦白芍和酒白芍中的芍药苷煎出量进行了比较,发现芍药苷的含量变化规律为:白芍生品＞麸炒白芍＞醋炒白芍＞焦白芍＞酒白芍。研究结果表明,经炮制后的白芍饮片,芍药苷含量均低于白芍生品。也有研究得出了不同结论,如杨建国等[15]定量比较了白芍生品、酒制白芍、醋制白芍和炒白芍中芍药苷的含量,结果显示,经炮制后的炒白芍、酒白芍和醋白芍中芍药苷含量比生白芍高,尤其是炒白芍中芍药苷的含量竟达到生白芍的3倍。因此,炮制对白芍中芍药苷含量的影响还需更多的研究,需要更多更准确可靠的数据进行验证。

(二)炮制对白芍中氨基酸含量的影响

薛建梅等[16]研究了白芍生品、焦白芍、土炒白芍、麸炒白芍、酒炒白芍和醋炒白芍中氨基酸的含量。发现生品和各炮制品中精氨酸含量最高。总氨基酸的含量由高到低为生白芍＞土炒白芍＞焦白芍＞酒炒白芍＞醋炒白芍＞麸炒白芍。研究结果表明炮制方法能够极大地影响氨基酸的含量高低。麸炒白芍中氨基酸含量最低,可能是在炒制过程中,麦麸对氨基酸有较多的吸附导致的。

第四节　来源

一、原植物来源

白芍为毛茛科芍药属植物芍药(*Paeonia tacti lora* Pall)的干燥根。

二、白芍的道地产地和其他产地

(一)白芍的道地产地

长期以来安徽亳州被认为是白芍的道地产地。魏晋时期,亳州已广泛栽培芍药,史书记载:"芍药著于三代之际,风雅所流咏也,今人贵牡丹而贱芍药,不知牡丹初无名,依芍药得名。"按照此记载,芍药闻名于世的时候,被今人珍视和看重的牡丹还不知在哪里呢,由于牡丹的花和芍药的花颜色和形状相似,牡丹依靠着芍药后来才成为"花中之王"的。北宋唐慎微所撰《经史证类备急本草》中亦有记载:"谨按《本经》芍药生丘陵川谷,今出所用者多是人家种植。欲其花叶肥大,必加粪壤,每岁八九月取其根分削,因利以为药,遂暴干货卖。今淮南真阳尤多,药家见其肥大,而不知香味绝不佳,故入药不可责其效。今考用宜依《本经》所说,川谷丘陵有生者为胜尔[17]。"根据唐慎微的描述,丘陵地区具备芍药生长的适宜环境,根据其性状描述,芍药的花和叶都比较肥大,适宜的采收期为每年的9~10月。明代李时珍在《本草纲目》中沿用此说法"芍药生丘陵。今世多用人家种植者,乃欲其花叶肥大,必加粪壤。每岁八九月取根分削,因利以为药。"[18]李时珍的记载中增加了芍药的生长年限和产地加工方法:芍药生长3~5年后可采挖其根,对于新鲜芍药的根,采挖后先除去泥土和地上茎,用清水洗干净,置于开水中煮至无硬心,取出放凉,用竹刀将外皮削去后露出白茎,置日光下晾晒至干,"白芍"之名以此得知。清朝末期是亳州栽培白芍的鼎盛时期。作为白芍的道地产地,亳州白芍质量优,疗效好,亳州成为全国最大的白芍集散地。

(二)白芍的其他产地

随着国人对中医药的推崇,作为常用中药材,白芍的临床用量逐年增加,单纯依靠亳州道地产地的白芍已然难以满足日益增加的临床需求,在全国其他地区,如四川、贵州、浙江、云南、河南和山东等地,白芍的种植也已经得到推广。

第五节 化学成分

20世纪初期,研究者们已经对芍药中的化学成分进行了深入系统的分离和结构鉴定。芍药中首次发现的有机化合物是1907分离鉴定的Benzoic acid。1963年Shibata S. 等首次从芍药中分离得到了Paeoniflorin,中文命名为芍药苷,属于蒎烷单萜苷类[19]。从芍药中分离并鉴定出结构的化合物主要包括以下几类:Monoterpenoid、Polyphenol、Triterpenoid、Flavonoids和Carbohydrate等化合物[20],其中主要的活性成分是Monoterpenoid及Polyphenol。芍药中所含的单萜类成分统称为芍药总苷,主要包括paeoniflorin、albiflorin、hydroxy paeoniflorin和benzoylpaeoniflorin、benzoyl hydroxy paeoniflorin等;多元酚酸类化合物主要包括glucogallin和Paeonol等。

一、萜类化合物

芍药中的单萜类成分是其主要活性成分，尤以芍药苷的含量最高，在不同产地中其含量范围为 3.3%～5.7%。根据基本骨架的结构可分为两大类：笼状蒎烷结构和内酯结构。目前已发现的芍药中的单萜类化合物包括 paeoniflorin、oxypaeoniflorin、benzoylpaeoniflorin、albiflorin、benzoyloxy-paeoniflorin、oxybenzoylpaeoniflorin、(Z)-(1S,5R)-β-pinen-10-yl-β-vicianoside、lactiflorin、paeonilactone A、paeonilacto-neB、paeonilacto-neC、galloyl-paeoniflorin、galloyloxypaeoniflorin、8-desbenzoylpaeoniflorin、palbinone、6-O-β-D-glu-copyranosyl-lactinolide 、8-O-galloy-desbenzoylpaeoniflorin、lactinolide、8-O-iso-valeryl-desbenzoyl-paeoniflorin、paeonilactinone、6′-O-galloy-desbenzoylpaeoni-florin、6′-O-vanillylpaeonlflorin、3′,6′-di-O-gal-loylpaeonlflorin、albiflorin、isomalto-paeonlflorin、mudanpiosides E、mudanpiosides F、Paeonidin 和 1-O-β-D-glucopy-ranosyl-paeonisuffrone 等。

芍药中除含有单萜外，还有三萜类化合物。1995 年 Ikutra A 等从白芍中分离到了八个三萜，分别是 oleanolic acid、hederagerin、30-norhederagenin、betulinic acid、11α,12α-epoxy-3β,23-dihydroxyolean-28,13β-olide、3β-hydroxy-11α,12α-epoxyolean-28-13β-olide、23-hydroxybetulinic 和 3β-hydroxy-11-oxolean-12α-en-28-oic acid。随后又有研究者报道发现了一种新的三萜：11α,12α-epoxy-3β,23-dihy-droxyolean-30-norolean-20(29)-en-28,13β-olide。

二、黄酮类

1997 年，国外研究者从芍药的侧枝中得到 kaempferol-3-O-β-D-glucoside 和 kaempferol-3-7-di-O-β-D-glucoside 两种黄酮醇类物质[21]。芍药中含有的其他黄酮类成分包括 Catechin 以及 8 个 Flavanol 3-alcohol 类化合物[22]。

三、鞣质类

水解鞣质和缩合鞣质存在于芍药的干燥根中[23]，为芍药中的常量组分，含量可达 12%。由于鞣质中糖的种类、取代个数和取代位置变化很大，导致芍药中所含的鞣质类成分种类繁多，如 glucogallin，葡萄糖的取代个数有 3 取代到 10 取代的变化，取代位置也有各有不同。除 glucogallin 外，芍药中还发现了 Benzoyl sucrose、Gallic acid sucrose、Ellagitannin、Proantho-cyanidins 化合物以及 Catechin dimer 和 Polymeric proanthocyanidin。

四、芳酸及其酯类

主要有 Benzoic acid[24-25]、Palmitic acid[26]、Gallic acid[27]、Hydroxybenzoic acid、Vanillic acid、Syringic acid、Methyl gallate 和 Ethyl gallate 等。

五、糖类

目前发现的芍药中含有 Sucrose、peonan SA 和 peonan SB，其中 peonan SA 和 peonan SB 具有免疫系统激活活性。

六、其他

除上述化学成份外，芍药中还含有 Paeonol、Paeonol glucoside、β-sitosterol、Inositol、Carotenoid、Glucosinolate 以及 Amino acid、Peony ketone、Ethy palmitate 等多种成分。

七、芍药中有关化合物的结构图

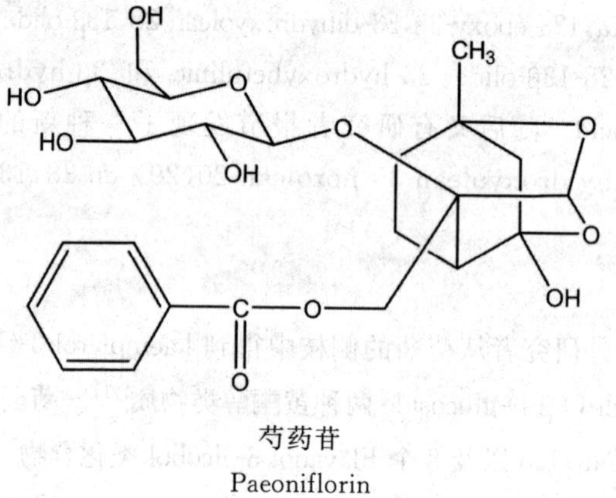

芍药苷
Paeoniflorin

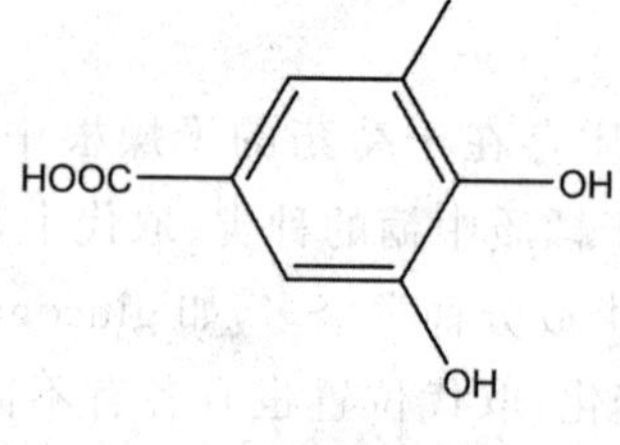

没食子酸
Gallic Acid

芍药内酯苷
Albiflorin

芍药苷亚硫酸酯
Paeconiflorin Sulfonate

1,2,3,4,6-五没食子酰基葡萄糖
Pentagalloyglucose

第六节 药理作用

芍药的药理活性主要包括抗炎与免疫调节、心血管作用、中枢神经镇静作用、血液系统的作用和消化系统的作用几大方面。

一、抗炎与免疫调节作用

Total glucosides of paeonia have obvious preventive effects on rats with multiple arthritis[28]. An open clinical trial of TGP was performed in 29 patients with rheumatoid arthritis. The results show that the drug can improve clinical symptoms and physical evidence as well as reduce blood cell sedimentation rate and rheumatoid factor titer. Li[29] explored the effect of total glycosides of paeoniflorin on the production of leukotriene B4. The results showed that the anti-inflammatory and immunomodulatory effects of total glycosides of paeoniflorin were comparable to the same dose of non-steroidal anti-inflammatory drug flufenamic acid. S. Aiko[30] reported that oral extracts and paeoniflorin can inhibit the swelling of the foot and the writhing of acetic acid caused by cross-drug. It has also been reported that white peony has different degrees of inhibition on Staphylococcus aureus, hemolytic streptococcus, Streptococcus viridans, pneumococci, and typhoid bacillus, and has the characteristics of strong antibacterial activity and broad antibacterial spectrum[31].

二、对心血管系统的作用

Intramuscular injection of 1.0g/kg of *Radix Paeoniae Rubra* Injection has an effect of dilating blood vessels on experimental rabbit pulmonary hypertension, improving pulmonary blood movement, reducing pulmonary artery pressure, increasing cardiac output, improving cardiopulmonary function, and this effect increases with dose. And increase[32]. Li[33] reported that the extract of *Radix Paeoniae Alba* has a significant effect on the hemodynamics of anesthetized dogs, which can slow down the heart rate of the dog, lower blood pressure, and reduce the burden on the heart. These effects are beneficial to the recovery of pathological cardiac function. It can prolong the survival time of normal pressure and hypobaric hypoxia in mice; it can prevent the increase of myocardial oxygen consumption caused by isoproterenol in animals; increase the coronary flow of isolated guinea pig hearts; and leave rabbits caused by norepinephrine Body aortic strip contraction has obvious antagonistic effect; it can fight acute myocardial ischemia in rabbits caused by pituitrin.

三、对中枢神经系统的作用

Radix Paeoniae Alba has a significant sedative effect. Its sedative effect is thought to inhibit the cerebral cortex. 1mg of Paeoniflorin was intravenously administered to rats, and mild sedative effects were observed. Increasing the dose can lead to a gradual deepening, resulting in slowing of the breath and muscle relaxation[34]. *Radix Paeoniae Alba* has an antagonistic effect on pentylene-nitrogen and strychnine-induced seizures. Mouse writhing experiments showed that total glucosides of scutellariae also enhanced morphine and clonidine to inhibit the writhing reaction in mice, suggesting that anthocyanin has an analgesic effect[35].

Paeoniflorin and *Radix Paeoniae Alba* have an effect on learning and memory behavior. Administration of different doses of paeoniflorin to mice by gavage can significantly increase the correct percentage of the mouse maze test, shorten the time to reach the end point, and inhibit the activity of cholinesterase in the brain of mice[36]. Some literatures[37] reported that the extract of *Radix Paeoniae Alba* has a certain enhancement effect on the learning and memory function of mice and rats, and can resist the learning and memory dysfunction caused by scopolamine. Paeoniflorin and its component paeoniflorin have a strong effect on scopolamine-induced spatial recognition in rats[38]. Other studies have shown that[39], total glucosides of *Radix Paeoniae Rubra* has a significant improvement in learning and memory impairment in mice with cerebral ischemia-reperfusion injury. In the platform test, the stimulation time and number of errors were significantly reduced, and the platform stay period was prolonged. Total glycosides can significantly reduce the increase of lipid peroxidation products malondialdehyde (MDA) and nitric oxide (NO) in brain tissue, and increase the level of superoxide dismutase (SOD) in brain tissue.

四、对血液系统的影响

Total glucosides of paeoniflorin can significantly improve the body's microcirculation state, reduce serum and plasma viscosity, inhibit ADP-induced platelet aggregation, prolong prothrombin time (PT) and activated partial thromboplastin time (KPTT), and have multiple angles of blood circulation Role [40]. When studying the protective effects of total glycosides (TGM) and total glucosides of paeonia (TGP) on oxidative damage of red blood cells, it was found that both TGP and TGM could inhibit hemolysis. This may be related to their inhibition of GSH consumption and membrane LPO production and membrane protection, but GP is significantly weaker than TGM, and TGP protects red blood cells at doses of 40mg/L and 10mg/L. The experimental results show that TGM and TGP have antioxidant and cell membrane stabilizing effects. Its mechanism of action and possible clinical aspects need further research [41].

五、对消化系统的影响

Radix Paeoniae Alba can inhibit the excitability of parasympathetic nerves and has an antispasmodic effect. The prescription of *Radix Paeoniae Alba* can treat intestinal stress syndrome including constipation, diarrhea, bloating, chills and spleen, with a total effective rate of 90.5% [42]. *Radix Paeoniae Alba* can also significantly inhibit the movement of gastrointestinal tract in animal models, and is contrary to Bupleurum.

六、抗病毒作用

Xiao[43] and other studies on the induction and antiviral effects of total glycosides of *Radix Paeoniae Alba*. The results showed that there was no direct induction of interferon (IFN) in the test tube when the total concentration of total glucosides was 10mg/L, but it could promote the induction of IFN by the Newcastle disease I weak attenuated vaccine. Moreover, the total glucoside of paeonia at 250mg/L can reduce the titer of vesicular stomatitis virus by log 2.22.

七、护肝作用

Radix Paeoniae Alba has the effect of relieving liver and regulating qi and eliminating symptoms. Experiments show that the extract of *Radix Paeoniae Alba* can significantly reduce the serum alanine aminotransferase induced by D-aminogalactose hydrochloride, and the pathological and necrosis of hepatocytes can be restored to normal, with obvious hepatoprotective effect[44]; *Radix Paeoniae Rubra* can stimulate the production of plasma fibronectin (FN) in rats, which raises the level of blood, which promotes the function of the reticuloendothelial system and has a certain significance for protecting hepatocytes[45].

八、其他作用

Zhou[46] observed the effects of the extracts of *Radix Paeoniae Alba*, *Radix Paeoniae Rubra* and Ophiopogon japonicus on the nourishing and strong effects of mice, and found that both *Radix Paeoniae Alba* and *Radix Paeoniae Rubra* can prolong the swimming time of mice and lack of mice. Oxygen survival time has a certain nourishing and strong effect. The diuretic effect and efficacy of *Radix Paeoniae Alba* have also been reviewed[47]. Another literature[48] has also studied the clinical applicability of total glucosides of paeonia to senile diseases.

第七节 配伍

芍药在临床上常与甘草、白术、黄芪、黄连、黄芩、川芎、茯苓、大黄、附子、枳实和柴胡组成药对配伍应用[49]。

一、芍药配甘草

芍药与甘草配伍，酸甘化阴，益气补血，滋养筋脉，缓急止痛，临床常用在治疗筋脉挛急或疼痛和气血不足等证的方剂中，如芍药甘草汤、芍药甘草附子汤和小建中汤。

二、芍药配白术

芍药与白术配伍，生化气血，健脾益肝，临床常用在治疗肝脾气血虚证的方剂中，如当归芍药散。

三、芍药配黄芪

芍药与黄芪配伍，补肝益肺，舒缓筋脉，益气固表，临床常用在治疗肌表、营卫和气血虚弱导致的肌肉麻木和骨节酸楚的方剂中，如黄芪建中汤、黄芪芍桂苦酒汤、黄芪桂枝五物汤和桂枝加黄芪汤等。

四、芍药配黄连

芍药与黄连配伍,既能除虚热又能泻实火,临床常用在治疗心肾虚热证的方剂中,如黄连阿胶汤。

五、芍药配附子

芍药与附子配伍,附子得芍药制约则温热而不燥化,芍药得附子制约则和营血而不寒滞,从而达到温阳壮阳而不伤阴血,和营益血而不助阴寒,临床常用在治疗寒凝阳虚诸证的方剂中,如真武汤和附子汤。

第八节 临床应用

一、阴虚血虚

白芍具有养血调经之功效,临床与其他药配伍可用于妇科阴血双虚所致月经不调、经行腹痛和崩漏等。如四物汤由当归、川芎和熟地黄配伍白芍组成,为补血调经之基本方剂。根据临床症状的不同,有以下加减方:脘腹疼痛加香附和延胡索,崩漏不止加阿胶和艾炭。血虚有热可用保阴煎方,方中增加了黄芩、黄柏和续断等药味。血瘀不行加具有逐瘀行血功效的丹参、桃仁和红花。

二、肝脾不和

白芍具有柔肝养血和缓中止痛之功效,临床上与其他药配伍可治疗肝脾不和导致的脘腹疼痛、胸胁胀痛和四肢痉挛疼痛。如临床治疗肝气郁结所致胸胁脘腹疼痛的逍遥散(当归、白术、白芍、柴胡);治疗肝气郁结和寒热往来的柴胡疏肝散(柴胡、川芎、香附、枳壳、白芍);治疗血虚肝脾失和、脘腹和四肢拘挛的芍药甘草汤(白芍、甘草);治疗下痢腹痛的芍药汤(白芍、木香、槟榔、黄连)。

三、肝阳上亢

白芍具有平肝敛阴之功效,临床上与其他药配伍可治疗肝阳上亢所致头痛和眩晕之证,如镇肝熄风汤(白芍、牛膝、生赭石、川楝子、生龙骨、生牡蛎、生龟板、玄参、天冬、生麦芽、茵陈、甘草)。能够滋阴熄风,治疗神倦瘦痉,脉气虚弱的大定风珠(白芍、地黄、麦冬、龟板、牡蛎、鳖甲、阿胶、甘草、五味子、麻仁、鸡子黄)[39]。

四、其他作用

白芍具有美容护肤的作用,它被广泛的用于中医美容配方的制作,适用于干燥、萎黄、黄褐斑和色素沉淀等皮肤,中医认为白芍能够使皮肤润泽光滑、白皙而富有弹力,白芍还具有柔肝、养肝和护肝作用,在内科专业可以进行比较深入的研究,以便对白芍的作用进行深入系统的研究和整理。

第九节 总结

芍药在中医临床常用于养血柔肝和敛阴止汗。芍药历史悠久,早期是作为花卉供人观赏,在我国有超过4900年的栽培历史。芍药作为中药应用于方剂中首见于我国现存最早的医学方书、约成书于战国时期的《五十二病方》中。到了唐代的医学专著中,有个别方剂对赤芍和白芍的临床应用作了区分。宋金元时期开始将白芍和赤芍作为单独的两味药物应用于方剂中。近现代对于白芍和赤芍的药材来源和功效区分已有明确界定。随着科学技术的发展,人们对白芍和赤芍的认识更加有深度和广度,具体体现在炮制工艺、化学成分、功能主治和临床应用等各方面。现代药理研究证明,白芍对心血管系统具有重要的药理活性,主要表现在通过扩张冠状动脉,降低血流速度,进而降低血管血压。白芍的药理活性还表现在护肝养肝方面,肝主筋,通过作用于肝脏起到解痉的作用。另有文献报道白芍临床上用于风湿性关节炎和老年性疾病也取得了较好的疗效,可在这些新的领域进行更加深入的研究,以期获得新的突破。

参考文献

[1] 沈连生,张静,卢颖,等. 彩色图解中药学[M]. 北京:华夏出版社,2004.
[2] 尚志钧,林乾良,郑金生. 历代中药文献精华[M]. 北京:科学技术文献出版社,1989.
[3] (梁)陶弘景,尚志钧,尚元胜. 本草经集注[M]. 北京:人民卫生出版社,1984.
[4] 尚志钧. 吴普本草[M]. 北京:人民卫生出版社,1987.

[5] (宋)唐慎微.重修政和经史证类备用本草[M].北京:人民卫生出版社影印,1982.

[6] 吴绍祯.证类本草[M].北京:中国医药科技出版社,2011.

[7] 尚志均.日华子本草[M].合肥:安徽科技出版社,2005.

[8] (明)刘文泰.本草品汇精要[M].北京:人民卫生出版社,1964.

[9] (明)李时珍.本草纲目[M].北京:人民卫生出版社影印,1963.

[10] 汪昂,郑金生.本草备要[M].北京:人民卫生出版社,2005.

[11] 江苏新学医院.中药大辞典(上册)[M].上海:上海科学技术出版社,1986.

[12] 国家药典委员会.中华人民共和国药典(一部)[S].北京:中国医药科技出版社,2015.

[13] 刘振启,刘杰.白芍的炮制工艺[J].首都医药.2009,(12):51

[14] 薛建梅,肖统海,王晓华.白芍不同炮制方法对芍药苷含量的影响[J].中国中药杂志,1990,15(8):27.

[15] 杨建国,吴云高,王健生,等.不同炮制法对白芍中芍药苷煎出量的影响[J].中药材,1992,(2):26.

[16] 薛建梅,肖统海.亳白芍不同炮制品中氨基酸成分分析[J].中国中药杂志,1992,(7):408.

[17] 吴绍祯.证类本草[M].北京:中国医药科技出版社,2011.

[18] 李时珍.本草纲目[M].北京:中国中医药出版社,1998.

[19] Shibata S,Nakabara M. Studies on the constituents of Japanese and Chinese crude drugspaeoniflorin, a glucoside of Chinese paeony root [J]. Chem. Pharm. Bull,1963,11(3):372.

[20] 江苏新医学院.中药大辞典[M].上海:上海科技出版社,2003.

[21] Kamiya K, Yoshioka K, Saiki Y, et al. Triterpenoids and flavonoids from paeonia lactiflora[J]. Phytochemistry,1997,44(1):141-144.

[22] 陈海生,徐一新,廖时首,等.川赤芍化学成分研究[J].第二军医大学学报,1994,15(1):72-73.

[23] 常新金,丁丽霞.中药活性成分分析手册(上)[M].北京:学苑出版社,2002.

[24] 傅丰永,尚天民,徐宗沛.中药赤芍化学成分的研究[J].药学学报,1963,10(9):555-557.

[25] 郎蕙英,李守珍,梁晓天.中药赤芍化学成分的研究[J].药学学报,1983,18(7):551-552.

[26] 陈海生,廖时萱,洪志军.川赤芍化学成分的研究[J].中国药学杂志,1993,28(3):137-138.

[27] 王文祥,蒋小岗,顾明,等. 芍药的化学成分研究[J]. 天然产物研究与开发,2000,12(6):37-39.

[28] 梁君山,陈敏珠,徐叔云. 白芍总苷对大鼠佐剂关节炎及其免疫功能的影响[J]. 中国药理学与毒理学杂志,1990,4(4):258-261.

[29] 李俊,赵维忠,陈敏珠,等. 白芍总苷对大鼠腹腔巨噬细胞产生白三烯 B_4 的影响[J]. 中国药理学通报,1992,8(1):36-38.

[30] 菅谷爱子. 芍药的药理及药效[J]. 国外医学中医中药分册,1992,14(5):15-18.

[31] 梁旻若,刘倩娴,辛达愉,等. 白芍药的抗炎免疫药理作用研究[J]. 新中医,1989,21(3):51.

[32] 黄泰康. 常用中药成分与药理手册[M]. 北京:中国医药科技出版社,1994.

[33] 李金才. 白芍食疗的回顾与展望[J]. 中药通报,1987,12(8):54-56.

[34] 吴春福. 芍药总苷的镇痛作用[J]. 中药通报,1985,10(6):43.

[35] 王永祥. 白芍总苷的镇痛作用[J]. 中国药理学通报,1993,9(1):58.

[36] 彭招华,王朝虹,闵知大. 芍药苷对小鼠学习记忆能力的影响[J]. 中药材,2000,23(8):482-483.

[37] 楚正绪,沈洪兴,竺青,等. 赤芍提取物改善学习记忆的作用[J]. 第二军医大学学报,1991,12(5):465-466.

[38] 倪建伟. 芍药及其成分芍药苷对大鼠空间识别障碍的改善作用[J]. 国外医学中医中药分册,1993,15(2):40.

[39] 杨军,王静,冯平安,等. 赤芍总苷对小鼠脑缺血再灌注损伤的保护作用[J]. 中药材,2000,23(2):95-97.

[40] 刘超,王静,杨军. 赤芍总苷活血化瘀作用的研究[J]. 中药材,2000,23(9):557-560.

[41] 杨煜,吕文伟,宋瑛士,等. 白芍总苷抗血栓形成作用[J]. 中草药,2006,37(7):1066-1068.

[42] 丁正康. 重用白芍治肠道激惹综合征[J]. 浙江中医杂志,1990,25(10):445.

[43] 肖尚喜,张咏南,史百芬. 白芍总苷促干扰素诱生及抗病毒作用的研究[J]. 中国药理学通报,1993,9(1):58-60.

[44] 李金才. 白芍食疗的回顾与展望[J]. 中药通报,1987,12(8):54-56.

[45] 戚心广,稻垣丰. 丹参、赤芍对实验性肝损伤大鼠血浆纤维联接蛋白影响的研究[J]. 中国医科大学学报. 1990,19(3):266-265.

[46] 周丹,韩大庆,刘静,等. 白芍、赤芍及卵叶芍药滋补强壮作用的研究探讨[J]. 吉林中医药,1993,(2):35.

[47] 丁俊杰. 再谈白芍利小便[J]. 辽宁中医杂志,1990,14(3):40-41.

[48] 张雪琴,汪伟民. 白芍总苷对老年性疾病的治疗作用[J]. 中国药理学通报,1988,4(5):314-315.

[49] 王付. 经方芍药药对探索与实践[J]. 中医药通报,2011,10(5):25-29.

第五章　茯苓的研究概况

茯苓是多孔菌科真菌茯苓的干燥菌核,具利水渗湿,健脾和胃,宁心安神之功效,同时,茯苓也是附子汤方中的佐药,与附子配伍后,佐助起到温肾利水、健脾除湿和散寒止痛之效。本文从历史沿革、植物形态、炮制、饮片鉴别、来源、化学成分、药理作用和临床应用这八个方面介绍了茯苓的研究概况。

第一节　历史沿革

茯苓是传统的中药常用药,临床应用中有多个不同的药材名称,如茯苓、赤茯苓、白茯苓、茯苓皮、茯神木和茯神等[1],这是根据入药部位不同而进行了不同的命名。茯苓之名最早见于《神农本草经》,在此书中为"伏苓",被列为上品,记载有:"主胸胁逆气,忧恚,惊邪,恐悸,心下结痛,寒热烦满,咳逆,口焦舌干,利小便。久服安魂养神,不饥延年。"道出茯苓的功能主治[2]。

汉代医家对茯苓的功效主治和临床配伍认识进一步加深。东汉张仲景所撰《伤寒杂病论》中应用茯苓的方剂有:"附子汤""茯苓白术甘草汤""大黄茯苓甘草汤""猪苓加黄连牡丹汤""地黄黄柏秦皮茯苓泽泻汤""百合地黄牡丹皮半夏茯苓汤""栝蒌茯苓汤""竹茹半夏汤方""猪苓加人参汤方""黄芪桂枝茯苓细辛汤""桂枝茯苓白术细辛汤""白术茯苓厚朴汤""麻黄茯苓汤方""地黄黄柏茯苓栝蒌汤""桂枝去桂加茯苓白术汤""甘草干姜茯苓白术汤""枳实白术茯苓甘草汤""茯苓桂枝甘草大枣汤""茯苓桂枝白术甘草汤""茯苓四逆汤""茯苓甘草汤""真武汤""禹余粮丸方""柴胡加龙骨牡蛎汤""人参地黄龙骨牡蛎茯苓汤""黄连阿胶半夏桃仁茯苓""百合贝母茯苓桔梗汤""桂枝茯苓枳实芍药甘草汤""猪苓汤""半夏茯苓汤""小柴胡加茯苓白术汤""黄连汤""肾气丸""茯苓泽泻汤""白术茯苓半夏枳实汤""酸枣仁汤""木防已去石膏加茯苓芒硝汤""小半夏加茯苓汤""防已茯苓汤""栝蒌瞿麦薯蓣丸""茯苓白术戎盐汤""茯苓杏仁甘草汤""桂枝茯苓丸""当归芍药散""葵子茯苓散""半夏厚朴茯苓生姜汤""桔梗甘草茯苓泽泻汤""贤气丸""五苓散""茯苓白术厚朴石膏黄芩甘草汤"。可见汉代对茯苓的临床应用已经比较成熟。

魏晋时期吴普编撰的《吴普本草》中对于茯苓性味、生长环境和采收期的描述沿用了《神农本草经》中的记载。早期茯苓没有赤茯苓、白茯苓和茯神之分,到东晋临床应用时才将茯苓分为茯苓和茯神,如葛洪所著《肘后备急方》中有多个方剂配伍茯苓,如"治时气病起诸劳复方""治卒身面肿满方""治卒得惊邪恍惚方""治心腹寒冷食饮积聚结癖方""治胸膈上痰诸方""治卒胃反呕方""治卒发黄胆诸黄病方""治卒患腰胁痛诸方""治虚损羸瘦不堪劳动方""治卒绝粮失食饥惫欲死方"等,而茯神用于"治卒得惊邪恍惚方""治卒风喑不得语方"等方剂中[3];又如陈延之编著的《小品方》中"温中当归汤""远志汤""流水汤""十水散""人参汤""八味肾气丸""增损肾沥汤""带钱方""扶老理中散""大岩蜜汤"等多个方中用茯苓,"薰草方""猪肾荠汤"中用茯神。

南北朝时期梁代陶弘景在《本草经集注》中对茯神的性味和功能主治做了详细的阐述:"其有抱根者,名茯神。茯神,味甘。主辟不祥,治风眩、风虚,五劳、七伤,口干,止惊悸,多恚怒,善忘,开心益智,安魂魄,养精神",充分肯定了茯神的药用价值,同时对白茯苓和赤茯苓做了最早的记载:"白色者补,赤色者利,世用甚多",对二者的功效差别进行了初步阐述,同时,陶弘景在整理《名医别录》时将茯苓与茯神根据功能主治的差别分列为两个不同的条目。

唐代《新修本草》沿用了陶弘景在《本草经集注》中对茯苓性味和功能主治的记载,这一时期的临床处方对茯苓的区分更加细化。如孙思邈所著《备急千金要方》中将茯苓和茯神分为两个条目列出,亦记载:"茯苓,补药须白者,泻药须赤者",对白茯苓和赤茯苓的功效差别进行了更清晰的阐述。其中收载"七子散""朴硝荡胞汤""白薇丸""大黄丸""吉祥丸""秦椒丸""乌雌鸡汤方""猪肾汤""旋复花汤""竹沥汤""妊娠水肿方""石斛地黄煎""羊肉黄汤""鹿肉汤""獐骨汤""五石汤""三石汤""甘竹茹汤""竹叶汤""茯苓汤""温经汤"用茯苓,"五香散"用白茯苓,"地黄煎""茯神汤""安心汤""三石泽兰丸"用茯神,"褚澄汉防己煮散"用赤茯苓;唐代甄权编著的《药性论》中记载:"白茯苓,味甘温,入肺经。安魂定魄,补心虚,养神,利小便。";"茯神君,味甘无毒。主惊痫,安神安志,补劳乏,主心下急痛坚满,人虚而小肠不利,加而用之";同时首次记载茯神木"治中偏风,口面歪斜,毒风筋挛,不语,心神惊掣,虚而健忘"。由此可见唐代对白茯苓、赤茯苓、茯神和茯神木临床用药时已有明确区分,说明当时对这4种药味功效的差别已有较为深入的临床经验。

至宋代,由刘翰和马志等人编写成书于开宝年间的《开宝本草》以及苏颂编撰的《图经本草》中明确记载:"茯苓……肉有白、赤二种",王怀隐和陈昭遇等编写的官修方书《太平圣惠方》中收载有配伍茯苓类药材的方剂多首,如"补肝白茯苓散""和气治中汤""白茯苓散""镇心丸""铁精丸""春季补肾肾沥汤""夏季补肾肾沥汤""秋季补肾肾沥汤""和气白术散"中用白茯苓,"泻肝前胡散""赤茯苓散""泄热芦根散""泻肺大麻仁散""泻肾赤茯苓散""含化玉液丸""泻脾赤茯苓散""泻肾生干地黄散""泻肾大黄散""泻肾玄参散""泻肾槟榔散""神丹丸""玄武汤""发汗神丹丸"中用赤茯苓,"茯神丸""泄热安心沙参散""茯神散""大定心散""五参丸""龙骨救逆汤"中用茯神[3]。

至明代,陈嘉谟在《本草蒙筌》中从功效和归经两方面对白茯苓和赤茯苓进行了区分:"种赤白主治略异,经上下行走自殊。赤茯苓入心脾小肠,属己丙丁,泻利专主;白茯苓入膀胱并车前;利血仅在腰脐;茯神专理心经,善补心气。止恍惚惊悸,除恚怒健忘"。李时珍在《本草纲目》中在茯苓条目中增加了茯苓皮:"水肿肤胀,开水道,开腠理。"明代缪希雍所著《神农本草经疏》中从功效方面对白茯苓和赤茯苓以及茯苓和茯神进行了对比:"白者入气分,赤者入血分,补心益脾,白优于赤,通利小肠,专除湿热,赤亦胜白""茯苓用脾肾之用多,茯神入心之用多"。

清代中医药专著中对茯苓的描述多引述前人文献,创新较少。赵其光在其所著的《本草求原》中记载了茯苓和茯神的功效:"白者入肺脾,兼心气分,主补阴,赤者入心胃小肠膀胱血分,主泻血分湿热,破结气,利窍行水"[3]。

第二节 植物形态

茯苓来源于多孔菌科真菌茯苓[*Poria cocos* (Schw.) Wolf]的干燥菌核,寄生于松科植物马尾松和赤松等树的根上。

菌核大小不等,多呈不规则块状或球形,直径 5~30cm,表面浅灰棕色或黑棕色,有凹凸不平的皱纹或瘤状突起,断面外层粉红色,内部白色,颗粒性明显。子实体为一薄层,伞形,平伏于菌核表面,直径约 0.5~2mm,幼时白色,成熟期变浅褐色。菌管单层,多角形孔,棒状担子,担孢子无色平滑,椭圆形至圆柱形,有特殊臭气[4]。

茯苓在《神农本草经》中列于木部,为上品。陶弘景在《本草经集注》中记载:"今出郁州,自然成者,大如三、四升器,外皮黑细皱,内坚白,形如鸟兽龟鳖者,良。"苏颂在《图经本草》中亦有记载:"今泰、华、嵩山皆有之。出大松下,附根而生,无苗、叶、花、实,作块如拳在土底,大者至数斤,似人形、龟形者佳。皮黑,肉有赤、白二种。"

第三节　炮制

一、炮制历史

茯苓最早的炮制历史可追溯至《雷公炮制论》,曰:"凡采得后,去皮、心、神,了,捣令细,于水盆中搅令浊,浮者去之。"梁代《本草经集注》载:"二月、八月采,阴干。"唐代的《新修本草》记载"作丸散者,皆先煮之两三沸,乃切,曝干",对茯苓的煮制、切制和干燥方法做了初步规定。宋代中医药书籍中继承了前人对茯苓的炮制方法,同时,进一步改进和创新了炮制工艺、辅料应用及剂型规格。如《证类本草》中记载有茯苓多种炮制方法:"去黑皮,捣筛,以熟绢囊盛,于三斗米下蒸之,米熟即止。曝干又蒸,如此三过""乃取牛乳二斗合,着铜器中,微火煮加膏,收之""曝干筛末,用酒三石,蜜三升相和,内末其中,并置大瓮搅之百匝,封之勿泄气""去皮,酒浸十五日,漉出为散"。金元时期,茯苓的炮制方法又发展了焙制、酒制、煨制和蒸制等。明清时期,茯苓在炮制过程中辅料的应用进一步拓展。创制了天花粉制、砂仁制、姜汁制和土炒制等方法,同时丰富和发展了乳法和酒制法[5]。

二、现代研究

传统的茯苓产地加工方法为趁鲜切制、晾晒或阴干。这样的加工方法常常导致饮片表面失水过快爆裂或阴干时间长,水分无法尽快挥发,引起药材发霉变质,使茯苓饮片外观品质和内在质量降低[6]。

茯苓所含的主要有效成分是 β-pachyman,即 *Poria cocos* polysaccharides、pachymose 和 pachymic acid 等。干燥温度和时间不同,茯苓饮片的产率、含水量、多糖和总糖含量差异也较大。有文献报道采用常压加热干燥法进行茯苓的产地粗加工,以干燥箱干燥温度为变量,以茯苓片得率、水分、多糖和总糖含量结合干燥后饮片的外观为指标,优化得到茯苓饮片常压加热干燥的最适宜温度为 60℃[6]。

三、采收加工方法

栽培茯苓一般每年立秋后采收,生长期为一年,此时,茯苓的外皮已变得薄而粗糙,表面黑褐色或棕褐色,菌核长口处弥合是茯苓成熟的标志。野生茯苓生长期为3～8年,采收期较长,一般在每年7月至次年3月于松林中采挖。挖出的鲜茯苓尽量避免日晒,为防止破碎要轻拿轻放。茯苓加工工艺步骤包括净制→发汗→水洗→润制→蒸制→切制→烘干。稻草覆盖发汗时要选不通风且阴凉潮湿的屋子,及时翻动以避免腐烂,直至茯苓表面长出白色菌丝(一般5～6d),"发汗"完成,即可加工。内部淡红色的赤茯苓和菌核中夹有松根的茯神要注意单独加工。无法切制成薄片的茯苓可切制成正方体或长块状的茯苓块。茯苓的包装一般选用具有防潮作用的木箱或纸箱。茯苓个子货的品种包括鲜茯苓、冻茯苓、蒸茯苓和发汗茯苓。茯苓的传统干燥方法主要是晒干和阴干,现代新型的干燥方法包括烘干法、远红外干燥法和真空干燥法[7]。

茯苓个:鲜茯苓采摘后用稻草严密覆盖,置于阴凉不通风处"发汗",析出水分后,取出,置于阴凉干燥处晾干,再覆以稻草"发汗"。反复"发汗"至茯苓内部水分析出,外表面出现皱纹纹理后,置于阴凉干燥处阴干,称为"茯苓个"。

茯苓片:将鲜茯苓去皮切制成片状称为"茯苓片"。

茯苓块:将茯苓切制成正方体或厚薄不均的长块状称为"茯苓块"。

赤茯苓:去皮后,内部显淡红色的茯苓块称为"赤茯苓"。

白茯苓:将茯苓块切去内部淡红色部分后剩余的白色部分称为"白茯苓"。

茯神:菌核中夹有松根的茯苓称为"茯神"。

第四节　饮片鉴别

一、性状鉴别

茯苓个:大小不一,呈类球形、椭圆形和扁圆形。外皮纹理明显,呈棕褐色或黑褐色,薄而粗糙。质坚实,断面颗粒性,外层淡棕色,内部白色或淡红色,偶见松根包裹其中。气微,味淡,嚼之黏牙。

茯苓块:大小不一,由茯苓去皮后切制成立方体小块或方形厚片。多为白色,偶见淡红色或淡棕色。

茯苓片:厚薄不一,由茯苓去皮后切制成的不规则厚片。多为白色,偶见淡红色或淡棕色。

二、显微鉴别

茯苓粉末灰白色。显微镜下可见无色分枝团块或不规则颗粒状团块，水合氯醛透化后团块溶化。菌丝细长，直径 $3\sim 8\mu m$，稍弯曲，无色至淡棕色。

三、理化鉴别

取茯苓粉末少量，加碘化钾试液 1 滴，显深红色[8]。

第五节 来源

一、茯苓的植物来源

茯苓来源于多孔菌科真菌茯苓的干燥菌核，寄生于松科植物马尾松和赤松等树的根上。

二、茯苓道地产地及其他产地

茯苓又名茯兔、玉灵、茯灵、松苓、万灵桂和云苓等，在我国植被面积广，资源丰富，主要分布在安徽、云南、湖北、贵州、河南、福建和四川等地[9]。有野生和栽培两种，目前野生产量较小，主产在云南，称"云苓"；栽培者产量较大，以安徽的销量最大，故有"安苓"之称。习惯上以云苓质优[10]。

第六节 化学成分

茯苓是常用中药，主要成分有 *Poria cocos* polysaccharides 和 triterpenoids，临床上主要用于治疗水肿尿少，痰饮眩悸，脾虚食少，便溏泄泻，心神不安和惊悸失眠等症。从茯苓中分离得到并鉴定的化学成分包括 triterpenoids、diterpenoid、Sterols、其他类及 polysaccharides [11]。

一、三萜类化合物

研究表明，茯苓中 triterpenoids 成分大量存在。1954 年，Cort 等首次从茯苓中分离出 triterpenoids 成分。不同来源的茯苓中 triterpenoids 化学成分的种类和含量不同，多采用水、醇和醚等提取，再经经典柱色谱法或制备液相分离[12]。

目前,从茯苓中分离得到 triterpenoids 40 个,根据化学结构的差异,可分为四种类型(A~D):①lanosta-8-enetypetriterpenes 10 个(A);②lanosta-7,9(11)-dienetypetriterpenes 16 个(B);③3,4-seco-lanosta-7,9(11)-dienetypetriterpenes 11 个(C);④其他类 3 个(D),如 oleanolic acid 等[11]。

二、二萜类化合物

从茯苓中分离得到 1 个 tricyclic diterpenoid 化合物,为 dehydroabietic acid methyl ester。

三、甾醇类化合物

从茯苓中分离得到 ergosterol 类化合物 10 个,包括 ergosterol、ergost-7-en-3β-ol、(22E)-ergosta-5,7,9(11),22-tetraen-3β-ol、ergosta-5,7-dien-3β-ol 和(22E)-ergosta-6,8(14),22-trien-3β-ol、(22E)-ergosta-7,22-dien-3β-ol、(22E)-ergosta-8(14),22-dien-3β-ol、ergosterol peroxide、ergosterol-7,22-diene -3β,5α,6β-triol 和(22E)-ergosta-7,22-dien-3β,5α,6β-ol[11]。

四、其他类化合物

从茯苓中也分离得到一些其他类化合物,包括 ethyl-β-D-glucopyranose、L-uridine、trimethyl citrate、(R)-malic acid diester 和 carotenoid[11]。

1957 年,Warsi 等首次报道了茯苓的主要化学成分为 glucan,其基本结构单元为 β-1,3-glucose polymer。随着学者们进一步研究,发现分布于茯苓的子实体、菌丝及其发酵液中的 *Poria cocos* polysaccharides 含量最多,达到 70%~90%。经过对化合物分子量的深入研究发现,*Poria cocos* polysaccharides 的分子量随菌种差异、培养条件和提取方式的不同而不同。*Poria cocos* polysaccharides 的制备方法一般是用热水或 methanol、ethanol 提取,脱除 protein 后,提取液加入乙醇沉淀多糖,得到的粗多糖进一步采用 Sephadex A、Sephasdex G 和 DEAE-纤维素等经典柱色谱分离纯化,经纯化后的多糖用醋酸纤维薄膜电泳和凝胶柱色谱等检测纯度,用凝胶过滤色谱测定分子量。用酸水解、纸层析和气相色谱等测定单糖的组成和组成比,用核磁共振、甲基化分析、Smith 降解和氧化法等对多糖进行结构的鉴定[12]。

茯苓的主要化学成分为 pachymose,含量约为 84.2%,*Poria cocos* polysaccharides 类成分主要有 β-pachyman(约占 93%),尚含有 carboxymethyl pachyman、xylan、pachyman、μ-*Poria cocos* polysaccharides、f-*Poria cocos* polysaccharides 和 cellulose 等[13]。有研究表明,*Poria cocos* polysaccharides 经羧甲基化得到溶于水的 carboxymethyl pachyman(CMC),其中 β-pachyman 为主成分,即 *Poria cocos* polysaccharides、pachymose 为其主要活性成分,约占干燥品的 93%,具有抗肿瘤和提高免疫力的功能[14]。

第七节 药理作用

一、对免疫功能的作用

(一)茯苓多糖对机体免疫功能的作用

(1)The effect of polysaccharides from *Poria cocos* on the immune organs of the body. Lymphatic organs are an important part of the body's immune response. The development and state of the immune organs directly affect the body's immune ability. The polysaccharide can protect immune organs, anti-thymus atrophy, anti-spleen enlargement; (2) polysaccharides from *Poria cocos* on T/B cells. The function of T lymphocytes is to mediate cellular immunity, regulate the body's immune function, activate and differentiate by recognizing specific antigens during cellular immune responses, and produce different immune effects through subpopulations; B lymphocytes are the only ones in the body. Cells that produce antibodies exert their humoral immune function by secreting different antibodies. The polysaccharide can significantly enhance the proliferative response of spleen T/B lymphocytes to concanavalin A, enhance cellular immunity, adjust the ratio of T cell subsets, activate B lymphocytes, and enhance their activity; (3) The effect of *Poria cocos* polysaccharides on mononuclear-macrophages and natural killer cells. The polysaccharides can significantly enhance the recognition function and phagocytic index of macrophages, enhance the release of TNF from macrophages by enhancing the transcription of tumornecrosis factor (TNF) gene, enhance its activity, and enhance the activation of natural killer cells. It promotes the secretion of anti-tumor cytokines such as interleukins, thereby forming an immune system that kills tumor cells; (4) The effect of the polysaccharides on immune molecules such as cytokines and complement. In the body's immune system, cytokines mediate interactions and drug effects between various immune cells. Cytokines can be divided into IL, interferon (IFN), TNF, granulocyte-macrophage colony-stimulating factor (GM-CSF), tropism cytokines, growth factors, etc.; The polysaccharides can induce human blood lymphocytes Produces IFN-α, IFN-γ, IL-2, IL-6, TNF-2 and GM-CSF, etc., and enhances its activity; the activation of complement by the polysaccharides is activated by alternative pathway; (5) The effect of the mucosal immune system. In normal humans, the digestive tract and respiratory mucosa and the genitourinary tract and breast mucosa contain 80% of the body's immune cells. These cells migrate into the mucosa-associated lymphoid tissues to form a large mucosal immune system and exert mucosal immune function. The gut-associated lymphoid tissue consists of a Peyer's knot and a mesenteric lymph node. The polysaccharides from *Poria cocos* can counteract the changes of $CD3^+$ and $CD19^+$ cells in the Peyer's knot and mesenteric lymph nodes, and the activation of the intestinal mucosa is stronger than that of the peripheral immune system. At the same time, it can promote the secretion of enteroprotein-specific secretory immunoglobulin A, and enhance the expression of costimulatory molecules such as Peyer's knot, B lymphocyte, CD80 and CD86. The high expression of these molecules can enhance B lymphoid antigen presentation. The ability to enhance the activation of B lymphocytes as antigen-presenting cells to T lymphocytes, making T lymphocytes easier to recognize antigens for immune response; (6) Antagonistic effects of the polysaccharides on immunosuppressive agents. The combination of the polysaccharide and chemotherapeutic drug cyclophosphamide can significantly enhance the inhibitory tumor S180; only a suitable dose of sputum polysaccharide can achieve the best anti-tumor effect, and the excessive dose of sputum polysaccharide can enhance the immune function[15].

(二)茯苓素对机体免疫功能的影响

In the form ofporiatin, the peritoneal macrophages of mice can be induced to activate, the volume of activated macrophages is increased, and the contact area with the outside is increased. The antiviral effect of poriatin-induced mouse peritoneal macrophages is enhanced in vitro. Poriatin has a strong inhibitory effect on cellular and humoral immunity in mice. The poriatin has a significant inhibitory effect on the induced lymphocyte transformation at a concentration of 5~80mg/L, and has a significant inhibitory effect on the serum antibody and spleen cell antibody production ability of mice, and the poriatin reaches a certain dose. Inhibition is no longer strengthened[14].

二、抗肿瘤作用

(一)茯苓多糖与茯苓有明显的抗肿瘤作用

On the one hand is direct cytotoxicity, fungal polysaccharides can non-specifically stimulate reticuloendothelial cells and blood system function. On the other hand, it inhibits tumor growth by enhancing the body's immune function[14].

Poria cocos polysaccharides activate the body's anti-tumor function mainly through four pathways: (1) The host-dependent immune system activates the body's tumor immune surveillance system (specific and non-specific immunity), thereby inhibiting tumor cell proliferation and killing tumor cells. (2) The direct killing effect on tumor cells is achieved by inhibiting the synthesis of DNA and RNA of tumor cells. (3) It can enhance the activity of SOD in the liver and scavenge oxygen free radicals. Intraperitoneal administration of *Poria cocos* polysaccharides can inhibit the growth of mouse S180 solid tumor, which can increase the recovery rate of leukopenia induced by cyclophosphamide, and increase the phagocytic function of macrophages on sheep red blood cells. Carboxymethyl pachyman has the function of strengthening the body and is an immune activator. It has been reported that carboxymethyl pachyman (CMP) has an inhibitory effect on DNA synthesis of mouse Ehrlich ascites cancer cells, and the inhibitory effect increases with increasing dose. Pan used carboxymethyl pachyman combined with chemotherapy to treat 30 cases of gastric cancer and liver cancer, which can enhance the appetite, improve the condition, strengthen the body, reduce side effects, and have certain protective effect on the patient's bone marrow[16].

(二)茯苓中三萜类化合物的抗肿瘤作用

Zhong conducted related research by separating triterpenoids from *Po*-

ria cocos. During the research, it was found that triterpenoids have inhibitory effects on human chronic myeloid blood cells, and they are effective and effective. Affects the proliferation of T lymphocytes; and related studies have shown that triterpenoids have inhibitory effects on a variety of tumor cells, can effectively inhibit the activity of tumor cells, prevent their growth, especially for lung cancer, ovarian cancer, skin cancer, etc. Significant effect [17].

三、利水消肿作用

Poria cocos: sweet, light, and flat. There are three kinds of soaking, its color is white, so it is in the lungs to help pass the waterway; sweet and so temper to help the water; the taste is very light, so it oozes down[18]. It can be used to treat various edemas of cold and heat, and it is best to stop with spleen. The study found that the main active ingredient of bismuth diuretic swelling is poriatin. The literature reports that poriatin is a group of multi-component tetracyclic triterpenoids extracted from *Poria cocos*. It is recorded by Chinese medicine that poriatin has the effect of moisturizing diuretic. Chen reported that the cake made of *Poria cocos* has a significant effect on edema patients [19]. Poriatin has a structure similar to aldosterone and its antagonists. It competes with aldosterone receptors in vitro and reverses the aldosterone effect in vivo without affecting the synthesis of aldosterone. It activates Na^+, K^+-ATPase on cell membranes and total ATP in cells. Enzymes, in turn, promote the body's water and water swelling effect [20].

四、抑菌抗炎作用

(一)茯苓多糖的抗炎作用

Carboxymethylpachyman(CMP) has an antiviral effect and can be used for the treatment of viral diseases, and has a certain inhibitory effect on acute and chronic inflammatory reactions. The novel carboxymethyl guanidine polysaccharide has a strong inhibitory effect on adjuvant arthritis or secondary inflammation in rats, and can also improve the systemic symptoms of inflammatory rats.

(二)茯苓总三萜对二甲苯所致小鼠急性炎症有抑制作用

Its mechanism may be related to its inhibition of the activity of phospholipase A2 by the triterpene component[10]. CMP experiments confirmed that CMP has a certain anti-HIV effect in vitro. Zhang used cytopathic inhibition assay to find that carboxymethyl pachyman (20mg/mL) inhibited the cytopathic effect of HSV-I-induced porcine kidney passage cells. Hou found that polysaccharides from *Poria cocos* were less than p-xylene. Acute inflammatory response in rats and chronic inflammatory response induced by sterile cotton balls have a good inhibitory effect[21].

(三)茯苓酸的抗炎作用

Zhou believe thatpachymic acid may prevent excessive inflammatory reaction in the body by relieving intestinal microcirculation disturbance, preventing platelet aggregation, avoiding microthrombus formation, and weakening the strong adhesion between leukocyte microvascular endothelial cells[7].

(四)茯苓三萜化合物的抗炎作用

The triterpenoid compounds from *Poria cocos* inhibit Staphylococcus aureus, Staphylococcus aureus, Pseudomonas aeruginosa, Bacillus anthracis, Escherichia coli, Streptococcus aureus, Streptococcus mutans, and bacteriostatic. Inhibition of subcutaneous granuloma formation induced by xylene in rats[11].

五、保肝作用

Carboxymethyl pachyman can damage the liver of rats by carbon tetrachloride injury and pathological damage of liver tissue, reduce serum alanine aminotransferase activity, and improve liver regeneration ability of rats with partial liver resection, and increase liver weight and body weight. Ratio. Carboxymethyl pachyman injection has been used clinically in the treatment of chronic hepatitis B and cirrhosis[22].

六、抗衰老作用

Modern medical research shows that the imbalance of intracellular calcium homeostasis is closely related to the occurrence of central nervous system diseases, and the intracellular calcium overload can cause great damage to the structure and function of cells. Glutamate is an excitatory neurotransmitter. If it is secreted too much, it will cause structural changes or death of nerve cells. A large number of experiments have shown that the intracellular calcium concentration can be increased after the concentration of glutamic acid reaches 31~1000μmol/L, and the intracellular calcium concentration when the concentration of the hydrophobic extract of *Poria cocos* reaches 31~250μmol/L. Raise. If the concentration of the extract is further increased, the intracellular calcium ion concentration will also increase. If the concentration of the extract reaches 31~2000μmol/L, it has a significant effect on increasing the intracellular calcium concentration of glutamic acid at 500μmol/L. In addition, studies have shown that the extract of *Poria cocos* can also regulate the expression of tyrosine RNA at the level of gene transcription, which can increase the content of hydroxyproline in the skin, and the higher the hydroxyproline content, the less susceptible to aging[23].

七、其他药理作用

In addition to the above pharmacological effects, *Poria cocos* also has a sedative effect. Carboxymethyl pachyman obtained from the saponin can enhance the central inhibition of thiosalazine on mice, and the anesthesia time is prolonged significantly. Anti-calculus and stone-assisting effect of polysaccharides from *Poria cocos* can effectively inhibit the formation and deposition of calcium oxalate crystals in rat kidney, and has a good anti-rock effect. There is also antiemetic effect[24].

第八节 临床应用

《中国药典》2015年版(一部)收载有茯苓,主治证为:小便不利,水肿胀满,痰饮内停;在【用法与用量】项下规定的常用剂量为10~15g[25]。古代及现代医家在临床应用茯苓时常用白茯苓、茯神和赤茯苓。白茯苓长于健脾;赤茯苓长于利湿;茯神长于安神。茯苓为利水渗湿之要药,无明显的寒热温凉之性,药性平和和寒热温凉之证无不可用[26]。

临床常见的含有茯苓的药对有:(1)茯苓配泽泻:二药属甘淡平缓,均有导水下行,通利小便之功效,泽泻兼泄热,两药合用,疗效显著,主治水湿停滞,小便不利导致的水肿及下焦湿热导致带下和淋痛等。常用方剂如五苓散。(2)茯苓配猪苓:二药均属菌核类中药,味甘、淡,性平,相比茯苓,猪苓渗湿作用更强,二药相须为用,通利水道的疗效更显著。主治症为各种水肿。常用方剂如猪苓汤。(3)茯苓配炙甘草:茯苓长于健脾利湿安神,炙甘草善于益气复脉定悸,两药合用,临床主要用于治疗心脾两虚所致的心悸、气短和面浮肢肿等症。常用方剂如苓桂术甘汤。(4)茯苓配半夏:半夏除痰降逆疗效显著,茯苓能够通利水道。二药合用,临床主要用于治疗痰饮、呕吐、腹胀和水肿等症。常用方剂如小半夏加茯苓汤。(5)茯苓配车前子:茯苓通过健脾渗湿起到利水作用,车前子通过清热通淋起到利水功效,两药合用,利尿作用更强,临床主要用于治疗淋浊和小便不利等症。常用方剂如茯苓车前饮[27-28]。茯苓的现代临床应用如下:(1)水肿:茯苓为我国卫生与计划生育委员会公布的药食两用的中药材,因此,可作为保健食品的原料,有临床研究发现,水肿患者停用利尿药,仅服用1周含30%茯苓的饼干保健食品,临床指标的检测表明利水消肿疗效显著,组间方差分析表明,此种保健食品对器质性水肿的疗效尤为显著。(2)癌症:茯苓在临床上也可延缓胃癌和鼻咽癌的病情发展,改善癌症发病期的不适症状。主要治疗方法是通过注射羧甲基茯苓多糖注射液,同时进行钴60γ射线放疗及药物化疗。(3)消化系统疾病:茯苓具有健脾和胃的功效,以茯苓为主要药味组成的方剂,能够增强胃肠道平滑肌的张力,改善胃下垂合并胃炎及溃疡患者的症状。对秋冬季经常性腹泻的婴幼儿也可起到显著的治疗作用。(4)肝病:对患有肝功能异常的病人注射羧甲基茯苓多糖,具有一定的疗效[10]。

第九节 总结

茯苓被列为上品之药,在前人的不断积累和探索下,以及在漫长的临床实践中,为现代茯苓的研究和应用打下了坚实的基础。目前,茯苓的主要成分、药理作用和临床应用已经较为清楚,但在分子机制和体内过程研究方面还有待进一步深入。

在茯苓的人工栽培加工过程中,应该寻找茯苓的最佳栽培条件,以及研究茯苓最佳炮制加工方法,以使其有效成分得到充分的保留。茯苓中还有诸多其他含量较少的成分有待探究。

参考文献

[1] 李经纬.简明中医辞典[M].北京:中国中医药出版社,2001.
[2] 杨天星,张学莉.茯苓沿革及现代化发展[J].中国民族民间医药杂志,2004,23(5):289-291.
[3] 张建逵,窦德强,王冰,等.茯苓类药材的本草考证[J].时珍国医国药,2014,25(5):1181-1183.
[4] 康延国.中药鉴定书[M].北京:中国中医药出版社,2012.
[5] 方毅,许凤清,金传山,等.中药材茯苓炮制提取工艺研究进展[J].广州化工,2016,44(14):7-9.
[6] 贺海花,杨云,孙维英,等.茯苓趁鲜加工工艺研究[J].中华中医药学刊,2009,27(2):360-361.
[7] 马玲,尹蕾,王兵,赵欣,等.茯苓研究进展[J].亚太传统医药,2015,11(12):55-59.
[8] 裴香萍,王兵,杜晨晖,等.《中药鉴定学》教学方法改革与探讨[J].光明中医,2014,29(2):396-398.
[9] 林虓,何艳梅.茯苓三萜化合物的药理作用研究进展[J].黑龙江科技信息,2014,36(31):77.
[10] 王海峰.茯苓的现代研究进展[J].社区医学杂志,2011,9(12):44-45.
[11] 徐硕,姜文清,邝咏梅,等.茯苓的化学成分及生物活性研究进展[J].西北药学杂志,2016,31(3):327-330.
[12] 马帅,周蓬.茯苓的研究进展[J].食品与药品,2015,17(3):219-223.
[13] 赵宇辉,唐丹丹,陈丹倩,等.利尿药茯苓、茯苓皮、猪苓和泽泻的化学成分及其利尿作用机制研究进展[J].中国药理学与毒理学杂志,2014,28(4):594-599.
[14] 张敏,高晓红,孙晓萌,等.茯苓的药理作用及研究进展[J].北华大学学报(自然科学版),2008,9(1):63-68.
[15] 林丽霞,梁国瑞,陈燕,等.茯苓多糖的免疫效应和抗肿瘤作用研究进展[J].环球药,2015,8(1):112-115.
[16] 许甜甜,聂松柳,沈炳香,等.茯苓多糖的研究进展[J].海峡药学,2014,26(7):8-11.
[17] 冯启光.茯苓有效成分的药理学研究概况探析[J].世界最新医学信息文摘,2015,15(24):179-180.
[18] 代礼润,郑星宇.茯苓功用浅谈[J].光明中医,2015,30(11):2452-2454.
[19] 冯亚龙,赵英永,丁凡,等.茯苓皮的化学成分及药理研究进展(Ⅰ)[J].

中国中药杂志,2013,38(7):1098-1102.

[20] 梁学清,李丹丹,黄忠威. 茯苓药理作用研究进展[J]. 河南科技大学学报(医学版),2012,30(2):154-156.

[21] 许浩,卢静,曲彩红. 茯苓多糖的药理作用研究概况[J]. 临床合理用药杂志,2015,8(16):175-176.

[22] 刁铁成. 茯苓药理作用的初步研究[J]. 中医临床研究,2015,7(8):23-24.

[23] 金惠,赵英博,江维,等. 茯苓药理作用及临床应用研究进展[J]. 湖北中医杂志,2008,30(4):59-61.

[24] 文跃强. 茯苓有效成分的药理学研究概况[C]. 中华中医药学会方剂学分会. 中华中医药学会方剂学分会2007年年会论文集. 中国新疆乌鲁木齐:新疆维吾尔自治区中医药学会,2007:177-179.

[25] 李向阳,许甜甜,沈炳香,等. 我院含茯苓中药处方临床使用情况分析[J]. 现代中药研究与践,2017,31(1):74-76.

[26] 林翠琴. 茯苓在临床上的应用[C]. 中国药学会. 2006第六届中国药学会学术年会论文集. 中国广东广州:中国药学会学术会务部,2006:3772-3774.

[27] 朱国祯,吴涛. 茯苓临床配伍应用[J]. 辽宁中医杂志,2006,33(5):585.

[28] 尹金磊. 茯苓与土茯苓的鉴别与临床应用[J]. 社区医学杂志,2012,10(14):85-86.

第六章 附子汤的研究概况

第一节 附子汤的源流

一、附子汤的出处

附子汤最早记载于东汉末年张仲景的《伤寒论·辨少阴病脉证并治篇》,304 条指出:"少阴病,得之一二日,口中和,其背恶寒者,当灸之,附子汤主之。"305 条:"少阴病,身体痛,手足寒,骨节痛,脉沉者,附子汤主之。"《金匮要略·妇人妊娠病脉证并治第二十》中:"妇人怀妊六七月,脉弦发热,其胎愈胀,腹痛恶寒者,少腹如扇,所以然者,子脏开故也,当以附子汤温其脏。"

二、附子汤的用法

附子:二枚(15g)炮,去皮,破八片。茯苓:三两(9g)。人参:二两(6g)。白术:四两(12g)。芍药:三两(9g)。上五味,以水八升,煮取三升,去滓,温服一升,日三服[1]。

三、附子汤的功用主治

附子汤方以制附子作为君药,附子辛甘大热,具有温肾回阳、祛寒镇痛的作用,人参为臣药,通过益气补中,而达到扶正祛邪目的。古人云:附得参回阳无燥烈伤阴,参得附则补气兼温养。相须配伍,温补结合。白术、茯苓为佐药,益气,甘温,健脾和胃,利水除湿。芍药为使药,性酸敛,一可制附子温燥而防伤阴;二可缓急止痛;三助苓、术利水渗湿之用。五药配伍扶阳固本,祛寒除湿。主治为寒湿内侵所致身体骨节疼痛、恶寒、肢冷、苔白滑、脉沉微。

第二节 附子汤的药理研究

现代药理研究表明,附子汤能够提高小鼠心肌细胞环核苷酸含量、抗血小板凝聚及血栓形成[2]。不仅能直接加强心衰大鼠心肌收缩力,改善心脏舒缩功能,而且也具有调节改善心衰大鼠神经内分泌功能的作用[3]。附子汤还可通过下调慢性心力衰竭大鼠肾素-血管紧张素-醛固酮系统(RAAS)活性,改善心室重构和心功能[4]。临床疗效结果显示[5-7],附子汤可以显著改善患者的临床症状及体征,并有效地提高其生活质量,减轻患者痛苦。患者的超声心动图结果显示,附子汤可以明显提高 LVEF,增强心肌收缩功能,从而增加心排血量,减轻心脏前、后负荷,缩小心室腔,从而改善心功能。同时,附子汤在降低 NT-pro-BNP 方面有明显优势。这些研究为附子汤治疗慢性心力衰竭提供了实践依据。此外,研究证明附子汤中的各单味药在心血管疾病中都具有确切、显著的疗效。附子提取物可改善 CHF 大鼠的心肌功能和抗氧化酶活性,其心脏保护作用可能与清除羟自由基、增加一氧化氮的产生和抑制脂质过氧化有关[8]。附子中的二萜生物碱(N-deethylaconine、beiwutinine、hypaconine、mesaconine and 15α-hydroxyneoline)可以改善离体大鼠心脏左心室收缩和舒张功能,具有对大鼠心肌缺血再灌注损伤的保护作用[9];人参提取物及单体人参皂苷均可以通过抗氧化、改变血管收缩功能、减少血小板黏附、改变自主神经递质释放和调节细胞内离子通道等途径进而改善心血管功能[10-11]。茯苓提取物不仅可以抑制慢性心力衰竭大鼠肾脏水通道蛋白-2 表达而发挥利尿作用,同时还可降低 CHF 大鼠血浆 BNP 的水平,进而对大鼠慢性心衰具有显著改善作用[12]。白术提取物可改善异丙肾上腺素诱导的心室重构大鼠模型血流动力学参数水平,明显减轻心肌病理损伤,降低 N 末端脑钠素前体(NT-proBNP)水平,抑制心肌肥厚和心肌纤维化;其作用机制可能是通过其抗氧化作用和抑制肾素-血管紧张素-醛固酮系统(RAAS)活化来逆转心室重构[13]。白芍总苷能降低不完全结扎腹主动脉造成压力超负荷型心肌重构模型,降低大鼠的左心室指数、全心指数和颈总动脉插管收缩压、平均压,抑制心肌重构[14]。基于现代文献的中医药治疗慢性心力衰竭组方规律研究发现[15],用于慢性心衰治疗的核心组方中,附子、人参、白术和茯苓均高频出现。

一、镇痛抗炎作用

唐林[16]以附子汤中君药附子为核心,通过方中其他药味的不同配伍,以腹腔毛细血管通透性变化和二甲苯所致耳廓肿胀度、抑制率作为指标，考察附子汤拆方的镇痛抗炎作用，结果表明附子汤对甲醛所致小鼠的Ⅱ时相疼痛反应有显著抑制，对冰醋酸导致的腹腔毛细血管通透性增高和二甲苯导致的小鼠耳廓肿胀也有明显的抑制作用，结论为附子汤具有镇痛抗炎药理活性。对扭体小鼠血清中 Superoxide dismutase(SOD)活力和 Malondialdehyde(MDA)含量进行了检测，发现附子汤可使 SOD 活力升高和 MDA 含量降低，推测附子汤镇痛的作用机制与其提高机体抗氧化能力和减少自由基损伤机体有一定关联。

汪瑶等[17]观察了附子汤作用于蟾蜍离体坐骨神经后，对坐骨神经不应期、传导速度及动作电位阈刺激的影响，发现附子汤能够使不应期延长、传导速度减慢和蟾蜍离体坐骨神经阈刺激提高，表明附子汤通过延长不应期和提高阈刺激抑制蟾蜍坐骨神经动作电位。

二、对心血管的作用

黄惠刚等[3]以心衰模型大鼠血清中 Brain natriuretic peptide(BNP)和 Interleukin 6(IL-6)水平为指标，光镜观察心肌组织的病理变化，对附子汤治疗慢性心衰的疗效进行评价。结果发现与模型组相比，给药组血清中 Brain natriuretic peptide 和 Interleukin 6 水平显著降低，且光镜观察给药组心肌细胞损伤程度显著低于模型组。

李庆[4]研究了附子汤对慢性心力衰竭大鼠心功能、心室重构及 Renin-Angiotensin-Aldosterone 系统的影响。结果表明心衰模型大鼠发生心室重构，给药附子汤后可使心室重构得以改善，降低 Renin(PRA)和 Angiotensin Ⅱ (Ang-Ⅱ)和 Aldosterone(ALD)含量，下调 Renin-Angiotensin-Aldosterone 系统活性。

韩涛等[18-19]通过实验发现附子汤可影响脂代谢，降低人体血黏度，抑制血小板凝集和血栓的形成，还可以增强心肌细胞的代谢功能，提高抗疾能力，改善心肌微循环增加心肌血流，保证心肌正常的血氧供应。推测可能是附子所含类肾上腺素物质（去甲乌药碱）作用于心肌细胞，使其生理代谢功能均显著加强。

三、其他药理活性

附子汤对大鼠吗啡依赖戒断具有疗效[20]。以吗啡依赖大鼠模型为研究对象，给予附子汤进行治疗后，以大鼠戒断症状评分、体重变化、下丘脑及肾上腺内 monoamine neurotransmitter 含量和骨骼肌细胞内 Ca^{2+} 含量作为检测指标,考察附子汤的治疗效果,结果表明:(1)附子汤通过抑制下丘脑及肾上腺内 monoamine neurotransmitter 释放发挥疗效;(2)细胞内 Ca^{2+} 浓度越低,表明大鼠模型的脱瘾程度越高,疗效越好。附子汤通过调节骨骼肌细胞内 Ca^{2+} 浓度,改善给药组大鼠戒断期抽搐症状;(3)附子汤为温肾扶阳之经典方剂,本实验研究发现模型大鼠停用吗啡后其 arenal index 降低,表明大鼠吗啡依赖戒断期存在肾阳虚的现象,附子汤正符合该症的病机。

四、毒性

对于附子的毒性研究主要集中在"心毒性"和蓄积中毒两个方面。王洪梅等[21]报道附子在附子汤及其拆方中毒性变化规律,对影响附子"心毒性"的因素及减毒作用机理进行探讨,发现附子产生"心毒性"的原因可能是触发 free radical 产生,引发 chain lipid peroxidation 反应,附子汤由于人参、白术、白芍和茯苓的配伍应用,对 free radical 引发的 oxidative stress 损伤有很大程度的减轻,附子在附子汤原方中未观察到毒性作用。李国英[22]对附子在附子汤及其拆方中的 acute toxicity 和 accumulation toxicity 进行了研究。结果表明附子汤水煎剂大剂量灌胃给药不会导致实验动物的死亡,其最大耐受量为 120g/kg 体重,水煎醇沉去除乙醇后的上清液灌胃给药的 half lethal dose 为 109.24g/kg 体重,这个剂量相当于临床给药剂量的 33~48 倍。因此,急性毒性和蓄积中毒两方面的研究结果表明附子在附子汤复方环境下临床应用是安全的。

第三节 附子汤的现代临床应用

古代医家临床上多用附子汤治疗脾肾阳虚、寒湿停聚和少阴阳虚的患者。与西医病症相对应的是 palpitations、rheumatoid arthritis、abdominal pain[23]和 edema 等,涉及心血管系统、免疫系统、消化系统和神经系统等多个方面的疾病。

一、心血管系统疾病

孙秀琴[6]在加味附子汤治疗阳虚型慢性心功能不全 86 例中,在西药同时治疗和治疗组,对照组的基础上,对治疗组加用加味附子汤。经治疗,两组心衰患者治疗有效率分别为 91.86%、76.19%,可看出治疗组疗效明显优于单纯西药组,说明了阳虚型慢性心功能不全的治疗方法,在应用西药的基础上,加用附子汤,可提高治疗有效率,改善患者症状。

张秀云[5]等使用附子汤加味治疗充血性心力衰竭60例,治疗组的总有效率达到93.3%,治疗后的心功能指标参数有明显改善。

李乐梅[24]用附子汤加减治疗真心痛,用药辛温、祛寒、宣痹,缓解心痛症。可改善患者阴寒内侵所致的心阳不足,心脉闭阻,卒然心痛的现象。

高明[25]用附子汤治疗高血压危象1例,证属阴盛阳虚,阳虚水泛之症,对症给予附子汤原方治疗,并嘱咐患者配合丸药巩固治疗,疗效显著且半年后基本无不适。

魏振装[26]等选择了施行人工心脏瓣膜替换手术的风湿性心脏病合并慢性心功能不全和先心病患者17例,以附子汤辅以麝香贴穴治疗,心功能获得明显改善。

侯晓亮[7]等将80例慢性心衰患者随机分组,观察附子汤的疗效。对照组与治疗组均进行常规化学药物治疗,治疗组同时服用附子汤,根据临床指标的测定发现治疗组的总有效率为90.0%,对照组的总有效率为72.5%,两组方差分析表明疗效差异显著,说明在临床上常规西药治疗的同时,配合附子汤能够提升慢性心衰患者的治疗效果。

二、寒湿痹证

邓伟[27]等考察附子汤内服治疗膝关节骨性关节炎的临床疗效,160例患者分为两组,治疗组予以附子汤内服,对照组予以莫比可口服,治疗一个疗程后,治疗组疗效与对照组相当,临床毒副作用方面治疗组明显优于对照组。

朱心玮[28]等对寒湿型腰椎间盘突出症的临床治疗方法进行研究,采用附子汤与独活寄生汤合方加减,选取了70例临床患者,治疗组和对照组各随机挑选35位患者。基础治疗的同时,对照组口服美洛昔康治疗,治疗组在口服美洛昔康的同时服用附子汤与独活寄生汤合方加减进行治疗。根据临床指征,经治疗后两组患者症状均有明显缓解;两组方差分析表明疗效有明显差异,表明附子汤与独活寄生汤合方加减具有缓解腰椎间盘突出症状的显著疗效。

伏天举[29]选取痹症患者80例,治疗组和对照组各随机挑选40位病患。对照组的治疗采用单独口服洛索洛芬钠分散片,治疗组的治疗是口服附子汤加减方。临床进行两个疗程的治疗后,根据治愈患者和治疗有效患者例数的统计,总有效率对照组为72.5%,治疗组为90%;两组方差分析表明疗效差异显著,说明附子汤加减治疗痹症的疗效明显优于单独口服洛索洛芬钠分散片,附子汤加减方对患者肌肉疼痛和关节麻木疼痛有明显的改善。

三、其他

龚一云[30]等总结我国名老中医吴佩衡运用附子经验。吴老运用含附子方剂治疗1例儿童感染时疫痢,应用寒凉的黄连素治疗,黄连素应用的时机不对导致这名儿童患者阳气受损、四肢厥冷,采用以附子为君药的方剂回阳救逆,升阳解表,立见奇效。

张林军[31]用附子汤加减治愈紫癜性肾炎1例,使用附子汤加减再用丸药配合,辅助治疗,恢复脾肾功能,经治疗半年后有了满意的效果。

附子汤在临床上还用以治疗消化系统疾病,如肠炎、胃溃疡、胃下垂及萎缩性胃炎等;妇科疾病,如子宫脱垂、盆腔炎、月经延迟等;产科疾病,如不孕症、妊娠腹痛、习惯性流产、早产等;泌尿系统疾病,如遗尿等;还能够治疗肾功能衰竭。对以上疾病的治疗,只要临床用药得当,均能获得满意治疗效果。

第四节　总结

附子汤的应用目前还仅限于临床方剂,没有相应的成方制剂面世,附子汤及其加减方临床治疗疾病种类繁多,应用广泛,但却缺少临床实验研究和大数据统计分析,对方中附子、人参、白术、白芍和茯苓各单味药的化学成分和药理活性都有深入详实的研究,但对附子汤原方的药理活性、临床应用特点和制剂工艺相关的研究报道较少,对于慢性心力衰竭的有效成分、发挥疗效的途径和药物代谢动力学方面研究深度不够,故此本方在临床应用中发挥疗效的依据说不清楚,缺少临床和实验室数据比较,缺少疗效重复性的验证,需进一步加强附子汤药效学研究。我国慢性心力衰竭患者的数量近年来一直处于增长的趋势,附子汤方中仅有5味中药,方药配伍精妙,临床用于慢性心力衰竭患者的治疗疗效确切,应深入发掘我国传统中医药的优势,使其更好地服务与我国广大人民群众,共同构建和谐美好的社会。

参考文献

[1] 邓中甲. 普通高等教育"十五"国家级规划教材·方剂学[M]. 北京:中国中医药出版社,2003.

[2] 韩涛,滕佳琳,王树荣,等. 附子汤对小鼠6-酮-前列腺F_{1a}、血栓素B_2的影响[J]. 中成药研究,1993,(4):31-32.

[3] 黄惠刚,朱奔奔,黄波．附子汤对慢性充血性心力衰竭模型大鼠 BNP,IL-6 水平的影响[J]．陕西中医,2009,30(6):745-746.

[4] 李庆．附子汤对慢性心力衰竭大鼠心室重构及肾素血管紧张素醛固酮系统的影响[J]．新中医,2015,47(1):222-224.

[5] 张秀云,张书珍．附子汤加味治疗充血性心力衰竭 60 例[J]．实用中医内科杂志,2003,17(2):98-99.

[6] 孙秀琴．加味附子汤治疗阳虚型慢性心功能不全 86 例[J]．光明中医,2009,24(7):1294-1295.

[7] 侯晓亮,洪健康,肖雪云,等．附子汤对慢性心力衰竭患者心功能及血浆 NT-pro-BNP 的影响[J]．新中医,2013,45(12):32-34.

[8] Yu B, Cao Y, Xiong YK. Pharmacokinetics of aconitine-type alkaloids after oral administration of Fuzi (Aconiti Lateralis Radix Praeparata) in rats with chronic heart failure by microdialysis and ultra-high performance liquid chromatography-tandem mass spectrometry[J]. J Ethnopharmacol, 2015; 165:173-179.

[9] Liu XX, Jian XX, Cai XF, et al. Cardioactive C_{19}-diterpenoid alkaloids from the lateral roots of Aconitum carmichaeli "FuZi"[J]. Chem Pharm Bull, 2012; 60(1):144-149.

[10] Kim JH. Cardiovascular Diseases and Panax ginseng: A Review on Molecular Mechanisms and Medical Applications[J]. J Ginseng Res, 2012; 36(1):16-26.

[11] Li J, Ichikawa T, Jin Y, et al. An essential role of Nrf2 in American ginseng-mediated anti-oxidative actions in cardiomyocytes[J]. J Ethnopharmacol, 2010; 130(2):222-230.

[12] Wu ZL, Ren H, Lai WY, et al. Sclederma of Poria cocos exerts its diuretic effect via suppression of renal aquaporin-2 expression in rats with chronic heart failure[J]. J Ethnopharmacol, 2014; 155(1):563-571.

[13] Cui XH, Wang HL, Wu R, et al. Effect of Atractylodes macrocephala rhizoma on isoproterenolinduced ventricular remodeling in rats[J]. Mol Med Rep, 2018; 17(2):2607-2613.

[14] 韩蕾,周晓辉,王维伟,等．白芍总苷对腹主动脉结扎所致大鼠心肌重构的影响[J]．中华中医药学刊,2011,29(2):330-334.

[15] 王倩,姚耿圳,潘光明,等．基于数据挖掘的慢性心力衰竭气虚血瘀证用药规律分析[J]．中国中药杂志,2017,42(1):182-186.

[16] 唐林．附子汤及其配伍镇痛抗炎的实验研究[D]．沈阳:辽宁中医药大学,2008.

[17] 汪瑶,谢伟英,沈洁波,等．附子汤对蟾蜍坐骨神经动作电位的影响[J]．辽宁中医药大学学报,2012,14(2):192-193.

[18] 韩涛．附子汤对心血管药理的作用研究[J]．山东中医药学院学报,1992,16(5):33-36.

[19] 韩涛,滕佳琳．《伤寒论》附子汤抗心肌缺血的实验研究及组成方机理探讨[J]．中医药动态,1994,(1):1-2.

[20] 于丽秋．附子汤对吗啡类依赖动物戒断综合征治疗作用机制的探讨[D]．山东中医药大学,2007.

[21] 王洪海．《伤寒论》附子汤复方环境下附子心毒性研究[J]．微循环学杂志,2011,(2):94.

[22] 李国英．《伤寒论》附子汤复方环境下附子心毒性研究[D]．山东中医药大学,2006.

[23] 马重骅．附子汤的临床应用[J]．山西中医,2002,16(1):56.

[24] 李乐梅．附子汤验案举隅[J]．江西中医药,2001,10(32):25.

[25] 高明．附子汤治疗高血压危象1例管见[J]．内蒙古中医药,1998,(11):6.

[26] 魏振装,孙随,李伯军,等．附子汤加麝香敷贴神阙穴治疗慢性心功能不全17例[J]．中国人民解放军军医进修学院学报,1991,12(4):331.

[27] 邓伟,丁明晖．附子汤治疗膝骨关节炎的临床研究[J]．中国中医骨伤科杂志,2009,17(10):23-25.

[28] 朱心玮,李宇卫,俞鹏飞,等．附子汤合独活寄生汤加减治疗寒湿型腰椎间盘突出症[J]．中国中医骨伤科杂志,2013,21(5):32-34.

[29] 伏天举．附子汤加减治疗中医痹症临床疗效观察分析[J]．中医临床研究,2015,7(22):126-128.

[30] 龚一云,杜光明．巧用附子治疗急症顽症[J]．中国民族民间医药,2012,23(21):103-104.

[31] 张林军,杨森．附子汤治疗紫癜性肾炎1例[J]．局解手术学杂志,2004,13(4):219-222.

第七章 高效液相色谱法的研究进展

高效液相色谱法(high performance liquid chromatography)是20世纪60年代后期发展起来的一种新型分析技术,将经典液相柱色谱法与气相色谱的理论和技术相结合,采用高压泵、高效固定相以及高灵敏度检测器实现高效快速的分离与分析。广泛应用于石油化工、生命科学、环境、医药及食品安全等领域,是现代分离测试的一种重要方法。本文从高效液相色谱法的历史发展、常见的高效液相色谱、以及高效液相色谱应用和在中医药领域的应用前景等方面进行介绍。

第一节 高效液相色谱的发展

1906年俄国植物学家茨威特(Tswett)将植物色素的石油醚抽提液倾入填有碳酸钙的直立玻璃管中,再加入石油醚淋洗,结果色素在管内形成几条不同颜色的谱带,他将这种方法称为色谱法。此后该方法逐渐发展并应用于无色物质的分离[1]。

色谱法是一种物理或物理化学分离分析方法,也是一种与重结晶、蒸馏、沉淀及溶剂萃取同样常用的一种分离技术。它是利用混合物各物质在固定相和流动相中分配参数不同,当两相作相对运动时,这些物质在两相中进行多次反复的分配来达到分离的目的,特别适宜于分离多组分的试样,在众多分离方法中应用最广。根据流动相的状态不同分类,气体作为流动相的色谱法称为气相色谱法(GC),液体作为流动相的色谱法称为液相色谱法(LC)。还有超临界流体作为流动相的超临界流体色谱法(SFC)。根据固定相状态不同分类,气相色谱又可分为气-固色谱法、气-液色谱法;液相色谱可分为液-固色谱法和液-液色谱法。在液相色谱中,采用颗粒十分细的高效固定相并采用高压泵输送流动相,全部工作通过仪器来完成,这种色谱就称为高效液相色谱[2]。

高效液相色谱技术经典液相柱色谱应用广泛,但基本原理和色谱流程都是相同的,由流动相输送系统、进样系统、色谱分离系统、检测与数据处理系统组成。流动相输送系统中包括了流动相贮器、脱气装置、输液泵及梯度洗脱装置,其中流动相使用之前必须经过过滤和脱气处理,常见的脱气方法有超声波振动脱气、抽真空脱气和真空在线脱气等。常用的进样装置有六通进样阀和自动进样装置。色谱分离系统包括保护柱、色谱柱、恒温装置和连接阀等。分离系统性能的好坏是色谱分析的关键。检测系统包括紫外检测器、蒸发光散射检测器和荧光检测器等。最后的数据记录与处理则是通过计算机色谱工作站来完成。高效液相色谱仪的工作原理是:流动相通过高压泵进入系统,样品溶液通过进样器进入流动相,被流动相载入色谱柱(固定相)内,由于样品溶液中的各组分在两相中分配系数不同,在两相中作相对运动时,经过反复多次的吸附与解吸的分配过程,各组分在移动速度上产生较大的差别,于是样品被分离成单个组分依次从柱内流出,通过检测器时,样品浓度被转换成电信号传送到记录仪,数据以图谱形式打印出来[3]。

第二节　高效液相色谱法的分类及适用范围

高效液相色谱法(high performance liquid chromatography)的基本理论来源于气相色谱过程的动力学理论——速率理论,也适用于液相色谱。高效液相色谱的分类及适用范围如下。

一、分配色谱

分配色谱是应用较为广泛的色谱之一。其原理与溶剂萃取类似,溶质分子在两种不相混溶的液相即固定相和流动相之间按照它们的相对溶解度进行分配。在分配色谱中,流动相极性小于固定相极性的称为正相分配色谱法。流动相极性大于固定相极性的称为反相分配色谱法。分配色谱法分为液液色谱和键合相色谱,两者的区别在于固定相的不同,液液色谱的固定相是通过物理吸附将液相固定相涂于在体表面,键合相色谱是通过化学反应将有机分子键合在在体表面。分配色谱主要用于分离分子量 1000 以下的非极性小分子物质的分析和纯化,也可用于分析和纯化蛋白质等生物大分子,但在分离过程中容易使生物大分子变性失活。

二、吸附色谱

吸附色谱法又称液固吸附色谱法,是根据被分离组分的分子与流动相分子争夺吸附剂表面活性中心,靠溶质分子的吸附系数的差别而实现分离。固体吸附剂一般是一些多孔的颗粒物质,常见的有硅胶、氧化铝和聚酰胺等。吸附色谱最适于分离溶于非极性溶剂和具有中等相对分子质量的非离子性试样，还可分离化合物的几何异构体。

三、离子交换色谱

离子交换色谱是一种以离子交换剂为固定相，以缓冲液为流动相，根据选择性差别而分离的方法。合成树脂、纤维素和硅胶是三类常用的离子交换剂的基质。离子交换剂分为阴离子交换剂和阳离子交换剂。适于分离离子化合物、能电离的化合物和能与离子基团相互作用的化合物。离子交换色谱广泛应用在生物物质的分离，如核酸蛋白质、氨基酸、维生素及人体营养补充液中的阴阳离子等[4]。

四、离子对色谱

离子对色谱是由离子对萃取发展而成的一种分离分析方法，其原理在固定相上涂渍或流动相中加入与溶质分子电荷相反的离子对试剂，从而分离离子型或可离子化的化合物。常用的流动相是甲醇、乙腈和水。离子对试剂的种类、大小及浓度都对分离有很大的影响，分离样品的性质决定选择离子对试剂。如反相离子对色谱的常用离子对试剂有：季胺类，主要应用于强酸、弱酸、磺酸染料、羧酸氰化物及其盐的分离分析；叔胺类，适用于磺酸盐和羧酸盐；烷基磺酸盐，主要应用对象是强碱、弱碱、儿茶酚胺和鸦片碱等。

五、凝胶色谱

凝胶色谱又称为尺寸排阻色谱，用化学惰性的多孔性凝胶作固定相，按固定相样品中各组分分子大小和形状的差别来实现分离。目前使用的填料有亲水性凝胶、聚苯乙烯凝胶和无机填料。常用的流动相有四氢呋喃、间甲酚、N,N-二甲基甲酰胺、邻二氯苯及缓冲溶液等。可用于分离有机聚合物等相对分子量高的化合物，也可用于从低分子量中分离天然产物，但其对分子质量相似的样品分离度较差。

六、胶束色谱

胶束色谱又称为假相色谱，以胶束水溶液为流动相的色谱法称为胶束色谱法。该系统具有固定相-流动相-胶束三个界面、三个分配系数，因此具有较好的选择性。同时，胶束色谱中的胶束水溶液还具有无毒、便宜和安全的优点。

七、不同检测器的适用范围

紫外检测器用于检测具有特定吸收波长,并在该波长下响应值(A)与浓度(C)成正比的物质。示差折光检测器是一种通用型检测器,其原理是通过比较折光率的变化来检测流动相中的样品,常用于聚合物、甘油三酯、有机酸、糖类、脂肪烷烃及高分子化合物等物质的测定[5]。蒸发散射检测器(ELSD)越来越多地作为通用型检测器用于HPLC,应用HPLC-ELSD法最大的优越性在于能检测不含有发色团的化合物,比如碳水化合物、聚合物、脂类、表面活性剂、未衍生脂肪酸和氨基酸。该方法还具有样品处理简单、专属性强和结果准确等优点,但该方法对于设备要求较低,耗时较长,重复性较差,它最大的缺陷就在于它的流动相需要采用挥发性的醋酸盐和甲酸盐,对于一些挥发性比较强的成分,可能在较高的温度下会随着流动相挥发成气体状态,这样的话就会造成结果不适用于HPLC-ELSD。HPLC-MS法是将色谱的高分离性能和MS的高鉴别特点能力相结合,组成了较完美的现代分析技术。这种技术突破了过去对含量低、不易分离或缺乏紫外吸收的物质难于检测的瓶颈,成为药物鉴定分析的重要研究手段。

第三节 高效液相色谱的应用

高效液相色谱法从20世纪60年代起,经过了快速的发展已经在理论及实践方面得到了进一步的完善,因其适宜于分离分析高沸点、热不稳定性和分子量比较大的物质,故成为现代分析方法中最高效、快捷的方法之一,可分析近80%的有机化合物,对核酸、稠环芳烃及高聚物等化合物都有良好的分离分析效果,在医药检验、药物研究、食品检测及环境监测等诸多领域得到了非常广泛的应用。

一、高效液相色谱在药品检验中的应用[6-7]

高效液相色谱法流动相和固定相可选择的种类较多,广泛应用于药品的鉴别、检查、含量测定以及中药指纹图谱的研究。高效液相色谱法在1985年版的《中国药典》中首次被引入,随着仪器的普及,该方法在药典中的应用不断增加。直至最新的2015版药典中,涉及HPLC检测项目的品种有2000个。

在进行药物鉴别的过程中,组分的结构和性质与保留时间有很大的关联,通过对比供试品与对照品的保留时间是否具有一致性来进行定性鉴别[3]。例如,乙胺吡嗪利福异烟片(Ⅱ)在鉴别时,要求供试品溶液的主峰的保留时间分别与利福平对照品溶液以及异烟肼、吡嗪酰胺与盐酸乙胺丁醇的混合对照品溶液相应各主峰的保留时间一致。高效液相色谱在中药真伪鉴别中也发挥着重大的意义,有研究者通过高效液相色谱法鉴别人参、黄芪和当归,鉴别得到当归中的伪品东当归,黄芪伪品甘草,人参伪品三七。胶类药材是传统中药材,以补血、升血功能而著称。胶类药材的主要成份是胶原蛋白,其原料的鉴别是其质量控制中的关键步骤。《中华人民共和国药典》(2015 版)一部收录了阿胶、龟甲胶和鹿角胶等药材,采用胰蛋白酶酶切、LC-MS/MS 检测特征肽段的定性方法,为此类药材的质量控制提供了更加可靠的分析依据。

药品有关物质的检查也通常大多使用高效液相的方法,有关物质是药品质量研究中关键性的项目之一,有关物质主要检查有机杂质,例如原料、中间体、副产物、异构体、残留溶液及降解产物等。这些物质普遍含量微小,所以常规的薄层色谱法等检查方法很难准确、灵敏的检测到,此时就要用到高效液相色谱技术。

如吴福鸿[8]在研究中以十八烷基硅烷键合硅胶为色谱柱,流动相为 pH 值为 3.6 的磷酸水,建立了高效液相法检测奥拉西坦胶囊中有关物质的方法,该方法专属性强、重复性好。方文艳[9]等采用高效液相色谱法建立注射用黄芩苷原料有关物质的检查方法,其中色谱柱为 ODS C_{18} 柱,甲醇-水-磷酸(47∶53∶0.2)为流动相为。并检测了 6 批注射用黄芩苷原料有关物质,所测得的含量均低于 2.5%。

药品中有效成分含量的测定也离不开高效液相色谱,有效成分的含量直接影响药品的药效及质量。对于中药而言,有的有效成分含量低而被归为劣药,但有时有效成分也是有毒性成分,其含量对临床用药安全也有很大影响,利用高效液相可准确测定其含量。目前高效液相色谱已经广泛应用于生物碱、皂苷、黄酮、蒽酮、香豆素、萜类物质和有机酸等各种中药有效成分的测定[10]。例如马晓斐[11]等建立了高效液相色谱-串联质谱法同时测定 11 种有毒生物碱的方法。杨远高[12]分别建立了胶束萃取高效液相色谱法测定虎杖中的白藜声醇;超声提取高效液相色谱法同时测定高良姜中的槲皮素、山奈酚及高良姜素;胶束萃取高效液相色谱法测定小儿泻速停颗粒中的多酚类化合物的方法,充分体现了高效液相对酚类成分检测的优势。

由于中药的有效成分大多尚未明确,随着中药整体性评价的提出,中药通过指纹图谱和特征图谱来鉴别的研究也越来越深入,中药指纹图谱中较单一的控制一种或几种成分的方法表现出了更好的科学性和全面性[13]。王丽峰[14]利用高效液相的方法优化了高良姜及石韦的指纹图谱,得到了更加丰富的指纹图谱。为进一步评价及药材的质量控制提供了可靠的依据。

二、高效液相色谱技术在药用辅料检测中的应用

药用辅料系指生产药品和调配处方时使用的赋形剂和附加剂,是除活性成分以外包含在药物制剂中的物质。药用辅料除了赋形、充当载体和提高稳定性的作用外,还具有增溶、助溶和缓控释等重要功能,辅料也是可能会影响到药品的质量、安全性和有效性的重要成分。

中国药典中阿司帕坦、聚甲丙烯酸铵酯Ⅰ、聚甲丙烯酸铵酯Ⅱ、DL-苹果酸、富马酸、明胶空心胶囊、大豆磷脂及蛋黄卵磷脂均应用HPLC法测定有关物质;β-环糊精胆固醇及麦芽糖等新增品种均应用HPLC法测定含量。

此外,文献中报道的利用高效液相法检测的药用辅料中的成分还有作为抑菌剂的苯甲醇和羟苯酯类防腐剂,常用的人工合成色素柠檬黄和苋菜红;果糖、葡萄糖、蔗糖、乳糖和麦芽糖等糖类,药品表面活性剂月桂酸钠、聚山梨酯-80和卵磷脂,塑化剂邻苯二甲酸二辛酯等[15]。例如赵海云[16]建立了LC-MS/MS定量分析药用明胶空心胶囊中22种合成色素的含量的方法,其中10种限用色素线性浓度范围为5~500mg/L,12种禁用色素的线性浓度范围为0.002~12.5mg/L。

三、高效液相色谱在食品检测中的应用

高效液相色谱法应用于食品分析在80年代就已经有过试验了,如国家标准《食品卫生检验方法理化部分》GB/T 5009-1996中就有关于HPLC法的相关说明。鉴于高效液相色谱技术在食品检测过程中的优秀功能和突出的特点,高效液相色谱技术当前已经成为食品安全主要的检测技术,主要体现在对食品中营养成分、添加剂以及有害物质的检测及分析[4]。可以被高效液相色谱检测的营养成分包括糖类、脂肪酸、蛋白质以及氨基酸。如王婷等利用高效液相色谱-蒸发光散射法成功检测发酵乳饮料中果糖、葡萄糖、蔗糖、麦芽糖和乳糖等5种糖的含量[17]。谢依凌[18]借助反相高效液相色谱法对不同产地面粉中蛋白质含量和贮藏蛋白组分含量进行了测定分析。

当前国家食品污染及有害因素监测对象主要有农药残留物、兽药及违禁药物、食品添加剂、生物毒素、食品加工过程产生的有害物质、非法添加物及食品包装材料[19]。农兽药残留种类多,结构复杂但一般含量较低,对其检测需要很高的灵敏度。高效液相色谱质谱联用因其简便、快速、高灵敏度及高通量等特点使其在农兽药残留检测中得到了很好的应用。农药残留

是由于使用农药而导致的在食品、农产品或动物饲料中残留的一定物质，国家相关标准中有明确的药物最大残留量，超过其值有可能对人体造成危害。林慧纯[20]用乙腈对样品进行提取，再用 PSA 分散固相萃取，随后用甲醇-水（1∶1）复溶在过 PTFE 滤膜后，用高效液相色谱-串联质谱法在多反应监测模式下测定，建立了蔬菜水果和食用菌中 6 种常见农药残留方法。6 种农药在 0.5～500.0μg/L 范围内线性良好（$R2 \geqslant 0.99938$），其中乙酰甲胺磷回收率在 70.0%～82.3%之间，另外 5 种农药回收率在 92.6%～107.6%之间，相对标准偏差在 1%～5%之间，方法定量限范围 1～4μg/kg。兽药残留是指畜禽用药后蓄积或存留于机体或产品（如鸡蛋、奶品及肉品等）中药物原型或其代谢产物。可用高效液相法测定的兽药残留有抗生素类、磺胺类、呋喃类和激素类药物等[21]。高效液相色谱法也被应用在食品包装塑料中双酚类化合物以及食品接触塑料制品中苯并三唑类紫外吸收剂的测定[22]。腌腊肉制品通常含有一定量的硝酸盐以及亚硝酸盐，这些添加剂往往作为发色剂来使用，而这些物质在一定条件下容易生成 N-亚硝胺，N-亚硝胺是一种有强致癌性的毒性物质。高效液相色谱法可快速测定其含量[23]。

防腐剂、甜味剂和色素是三类主要的食品添加剂[24]。常见的甜味剂有糖精钠、环己氨基磺酸钠（甜蜜素）、乙酰磺胺酸钾（安塞蜜）和天冬酰苯丙氨甲酯（甜味素和阿斯巴甜）等。其中糖精钠价格便宜但过量使用会有损健康，用液相色谱-质相色谱联用技术能够有效检测奶粉中糖精钠的使用情况，分析结果准确[25]；苯甲酸及其钠盐、山梨酸及其钠盐常被作为防腐剂添加入食品中，利用 HPLC 技术能够准确检测食品中的山梨酸、苯甲酸、对羟基苯甲酸甲酯、对羟基苯甲酸乙酯、对羟基苯甲酸异丙酯、对羟基苯甲酸丙酯和对羟基苯甲酸丁酯。吴敏[26]等采用高效液相色谱建立了同时测定食品中对位红、苏丹、苏丹红及苏丹橙等 8 种脂溶性燃料的检测方法。

高效液相色谱技术还可用于检测食品中的有害微生物以及微生物的代谢物，确定病原微生物的特异性化学组分，从而确定被检测食品中是否存在微生物超标的情况以及是否威胁到人们的健康等。比如王阳[27]在研究中先运用多功能小柱对样品进行净化和浓缩，经过三氟乙酸柱前衍生后，建立了高效液相色谱仪对食品中黄曲霉毒素 B1、B2、G1、G2 同时进行检测的方法。

高效液相色谱亦可检测保健食品中的有效成分及非法添加。如一些不法商贩受利益驱使，在壮阳、补肾和抗疲劳类保健食品中非法添加西地那非、伐地那非和他达拉非等 PDE-5 抑制剂，以增强其使用效果。除此之外，高效液相还被用于转基因食品的检测中[28]。

四、高效液相色谱在环境监测中的应用

随着科技的发展和生活水平的提高,环境污染越来越严重,生态环境遭到破坏的同时人类的生存也受到了威胁,环保工作刻不容缓,环境监测作为环保工作质量的主要评定依据,对环保工作的有序进行起到了至关重要的作用。高效液相色谱法因其高灵敏度、高精密度、低检测限和选择性好等优势,广泛用于空气、水以及土壤中有机污染物的分离、定性及定量检测[29]。环境中常见的污染物主要来源于有机农药残留、抗生素类药物(磺胺类药物、喹诺酮类药物)、化石燃料燃烧、工业生产(酚类、异氰酸酯类)、邻苯二甲酸酯类、全氟辛酸和全氟辛烷磺酸化合物等。

常见的农药有机氯、有机磷、氨基甲酸酯类及拟除虫菊酯类等。这些农药都有一定毒性,其中有机氯半衰期长,在人体内积聚可引起慢性中毒;有机磷农药能够抑制胆碱酯酶活性;氨基甲酸醋类农药可以抑制胆碱酯酶活性,阻断正常神经传导;拟除虫菊脂类农对中枢神经系统有麻醉作用。陈天文[30]建立了固相萃取高效液相色谱法测定环境水样中甲氰菊酯和氯氰菊酯等7种拟除虫菊酯类农药的方法。林诗云[31]等采用固相萃取高效液相色谱法对水样中氨基甲酸酯类农药残留量进行了测定。

周婵媛[32]利用氧化海泡石(O-Sep)作为固相萃取柱的填充材料,并与高效液相色谱联用,对环境水样中磺胺类药物进行分离检测,结果显示,这种在线微固相萃取/高效液相色谱联用分析方法可将水样中对磺胺对甲氧嘧啶(SMD)、磺胺多辛(SDX)和磺胺苯吡唑(SPP)进行有效的富集和分析。杨守国[33]等采用固相萃取高效液相色谱法对海水养殖环境中的诺氟沙星、环丙沙星、恩诺沙星种喹诺酮抗生素残留进行了检测。

多环芳烃(PAHs)是一种由于化石燃料的不完全燃烧或高温热解形成的一类有毒物质,易被 PM2.5 吸附且具有严重的致癌和致畸效应。龚志华[34]对高效液相法检测多环芳烃的方法进行优化,用常规 C18 柱代替 PAHs 专用柱,成功检测出7中多环芳烃类成分。袁小雪[35]等用玻璃纤维滤膜收集 PM2.5 后直接用乙腈经快速溶剂萃取仪提取,建立了应用高效液相色谱法测定其中16中多环芳烃类的检测方法,选用的流动相为乙腈和水,用紫外串联荧光检测器检测,不受 PAHs 挥发性和热稳定性限制,操作简便快捷及成本低效率高。陶敬奇[36]等建立了一种固相微萃取高效液相色谱测定环境水样中多环芳烃的分析方法,采用固相萃取法提取水样中检出限为可用于环境水样中痕量多环芳烃的快速分析。石飞云[37]等建立了高效液相色谱串联二极管阵列检测器和荧光检测器测定空气中的多环芳烃。

酚类化合物是造成环境污染的重要工业化学品之一,可使水体产生气味、颜色,并对人体内分泌产生不良影响。徐媛原[38]和孙怡琳[39]分别建立了应用高效液相色谱法和衍生化-磁固相萃取高效液相色谱荧光检测的方法成功测定了环境水样中双酚A、三氯生和辛基酚和壬基酚等4种酚类内分泌干扰物。

异氰酸酯是工业中用于合成泡沫塑料、胶粘剂、人造木材及橡胶等的一种原材料,但其含量超标也会对人体造成严重的伤害。金莲[40]用浸渍玻璃纤维滤膜采集环境空气中的异氰酸酯,并用1-(2-吡啶)哌嗪(PP)对其进行衍生化,用乙腈-二甲基亚砜溶液洗脱后经色谱柱分离,最后用高效液相色谱仪检测,成功检测到大气中的2,6-二异丙基苯异氰酸酯(DIPPI)、甲苯-2,4-二异氰酸酯(2,4-TDI)、甲苯-2,6-二异氰酸酯(2,6-TDI)、异佛尔酮二异氰酸酯(IPDI)和1,6-己二异氰酸酯(HDI)。

可用高效液相色谱技术检测的水样中的有机物污染物还有对苯醚甲环唑、乙撑硫脲、土霉素、四环素、金霉素、强力霉素、丙酮、多菌灵、五氯苯酚以及8种氟喹诺酮类抗生素等[41]。

五、其他

高效液相色谱法在药学研究的其他方面也有很大的作用,例如药代动力学中应用高效液相色谱法测量血药浓度[42]。高效液相色谱法在石油工业化工产品分析以及生命科学领域也发挥着不可替代的作用[43]。

第四节 高效液相色谱的发展和应用前景

高效液相色谱就其分离能力、分析速度、灵敏度和自动化操作等方面,已经接近于气相色谱法的程度[41]。且目前已知的有机化合物中有80%属于挥发性低、易受热分解或大分子化合物,不太适用于气相色谱,相比之下,HPLC有着更多现实优点和更为广泛的应用前景。

中药的研究包括对单味药、复方及中药制剂的分析研究,其特点是成分繁多且化合物性质差异较大,如果依靠常用的高效液相色谱技术同时进行分离,需要很长的时间,效率不会太高。近年来,在高效液相色谱的基础上发展起来的高效毛细管电泳技术在中药成分的分析中脱颖而出。毛细管电色谱是一种将高效液相色谱的填料微粒移到毛细管中作为固定相,以电渗流为流动相,根据样品与固定相间的相互作用进行分离的新型电分离微柱液相色谱技术,集高效液相色谱和毛细管电泳优势于一身,尤其适用于对高极性物质的分离分析[1]。

　　色谱技术的发展、实现了复杂混合物的分离,而这种混合物通常含有许多结构未知的化合物,再考虑到人们对检测灵敏度和精确度的要求的提高,这就促成了这一强分离技术与某些强定性手段(如光谱)联用技术的发展[24]。高效液相色谱法需要在提高自身检测能力的同时与其它先进检测方法有效联用[44]。如 HPLC-MS 联用技术[45]和 HPLC-NMR 联用技术。液相色谱与质谱联用可用于检测大分子化合物和非挥发性物质,而且无需对样品进行衍生化处理,该技术以三重四极质谱仪和离子阱技术为基础将超高效液相的高分离性能和质谱的高鉴别特点相结合,形成了更加完美的分析技术,能够充分适应现代药物研究新发展[46]。

参考文献

[1] 王昕. 高效液相色谱研究进展[J]. 光明中医,2001,26(1):3.

[2] 王慧文. 高效液相色谱技术在药品检验中的应用及进展[J]. 安徽医药,2008,12(11):1087-1090.

[3] 白亚琴. 高效液相色谱技术在药品检验中的应用及进展研究[J]. 生物技术世界,2015,3(1):1.

[4] 陈妙兰. 浅谈高效液相色谱在食品检测中的应用[J]. 科学之友,2012(07):67-68.

[5] 霍芳,张志美,王建军. 高效液相色谱-示差折光检测技术研究进展[J]. 家畜生态学报,2013,34(7):83.

[6] 曾凡明. 高效液相色谱法在药品检验中的应用思考[J]. 山东化工,2015,44(2):78-79.

[7] 顾柏红. 药品检验中应用高效液相色谱法进行检测的探讨[J]. 中国医药指南,2012,10(35):02.

[8] 吴福鸿,李娟. HPLC法测定奥拉西坦胶囊中的有关物质[J]. 石油化工应用,2018,37(09):106-108.

[9] 方文艳,初正云,唐小伟,等. 黄芩苷有关物质的检查[J]. 辽宁中医药大学学报,2011,13(12):63-65.

[10] 姜兰芳. 高效液相色谱及样品前处理技术在中草药和食品分析中的应用研究[D]. 西南大学,2011.

[11] 马晓斐,梁天佐,宋炜,等. 高效液相色谱-串联质谱法同时测定中草药饮料中 11 种有毒生物碱[J]. 食品科学,2014,35(8):226-230.

[12] 杨远高. 高效液相色谱法在几种中草药中的应用研究[D]. 西南大

学,2013.

[13] 梁瑾,封士兰,刘小花,等. 黄芪药材的高效液相色谱指纹图谱及主要成分的含量测定方法研究进展[J]. 西北药学杂志,2012,27(5):490-493.

[14] 王丽峰. 高效液相色谱在中草药质量控制中的应用[D]. 西南大学,2009.

[15] 熊亚群,刘雁鸣. 高效液相色谱技术在药用辅料检测中的应用新进展[J]. 中南药学,2015,3(1):61-63.

[16] 赵海云,李玉杰,张冬梅,等. LC-MS/MS定量分析药用明胶空心胶囊中合成色素的含量[J]. 药物分析杂志,2017,37(07):1329-1337.

[17] 王婷,周欣蕊,林楠,等. 高效液相色谱-蒸发光散射法检测发酵乳饮料中5种糖的含量[J]. 食品安全质量检测学报,2019,10(06):1541-1546.

[18] 谢依凌. 四川3个生态点小麦品种间贮藏蛋白组分及蛋白质含量的研究[D]. 四川农业大学,2017.

[19] 杨大进,李宁. 2013年国家食品污染和有害因素风险工作手册[M]. 北京:中国标准出版社,2012.

[20] 林慧纯,王瑞,禹绍周,等. 高效液相色谱-串联质谱法测定蔬菜、水果和食用菌中6种农药残留[J]. 现代农业科技,2018,(18):101-104.

[21] 刘峰,高贵桃,胡建英,等. 高效液相色谱在食品污染及有害因素监测中的应用[J]. 食品与药品,2014,16(5):369.

[22] 勾新磊,刘伟丽,高峡,等. 液相色谱-串联质谱技术在食品药品安全分析领域的应用[J]. 食品安全质量检测学报,2016,7(11):4283-4288.

[23] 刘先德. 高效液相色谱在食品质量检验中的应用[J]. 吉中国高新技术企业,2015,(18):26.

[24] 昝川南,叶梁银. 浅谈高效液相色谱分析法在各领域的应用及发展前景[J]. 化学工程与装备,2013,2(2):158-161.

[25] 胡晓慧. 高效液相色谱-串联质谱联用技术应用于农产品药物残留及添加剂检测的研究[D]. 华东理工大学,2013.

[26] 吴敏,林建忠,邹伟,等. 高效液相色谱法同时测定食品中对位红和苏丹色素等8种脂溶性染料[J]. 分析测试学报,2006,(03):74-76.

[27] 王阳,曹忠波. 柱前衍生高效液相色谱法测定食品中黄曲霉毒素B1、B2、G1、G2[J]. 中国卫生检验杂志,2011,21(02):344-345.

[28] 张人福,宋晓园. 高效液相色谱在药学的应用概况和最近进展[J]. 中国当代医药,2013,20(21):15-18.

[29] 王昭申,史礼貌. 超高效液相色谱简介及在环境监测中的应用[J]. 新疆环境保护,2013,35(04):22-25+39.

[30] 陈天文. 固相萃取-高效液相色谱法(SPE-HPLC)测定环境水体中拟除虫菊酯农药残留[J]. 福建分析测试,2007,(02):16-18.

[31] 林诗云,吴晓波,陈海云,等.固相萃取-高效液相色谱法测定水中6种氨基甲酸酯类农药残留量[J].农药,2010,49(12):909-910+929.

[32] 周婵媛,罗军,王壹,严伟,等.在线微固相萃取/高效液相色谱联用分析环境水样中磺胺类药物[J].分析测试学报,2018,37(12):1451-1456.

[33] 杨守国,李兆新,王清印,等.高效液相色谱法检测海水养殖环境中喹诺酮类药物残留[J].渔业科学进展,2010,31(02):95-101.

[34] 龚志华,李勤,宋美慧,等.C18色谱柱的高效液相色谱法分析植物多环芳香烃环境毒素[J].中国农学通报,2013,29(32):270-273.

[35] 袁小雪,江阳,杨长晓,等.快速溶剂提取-高效液相色谱法测定PM2.5中16种多环芳烃[J].分析化学,2017,45(11):1641-1647.

[36] 陶敬奇,王超英,李碧芳,等.固相微萃取-高效液相色谱联用分析环境水样中的痕量多环芳烃[J].色谱,2003,(06):599-602.

[37] 石飞云,靳艺,唐宏兵,等.高效液相色谱-二极管阵列检测器串联荧光检测法同时测定空气中的16种多环芳烃[J].中国卫生检验杂志,2017,27(22):3212-3214.

[38] 徐媛原,薛爱芳,陈浩,等.原位生成$TiO_2 \cdot nH_2O$-分散微固相萃取-高效液相色谱法测定环境水样中4种酚类污染物[J].分析试验室,2018,37(11):1266-1270.

[39] 孙怡琳,亢洋,郑龙芳,等.衍生化-磁固相萃取高效液相色谱荧光检测内分泌干扰物[J].分析化学,2019,47(01):86-92.

[40] 金连.高效液相色谱法测定环境空气中异氰酸酯类化合物[J].能源与环境,2018,(06):83-84.

[41] 魏秀芝.高效液相色谱在水环境监测中的应用[J].资源节约与环保,2013,5(7):135.

[42] 梁力,刘雪英.乙酰化白藜芦醇和白藜芦醇在大鼠体内的药代动力学比较研究[J].中华中医药杂志,2019,34(01):105-108.

[43] 宋兰英.浅谈高效液相色谱分析法在各领域的应用及发展前景[J].科技创新与应用,2015,(12):60.

[44] 冯景春,王芹,冯开.高效液相色谱法的应用与发展前景[J].广东化工,2014,12(41):192.

[45] 殷海霞,王宝春,马亚娟,等.高效液相-质谱联用技术的应用概述[J].临床医药文献电子杂志,2017,4(61):12063+12066.

[46] 黄昆,王文辉,李宝才.超高效液相色谱和质谱联用在药物研究领域的应用[J].光谱实验室,2009,26(4):923-929.

第八章 心力衰竭模型的研究进展

心力衰竭是由于心脏结构或功能异常而使心室充盈或射血能力受损的一组表现为呼吸困难、乏力以及液体潴留的复杂临床症[1]。心力衰竭分为急性心力衰竭和慢性心力衰竭。近年来，心力衰竭已成为研究心脏方面的重要课题，而建立模型是开展实验研究的首要步骤。

第一节 动物选择

可用于制作心力衰竭模型的动物有小鼠、大鼠、兔、羊、猪、猴、猫、犬及狒狒等。其中，犬和猪的体型较大，心血管系统发达，神经体液调节完善，操作及观察都较为容易，是比较理想的试验材料，但是价格比较昂贵；猫是一种循环系统发达的动物，它的血管壁比较坚固，对药物很敏感，耐麻醉，是较为理想的实验对象；大鼠与小鼠外观相似，价格比较便宜，但大鼠个体较大，而小鼠个体偏小，所以前者容易操作，后者难操作；兔个体中等，且胸腔具有特殊的结构，不需要进行人工呼吸，可减少实验的失败率，价格也适中，故多用于心血管疾病研究。个体适中和价格比较便宜的大鼠为常用的实验模型，而大鼠中又常选用Sprauge-Dawley大鼠及Wistar大鼠[2]。

第二节 模型评价

动物心力衰竭时，常表现为活动量减少、疲倦、精神萎靡，以及厌食、呼吸加快、皮毛疏松、肢体水肿、腹水、紫绀和肝瘀血肿大等。心衰的评价指标包括：通过对生命体征，如呼吸、血压、心率进行准确记录，以及心电图、超声心动图、心肌活检病理分析、血气分析及心导管检查等手段详细分析，用左心室压力（LVP）、左心室收缩压（LVSP）、左心室舒张末容积（LVEDP）、左心室压力变化最大速率（$\pm dp/dt_{max}$）、左心室容积、左心室射血分数

(LVEF)、左心室质量/容量比值、心输出量(CO)及心排血指数(CI)等指标进行客观评价[3]。

第三节 模型类型

一、前负荷型心力衰竭模型

(一)动-静脉瘘法

实验中一般在股动脉与股静脉间、腹主动脉与下腔静脉间进行造瘘,也可以通过破坏房间间隔以使动静脉间短路,造成回心血量显著增加,来制备容量超负荷模型。这种造模方法适用于各种大小型动物,尤其适用于对心力衰竭时肾功能异常、神经内分泌机制的变化以及水电解质失衡进行研究,但是一般不用于评价抗心力衰竭的药物疗效。最早建立心力衰竭的模型是用腹主动脉下腔静脉分流术,但是实验条件难控制,特别是对瘘口大小的控制不易,瘘口过大容易导致大量出血,所以死亡率相对较高。

(二)心脏瓣膜关闭不全法

常用破坏房室瓣腱索、乳头肌或心导管穿插二尖瓣、主动脉瓣等手术的方法,导致瓣膜关闭不全,从而形成心力衰竭。常用于对某些类型的充血性心脏病、高输出状态和房室瓣关闭不全等方面进行疾病研究,但是仅仅瓣膜关闭不全相对难制备心力衰竭,常联合动-静脉瘘法,共同来促进心力衰竭的形成。此方法对小型动物不适用,且一般不用于对药物进行评价。张近宝等[4]使用心导管介入法在超声下诱导犬二尖瓣关闭不全,成功制备心力衰竭的动物模型,此模型与人心脏病的病理较为相似。

(三)下腔静脉缩窄法

通过缩窄下腔静脉,使静脉的回心血量降低,从而形成心力衰竭。此方法适用于对心力衰竭时的内分泌系统的变化进行研究,也可用于评价药物。王维亭[5]等对比格犬进行下腔静脉缩窄法建立心衰模型,且模型组 LV-EDP、dp/dt_{min} 变化与假手术组有统计学差异。

二、后负荷型心力衰竭模型

(一)主动脉缩窄法

常选择主动脉弓和腹主动脉。对肾动脉或升主动脉以上的腹主动脉部分进行分离,方法是套上压缩环使主动脉口变小,或用线结扎,从而增加心脏后负荷,形成心肌肥厚模型后,可部分发展成心力衰竭。Desjardins等[6]成功建立流出道狭窄模型后,广泛应用于压力超负荷型心力衰竭的病理机制的研究上。钟明[7]等对肾动脉以上的腹主动脉分离,并用丝线缩窄腹主动脉,可见手术组线粒体数量增多,肌原纤维紊乱,心脏重量与假手术组相比有显著性意义。该类模型操作简单,费用也比较低,常用于基础医学及临床心血管研究。适合于左心室肥厚和高血压性心脏病演变为心力衰竭时的心肌力学的研究。

(二)高血压法

1. 肾动脉狭窄性高血压致心力衰竭模型

大鼠常用来制备肾主动脉狭窄性高血压致心衰竭模型,在一侧肾动脉上用一定直径的银夹或银环套上,或直接用缝线绑扎,但在绑扎时需用相应的铁圈一起绑扎在血管上,待线扎紧后取下铁圈即可。若单侧肾动脉狭窄,在10d后需要将另一侧肾切除。该方法需要20周左右来制备心力衰竭模型,耗时较长。

2. 盐敏感性高血压致心力衰竭模型

(1)去氧皮质醇-盐负荷法:在鼠腹部皮下放置含有100mg的醋酸去氧皮质醇的硅胶管,并长期对手术后的老鼠喂1%的盐水,配合切除左肾的方法,10周后可出现心力衰竭。

(2)Dahl-盐负荷法:用含8%的NaCl高盐饮食喂食Dahl盐敏感大鼠,心力衰竭模型在16~30周后形成。该模型能够对高血压导致心力衰竭的病理状态进行很好的反映,但是耗时比较长,而且模型成功率不易控掌控。

三、缺血性心肌病心力衰竭模型

(一)冠状动脉结扎法

常用来结扎左冠状动脉主干或左旋支、左前降支、对角支,或对冠状动脉的多处结扎来建立心力衰竭模型。该方法产生的模型与心肌梗死演变到心力衰竭的病理过程极为相似。张艳[8]等用冠状动脉结扎法,成功制备了大鼠慢性心衰模型。常用的造模方法还有将缩窄环和液压封堵器放于较大的动物的冠状动脉上,以便对闭塞时间和程度进行控制。此模型可较好地反映心肌梗死发展为心力衰竭的病理过程,与人类的心力衰竭类似。郑兴[9]等对大鼠进行乙醚麻醉后,用丝线结扎冠状动脉,成功制备心肌梗死模型。此模型在梗死后心肌线粒体蛋白质表达谱的变化[10]和JNK通路介导心肌细胞凋亡[11]等研究方面得到了很好的应用。但是此方法的操作复杂，对结扎部位要求高，不能太高或太低，前者易导致死亡，而后者易导致造模的失败。另外，实验牵涉到开胸，导致动物的死亡率也很高，且耗时长，费用也比较高。

此外，导管技术也是常用的冠状动脉结扎法，通过将明胶海绵或小球等异物输入到冠状动脉，通过异物的数量和大小可以控制不同范围程度的梗塞区。朱汉华[12]等人用盐酸巴比妥钠对大鼠进行麻醉，将升主动脉进行分离并用血管夹夹10s，注入微栓塞球3000个，成功建立冠状动脉微栓塞模型。此方法不仅可以再现再灌注出现的局部心肌无复流和急性冠脉综合征及缺血，而且还可以对心肌慢性缺血而导致的心力衰竭的变化进行模拟。该方法的优点是可进行准确定位，操作性强，且因为避免了开胸，使得手术创伤小，死亡率低，术后很少出现生理功能紊乱，但缺点是小型动物很难进行实验操作，多适用于大型动物，另外，此方法需要精密仪器来对动物的血流动力学改变进行评价，所以成本费用比较高。

(二)冠状动脉血栓形成法

将含高胆固醇的食物喂食动物，会造成冠状动脉粥样硬化，该模型与人类的冠心病最为接近，但是难以掌控动脉粥样硬化的程度以及心肌梗死的范围。张振国[13]等对大鼠用2%戊巴比妥钠麻醉后，用0.5mL血栓颗粒注入大鼠主动脉根部，30d后处死，对左心室前壁和心尖部进行HE染色，可证明成功建立了大鼠冠状动脉微栓塞模型。另外，也有学者通过利用闭胸法[14]，在左冠状动脉的前降支或回旋支内插入心导管，利用心导管将不锈钢线圈置于到冠状动脉里使冠状动脉的内皮出现损伤，造成管腔狭窄，血流量降低，形成血栓，制得心肌梗死模型。该方法的缺点是实验操作比较复杂，动物死亡率较高。

(三)直接心肌损伤法

利用物理或化学方法如电烧伤、液氮冷冻、甲醛和氯乙胺等来损伤心肌。优点是小型动物也可使用此方法，可以掌握损伤的部位以及范围。此方法会造成创伤，且与人类的心肌梗死有很大的区别，现多用于研究药物治疗效果。杨建业[15]等对大鼠水合氯醛麻醉后，去毛后开胸，将预冷的钢针放入左冠状动脉前降支上1/3所支配的心肌区，冷冻10s，28d后与对照组相比心功能明显降低。

四、心脏快速起搏心力衰竭模型

利用电极快速地起搏心脏,导致血流的动力学紊乱,心肌的供血能力下降,心肌的收缩力降低,最终形成心力衰竭。实验中,起搏部位和频率可依动物的品种、研究内容以及特点进行设置。Colderone 等[16]通过使用频率为 280 次/min 的心膜外电快速起搏,一个月后成功对犬建立心力衰竭模型;之后,Riegger 等[17]在犬的心房中植入起搏器,用频率为 240~280 次/min 来进行起搏心脏,建立了犬的心力衰竭模型;王邦宁等[18]通过使用频率为 220~240 次/min,采用快速起搏右心室的方法成功构建了心力衰竭模型;Redfield 等[19]采用频率为 180 次/min,2 周左右就可制备出心律衰竭模型;惠杰等[20]用 230 次/min 的频率对猪右心室起搏 4 周后,再改用频率为 190 次/min,维持起搏 4 周,期间记录猪在不同阶段的心功能参数。其结果显示:快速起搏 4 周后,超声心动图结果显示射血分数和心输出量有明显的下降,心导管显示肺动脉楔压、右心房压升高,而 CO 降低,实验中的猪均出现了较为明显的充血性心力衰竭的症状。此方法建立的慢性心衰类似于扩张性心肌病,因其为全心衰竭,制作周期短,重复性高,可控性强,且模型制作过程当中动物可以保持清醒的状态。另外,该方法有与人心衰相似的血流动力学及神经内分泌因子的变化,常用于建立慢性右心衰竭的模型,也可用来进行药物的评价,故为心力衰竭研究的一种相对理想的动物心衰模型。

五、药源性动物心力衰竭模型

(一)阿霉素损害心肌致心力衰竭

阿霉素为高效蒽醌广谱抗肿瘤化疗药物,具有无选择性,对心脏具有明显的毒性,在动物注射阿霉素后可造成剂量依赖性的不可逆的心力衰竭[21]。阿霉素与心肌组织有较高的亲和力,它可以诱发心肌细胞自由基的释放,并造成心肌膜脂质过氧化,导致心肌细胞及其亚微结构和功能发生变化,从而诱导心力衰竭现象。阿霉素造模后用脂多糖再次打击,可以对慢性心力衰竭急性的应激反应进行模拟[22],从而研究失代偿心力衰竭时心脏的病理过程以及分子学机制。张静等[23]对家兔耳缘静脉注射阿霉素,以心脏重量、左室收缩压和左室舒张末期压力为指标,成功建立了家兔心力衰竭模型;李玉玲[24]用不同剂量的阿霉素对大鼠进行腹腔注射,建立的模型结果也不尽相同;吴运香等[25]等用多次尾静脉注射阿霉素,成功建立 SD 慢性心衰模型,此方法不仅操作简单,而且重复性高。吴慧颖[26]用尾静脉注射阿霉素,两周后成功制备心力衰竭模型,但是易出现烂尾。阿霉素致心力衰竭模型常用来研究心力衰竭时神经内分泌、血流动力学及心肌细胞超微结构等方面改变。用阿霉素诱导心力衰竭模型是比较实用、廉价和简单的方法。

(二)戊巴比妥钠抑制心脏致心衰

戊巴比妥钠具有负性肌力作用,可以通过影响心肌的收缩功能造成心力衰竭。优点是操作简单方便,且具有很好地重复性,但不能反映临床的病理变化。杨杨等[27]将2%的戊巴比妥钠用数控微量注射器匀速注入犬的体内,心力衰竭指标为$LV+dp/dt_{max}$下降50%~75%,成功制备了犬急性心力衰竭的模型。马淑华[28]等以$LVdp/dt$降低40%为指标,建立了wistar大鼠心力衰竭模型。

(三)乙醇诱导心肌凋亡致心力衰竭

乙醇可以引起动物中毒,造成心肌细胞损害,从而导致心力衰竭。大量乙醇及其代谢产物脂肪酸乙烷酯和乙醛在血液中蓄积,对心血管系统造成损害,最终造成心力衰竭。其作用机制可能与破坏血管内皮细胞[29]兴奋交感神经和肾素-血管紧张素-醛固酮系统、促进细胞凋亡[30]、降低酶的活性有关。刘昊琛等[31]以颈外静脉注射乙醇,心力衰竭标准为$+dp/dt_{max}$下降40%,成功制备了家兔心力衰竭模型,为研究乙醇中毒致心力衰竭的作用机制及新药研发提供了良好基础。此方法虽然耗时较长,但是匀速静脉注射具有很好的可控性,因此常用作急性乙醇中毒制备的心血管疾病的动物模型。

(四)异丙肾上腺素过度兴奋心脏致心衰

异丙肾上腺素是一种β受体激动剂,可以对心肌收缩力进行增强,长期使用可使心肌细胞发生纤维化和细胞坏死,并导致心室重构,最终诱发心力衰竭。异丙肾上腺素建立心力衰竭有很多种方法,有注射方式的不同,如皮下注射和腹腔注射,也有注射剂量和持续时间等的不同。用异丙肾上腺素注射大鼠皮下可损伤心功能和激活神经体液,其模拟了交感兴奋性增高而导致的心衰,常用来对药物抗心衰作用与交感的相关性和抗心衰药物的筛选等方面进行研究。该方法无创伤,且耗时短,而且能够很好地重复,目前多被采用。谭武红[32]对豚鼠注射异丙肾上腺素,成功制备出心肌缺血型慢性心衰模型。赵志明[33]对SD大鼠皮下注射异丙肾上腺素,6周后对LVEF进行彩色超声监测仪测量,以LVEF≤45%为评价指标,成功制备了大鼠心力衰竭模型。

(五)野百合碱损伤肺部致心衰

野百合碱是一种具有细胞毒性作用的生物碱,脱氢产物野百合碱吡咯为其生物活性的部分[34],经血液循环,在肺毛细血管和肺小动脉壁内沉积,造成肺血管内部损伤,产生肺动脉高压,长此以往,导致心室肥厚,最终形成右心室的衰竭模型。注射野百合碱的方法是建立右心室衰竭模型的方法之一,该方法简单有效,操作简便且经济可靠,实验中动物的存活率很高。刘娜[35]等通过腹腔注射 50mg/kg 野百合碱,成功建立了肺动脉高压致右心衰动物模型。张国伟[36]等人用 60mg/kg 单剂量注射野百合碱,4 周后形成肺动脉高压,6 周后形成右心衰竭。

六、遗传型及转基因心力衰竭模型

(一)转基因法

通过人为的将基因分离、修饰后导入到实验动物基因组当中,基因的过度表达而形成心力衰竭。刘莉[37]通过显微注射,在小鼠受精卵中注入含有心肌特异性表达启动子 αMHC-Hsp 27cDNA-polyA 加尾信号的一段线性 DNA,基因特异性表达后,腹腔注射阿霉素成功诱导小鼠心力衰竭。随着微 RNA(miRNA,microRNA)在生物医学研究中应用的增加,有近 30%~50%的基因转录和表达的调控[38-39]有 miRNA 的参与。miRNA 在研究心力衰竭方面将会发挥重大的研究作用。转基因法可用于研究与心衰有关的基因治疗,但是此模型造价昂贵,而且不能全面反映心衰患者情况。此模型为探索心力衰竭的发病机制以及确立新的治疗靶点、新药的研发途径等方面提供了新思路。

(二)基因敲除法

剔除基因的位点可以制备心力衰竭模型,在编码肌肉细胞分化的肌肉 LIM 蛋白中剔除老鼠的 MLP 基因的纯合子,导致肌纤维混乱,引起心脏功能障碍,最终产生心力衰竭。肌肉因子在心肌细胞的增殖与修复中起到重要作用,若对其进行基因敲除,可演变为扩张性心肌病[40]。

(三)基因技术逆转动物心力衰竭的尝试

随着科技的进步,心力衰竭的分子机制已经取得了很大的进展,使用基因技术可以实现心力衰竭的逆转,如今细胞凋亡和抑制心肌肥厚是研究的热门。从分子水平方面,心肌肥厚是一种表现型上发生的变化,是胚胎基因表达的结果。而在胚胎的基因表达当中信号的转导起着至关重要的作用,

G蛋白、小G蛋白、钙调神经磷酸酶、过氧化物酶体增生激活受体、糖原合酶激酶3和亚细胞器均是影响信号转导的作用位点；另外，在心脏代偿性肥厚发展到心力衰竭的过程中，细胞凋亡起着关键的作用，所以降低心肌细胞的凋亡可以抑制心力衰竭的恶化。

1. 钙调神经磷酸酶

钙调神经磷酸酶是唯一受 Ca^{2+}/钙调素调节的丝/苏氨酸蛋白磷酸酶[41]。用于调节心脏中心肌球蛋白和钠泵等基因的特异性表达[42]，因钙调神经磷酸酶可与转录因子活化T细胞核因子3结合。而钙调神经磷酸酶亚基可被Cain/Cabin抑制，所以对于Cain/Cabin过度表达的转基因动物可以抑制因异丙肾上腺素和压力负荷引起的心肌肥厚；对钙调神经磷酸酶-Aβ基因进行靶向剔除，激素、压力对心肌肥厚的应激作用也有明显的下调作用[43]。有研究表明，[44]通过大鼠一次竭力游泳及两周反复竭力游泳后0、6、12、24h后对钙调神经磷酸酶进行检测，与心脏重量指数得出的结果一致。

2. G蛋白耦联受体激酶2(GRK2)

在心脏发育中，G蛋白耦联受体激酶2是唯一重要性的亚型[45]，是专一的磷酸化激活的G蛋白耦联受体[46]。心力衰竭时，GRK2活性显著增加，使得心脏功能降低[47]。βARKct为G蛋白耦联受体激酶2的抑制剂，在自发性高血压心力衰竭的大鼠心肌内，将βARKct用腺病毒转导入，心肌肥厚可以得到抑制，并且明显改善心肌的功能[48]。

3. Toll样受体4

TLR-4是一种Toll样受体，是脂多糖的信号转导受体，不仅对免疫应答进行调节，还可以参与促炎反应以及促进免疫细胞成熟分化。Oyama等[49]用TLR-4缺陷型小鼠建立心肌梗死模型，与对照组相比，TLR-4缺陷型可降低小鼠I/R期间的心肌梗死面积。

4. 生长分化因子15

生长分化因子15是一个重要的心血管保护因子。在小鼠的缺血-再灌注的模型当中，剔除生长分化因子15组要比野生型小鼠的心肌细胞凋亡多，心肌梗死的面积大，且小鼠的死亡率也明显的升高[50]。研究发现[51]，生长化因子15在心力衰竭的小鼠心肌细胞中过度表达，有可能在心室重构起到作用。

5. 自发性高血压大鼠

自发性高血压大鼠为一种遗传性高血压大鼠模型，可以高效地模拟人类高血压所导致的心衰,属于压力超负荷型心力衰竭模型的一种。自发性高血压大鼠模型的心力衰竭的发生和严重程度,与左心室扩张有密切的关系。自发性高血压大鼠,在出生后的 1~2 个月、2~3 个月以及 3~5 个月有心肌细胞的变形和灶状坏死、心肌的纤维化以及心肌肥大和心室扩张等病理性变化出现[52]。马新欣[53]选 10 周龄的自发性高血压大鼠及 Wistar-Kyoto 大鼠,12 周后每两周对大鼠进行测量,自发性高血压组 GLS 自 16 周、GRS 自 18 周、GCS 自 20 周明显降低,与同龄 WKY 组相比差异均有统计学意义。优点是不需要进行外部干涉即可得到实验所需的模型,可以较好地演示从心肌肥厚发展到心力衰竭,但是此模型耗时较长,成本比较高。

七、离体法心力衰竭模型

离体 Langendorf 灌注能建立心力衰竭模型,乏氧灌流可以使心脏缺氧,结扎冠脉或停灌,可以导致心肌缺血。也可用异丙肾上腺素来制备心力衰竭状态。此模型多用于评价强心药物和某些能够影响心肌代谢的药物。

八、细菌或病毒性心肌炎心力衰竭模型

Garndel 等[54]对离体雄性 Wisatr 大鼠心脏进行葡萄球菌毒素灌注,使得冠状动脉灌注压力增高,心肌收缩力下降,形成水肿。通过接种脑心肌炎 M 的变异株而形成心肌炎,急性期后导致充血性心力衰竭。在接种 7~14d 后,病毒血症阶段开始出现心肌细胞的坏死、双心室扩张、神经内分泌活化、心肌功能改变和充血性的心力衰竭体征。李双杰等[55]对 Bal/c 雄性小鼠进行反复感染 CVB3,对感染后的小鼠于第 1、3、6、9 个月随机取部分进行超声心动图观察,结果发现病毒组的左室收缩和舒张末期内径在各个时点均都增大,左室射血分数降低,与对照组相比,有统计学差异。

九、特殊类型心力衰竭模型

(一)右心衰模型

可以用肺动脉缩窄法形成压力超负荷,从而导致右心衰竭,也可用右冠状动脉结扎术来制备心力衰竭的模型。该模型适用于对肺动脉高压、三尖瓣病变、肺心病和肺梗塞等方面进行研究。

(二)舒张性心力衰竭

常用腹主动脉缩窄法来建立心肌肥厚动物的模型,此模型需要注意手

术环节的操作细节,即确立腹主动脉缩窄范围,不能太大或太小,前者术后易发生收缩性,而后者心肌肥厚形成时间过长。

(三)高脂饮食法

肥胖可以制备充血性心力衰竭模型,长时间以富含胆固醇及游离脂肪酸等高脂饲料喂食,可以诱导动脉粥样硬化,引起心血管壁堵塞,血流受阻,形成心力衰竭。这种造模方法类似于自然肥胖所形成的心力衰竭,但是此造模时间长,对动物的缺血程度难以控制。薛礼美等[56]用高脂饲料喂养家兔,所用高脂饲料由10%的脂肪和90%的标准饲料组成。结果显示模型组的细胞核增大且在HE染色中颜色较深,心肌细胞增生,排列紊乱,有部分发生空泡变性。有些研究者为了提高模型成功率,先采用高脂饲料法制备高血脂模型,然后在此基础上加以其他因素联合诱导,形成比较完善的心力衰竭模型。

第四节 常用心衰模型的评价

一、整体水平的观察

包括心脏结构观察与心功能的检测,结构性指标有:心脏的形状大小、心室腔的变化、室壁厚度、室壁活动情况以及心脏血管直径等。心功能指标有:心率、心电图以及血压等。

(一)超声心动图

超声心动图是利用超声波回声的原理对心脏和大血管进行探测以获取相关信息的一种检测方法。朱文辉[57]等对超声心动图与BNP进行检测,证明了超声心动图用于心衰大鼠心功能检测的可行性,它能够很好地评价心力衰竭大鼠的心功能。而且超声心动图的检测相对简便,有利于对大鼠进行动态观察[58]。

(二)心电图

心电图可以把心脏兴奋产生电的活动进行反映,常用来研究心脏的基本功能及其它的病理过程。它可以提供,如心肌梗死、左室肥厚等诸多信息,在心肌损害及心律失常等方面得到了广泛的应用。它主要表现在对心脏电生理活动和心肌缺血检测方面,而不适用于检测心脏的收缩和舒张功能。心电图对心功能的缺陷方面不能有很好的体现,因此,必须结合多种检测指标才能对心脏的功能结构以及病理变化进行较为全面分析。

(三)血流动力学变化

流量、压力、和阻力之间的关系是血流动力学中最基础的关系。与一般流体力学不一样的是，血管的管道系统具有弹性和可扩张性，血液是包括血细胞和胶体物质等多种物质的一种混合液体。对血流动力学进行检查，可以快速了解到心脏及血管功能处于何种状态，因此，血流动力学变化的检测也是心衰模型是否成功的一项标准。

二、病理学切片观察

病理切片观察是对机体细胞、组织或器官中的病理变化进行检测的一种病理形态学方法。常用的是HE染色，染色后可在显微镜下组织细胞的病变观察，还可以用免疫组化方法，染色完毕后通过光镜观察组织内相应蛋白的基因表达。通过对病理学切片观察，可以清楚地看到心肌细胞的变化，以及心肌细胞的整体表现性。因此，病理学切片可作为检测心衰模型的一项标准。

三、分子水平的观察

(一)ANP含量检测

ANP是一种由心脏分泌的激素，一般由心房分泌，但心衰发展严重时由心室分泌，可用于抑制RAA系统、约束交感神经活动、舒张血管以及降低水钠潴留，从而有益于改善心衰[59]。研究证明，在心衰代偿期和失代偿期心肌ANP的表达明显增高，并随心衰的加重心肌ANP含量增加。因此，ANP可用于对心衰恶化程度进行判定。

(二)脑钠素(BNP)含量检测

BNP是由心脏细胞产生与并与结构密切相关的一种钠尿肽激素，主要由心室分泌，可用于调节体液、体内钠平衡和血压。当心脏容量负荷或压力负荷增加，心肌受到的牵张力和室壁压力急剧增加，BNP浓度增高，王秋峰[60]等通过研究证明，BNP水平能对心肌受损情况进行反映，同时可以对病危程度进行预测，可以用来评价急性心肌梗死治疗方法。因此，常以BNP作为诊断心衰的指标。经多个研究证实，BNP应用于心脏病诊断有效、准确，并可作为心血管疾病监测的新一代标准[61]。

(三)白介素-6(IL-6)含量检测

IL-6主要是由活化的T细胞和成纤维细胞等产生的一种多肽物质，用来参与机体各种调节[62]。IL-6表达失调可引发多种病症。临床研究[57]证明心衰患者 IL-6 水平明显升高,与正常对照组比较有显著差异($P<0.01$),并且 IL-6 水平与心功能的级别呈现正向相关性,也就是说心衰越严重,炎性细胞因子浓度就会越高。所以通过检测 IL-6 的含量水平,也可以很好地判断心功能的变化。

(四)心肌细胞凋亡及其信息分子

Bax 和 Bcl-2 是存在于人体内调控细胞凋亡的两个重要基因。Bax 是一个诱导细胞凋亡的原癌基因,而 Bcl-2 相反,是用来抑制细胞凋亡的,细胞在受到凋亡刺激后是存活还是死亡主要是由二者比值决定[63]。早期心衰的心肌细胞对凋亡因子的灵敏性增加明显,但随着心衰的逐渐发展恶化,Bax 的水平降低,心肌细胞对凋亡因子的灵敏性反而降低。因此,心衰由轻度向重度的转化可以由心肌细胞对凋亡的灵敏性增加来判断。

第五节 展望

心力衰竭的发病机制比较复杂,从心力衰竭的发生到代偿再到失代偿的过程中涉及的细胞结构变化很多,从病理学到生理学,再到细胞和基因的水平,已经有了很多层次的研究,其形成与发展很难用单方面的发病机制来解释。而且,在心力衰竭的不同发展阶段,其心脏功能、病理组织学和血液动力学以及神经内分泌变化也不相同,所以这也使得心力衰竭的不同发展阶段的治疗方法也不同。若用单方面因素来制备心力衰竭模型则很难模拟心力衰竭所有相应的阶段的不同的发展变化和特征,所以需要将不同的模型进行整合来研究心力衰竭的变化,这样或许可以更接近人类的心力衰竭的真实模型。随着技术的进步和方法的更新,相信会有越来越多更贴近患者的心力衰竭模型出现,从而更好地了解心力衰竭的发病机制,以便把握其特点和规律,并通过对不同类型和病因的心力衰竭建立更好的治疗方法。

参考文献

[1] 中华医学会心血管病学分会,中华心血管病杂志编辑委员会.中国心力衰竭诊断和治疗指南(2014)[J].中华心血管病杂志,2014,42(2):98-122.

[2] 郭豫涛.充血性心力衰竭的动物模型[J].上海实验动物科学,2001(02):122-126.

[3] 李昌繁,江时森.心力衰竭动物模型的研究进展[J].医学研究生学报,2007

(05):532-534+539.

[4] 张近宝,王一苇,刘维永,等. 犬容量负荷模型左心室形态与功能变化规律[J]. 第四军医大学学报,2002,23(14):1277-1280.

[5] 王维亭,徐向伟,赵专友,等. 清醒比格犬胸下腔静脉缩窄心衰模型的建立[J]. 现代药物与临床,2010,25(05):354-359.

[6] Desjardins G S, Mueller R W, Cauchy M J. Apressure over load model of congestive heart failure inrats[J]. Cardiovasc Res, 1988, 22(10): 696-702.

[7] 钟明,张薇,卜培莉,等. 兔舒张性心力衰竭模型的建立[J]. 基础医学与临床,2001(04):379-382.

[8] 张艳,杨硕,庞敏,等. 益气活血复方对慢性心衰大鼠心肌组织 Ang Ⅱ 及 PKC 的影响[J]. 中华中医药杂志,2008(11):999-1001.

[9] 郑兴,章同华,秦永文,等. 心肌梗死大鼠梗死区和非梗死区间质胶原重构[J]. 第二军医大学学报,1999(09):662-665.

[10] 王军,白玲,李晶,等. 心力衰竭大鼠心肌线粒体蛋白质组学研究[J]. 中国科学(C辑:生命科学),2009,39(11):1019-1027.

[11] 陈鹏,杨成明,曾春雨,等. 心肌梗死后心力衰竭小鼠心肌组织内质网应激相关凋亡途径的研究[J]. 中国病理生理杂志,2010,26(6):1069-1074.

[12] 朱汉华,李浪,汪熠,等. 美托洛尔对大鼠冠状动脉微栓塞后心肌细胞凋亡及 caspase-12 活化的影响及意义[J]. 中国病理生理杂志,2009,25(4):642-646.

[13] 张振国,李雪峰,朱淑珍,等. 介入法建立大鼠冠状动脉微栓塞模型[J]. 重庆医科大学学报,2018,43(03):338-342.

[14] Kordenat R K, Kezdi P, Stanley E L. A new catheter technique for producing experimental coronary thrombosis and selective visualization[J]. American Heart Journal, 1972, 83(3): 360-364.

[15] 杨建业,安庆宝,张迎春,等. 液氮冷冻大鼠左冠状动脉前降支中上1/3所支配区域建立心肌梗死模型[J]. 中国比较医学杂志,2008(03):51-54+85.

[16] Colderone H N, Taylo R R, Pool P E et al. Congestive heart failure following chronic tachycardia[J]. Am Heart J, 1971, 81(7): 790-798.

[17] Riegger A J, Liebaug. The rennin-angiotensin-aldosterone system, antidiueetic hormone and sympathetic nerve activity in an experimental modal of congestive heaet failure in the dog[J]. Clin Sci(Lond), 1982, 65(2): 465-69.

[18] 王邦宁,王硕仁,赵明镜,等. 犬慢性快速右心室起搏构建心衰模型[J]. 安徽医科大学学报,2005,40(2):189-191.

[19] Riegger A J, Liebau G. The renin-angiotensin-aldosterone system, antidi-

uretic hormone and sympathetic nerve activity in an experimental model of congestive heart failure in the dog.[J]. CLINICAL SCIENCE, 1982, 62 (5): 465-469.

[20] 惠杰. 快速右心室起搏动物心力衰竭模型的建立[A]. 中华医学会. 中华医学会心血管病分会第八次全国心血管病学术会议汇编[C]. 中华医学会: 中华医学会, 2004: 2.

[21] Anrigemma G P. Diastolic heart failure-a common and lethal condition by any name[J]. N Engl J Med 2006, 355 (3): 308-310.

[22] Takeshita D, Shimizu J. Isoproterenol induced hypertrophied rat hearts does short term treatment correspond to long term treatment[J]. J Physiol Sci, 2008, 58(3): 179-188.

[23] 张静, 李庚山, 李国草, 等. 阿霉素对兔心脏结构及血清氨基末端脑钠尿肽前体的影响[J]. 心脏杂志, 2004, 16(5): 437-439.

[24] 李玉玲, 杨建业, 唐俊明, 等. 阿霉素诱导大鼠心衰模型不同方案的比较[J]. 中国比较医学杂志, 2006(2): 93-96+127.

[25] 吴运香, 张野, 谢春林, 等. SD大鼠阿霉素慢性心力衰竭模型的建立与评价[J]. 中国药理学通报, 2011, 27(08): 1170-1173.

[26] 吴慧颖, 才子斌, 王芳, 等. Wistar大鼠慢性心力衰竭模型的制备及指标判定[J]. 中国老年学杂志, 2012, 32(04): 778-779.

[27] 杨杨, 李运曼, 方伟, 等. 黄芪提取物对犬心力衰竭模型的作用[J]. 药物进展, 2005, 29(3): 125-128.

[28] 马淑骅, 胡剑江, 王玉敏, 等. 黄芪注射液对两种急性心衰模型的强心作用比较[J]. 中国中医基础医学杂志, 2011, 17(04): 390-392.

[29] Ren J, Wold L. Mechanisms of alcoholic heart disease[J]. Ther Adv Cardiovasc Dis, 2008, 2(6): 497-506.

[30] Diminno M N, Franchini M, Russolilla A et al. Alcohol dosing and the heart updating clinical evidence[J]. Semin Thromb Hemost, 2011, 37(8): 875-881.

[31] 刘昊琛, 邓忠, 张忆雯, 等. 乙醇致家兔急性心衰模型的建立[J]. 西安交通大学学报(医学版), 2012, 33(04): 435-438.

[32] 谭武红, 杜晓阳, 刘健, 等. 抗心衰复方对豚鼠慢性心力衰竭的实验研究[J]. 四川大学学报(医学版), 2009, 40(01): 89-92.

[33] 赵智明, 郭寒, 赵凌杰, 等. 淫羊藿总黄酮对异丙基肾上腺素诱导心力衰竭大鼠心肌细胞凋亡的影响[J]. 中国中医药科技, 2011, 18(01): 31-33.

[34] 沈节艳, 沈兰, 卜军, 等. 阿司匹林干预野百合碱诱导的大鼠肺动脉高压的研究[J]. 中国心血管杂志, 2010, 15(5): 375-379.

[35] 刘娜,安金斗,冯嵩,等.不同剂量野百合碱诱导 SD 幼鼠右室阻力负荷性心力衰竭模型的比较[J].临床儿科杂志,2012,30(07):656-660.

[36] 张国伟,于洋,祁家驹.野百合碱注射复制大鼠右心衰竭模型[J].心肺血管病杂志,2009,28(06):423-426.

[37] 刘莉,张小进,钱波,等.热休克蛋白 27 对小鼠实验性心力衰竭的保护作用[J].中华心血管病杂志,2007,35(07):595-598.

[38] Griffiths-Jones S, Saini H K, Van Dongen S,et al. miR Base: tools for microRNA genomics[J]. Nucleic Acids Res, 2008, 36: 154-158.

[39] Lewis B P, Burge C B, Bartel D P. Conserved seed pairing,often flanked by adenosines, indcates that thousands of human genes microRNA targets [J]. Cell, 2005, 120(1): 15-20.

[40] 王玉珍.心力衰竭的动物模型[A].中国转化医学和整合医学研究会、中华高血压杂志社.中国转化医学和整合医学研讨会(广州站)论文综合刊[C].中国转化医学和整合医学研究会、中华高血压杂志社:中华高血压杂志社,2015:4.

[41] 王术芳,王晓丽.钙调神经磷酸酶与心肌肥厚的研究现状[J].中国老年学杂志,2013,33(05):1235-1237.

[42] Macdonnell S M,Weisser thomas J, Kubo H,et al. CaMK Ⅱ negatively regulates calcineurin-NFAT signaling in cardiac myocytes[J]. Circ Res, 2009, 105(4): 316-325.

[43] 王维亭,赵专友,汤立达,等.心衰治疗靶点与干预研究进展[J].中国新药杂志,2010,19(6):486-493.

[44] 高瑞芳.钙调神经磷酸酶在力竭大鼠心肌重构发生中的作用[A].中国体育科学学会运动生理与生物化学分会.2014 年中国运动生理生化学术会议论文集[C].中国体育科学学会运动生理与生物化学分会:贵州省体育科学学会,2014:1.

[45] 张菁.G 蛋白耦联受体激酶与心力衰竭[J].医学综述,2007(22):1686-1688.

[46] 黄秋萍,金炜.G 蛋白耦联受体激酶 2 在心力衰竭中的意义[J].心血管病学进展,2007(02):290-293.

[47] Pierce Kristen L, Premont Richard T, Lefkowitz Robert J. Seven-transmembrane receptors.[J]. Nature Reviews. Molecular Cell Biology, 2002, 3(9).

[48] Eckhart A D, Koch W J. Expression of a beta-adrenergic receptor kinase inhibitor reverses dysfunction in failing cardiomyocytes[J]. Mol Tnel, 2002, 5(1): 74-79.

[49] Oyama J, Blais C Jr, Liu X, et al. Reduced myocardial is chemiareperfusion injury in toll-like receptor 4-deficient mice[J]. Circulation, 2004, 109(6): 784-789.

[50] Kempf T, Eden M, Strelau J, et al. The transforming growth factorbeta superfamily member growth-differentiation factor-15 protects the heart from is chemiareperfusion injury[J]. Circ Res, 2006, 98(3): 351-360.

[51] Tibor Kempf, Matthias Eden, Jens Strelau, et al. The Transforming Growth Factor-β Superfamily Member Growth-Differentiation Factor-15 Protects the Heart From Ischemia/Reperfusion Injury[J]. Circulation Research, 2006, 98(3).

[52] Dyer E C, Jacques A M, Hoskins A C, et al. Functional analysis of a unique troponinc mutation, GLY159ASP, that causes familial dilated cardiomyopathy, studied in explanted heart muscle[J]. Cir Heart Fail, 2009, 2(5): 456-464.

[53] 马新欣,张跃力,王曼,等.自发性高血压大鼠左心室心肌应变与心肌纤维化程度的相关性[J].中国医学影像技术,2017,33(02):161-166.

[54] Grandel U, Sibelius U, Schrickel J, et al. Biosynthesis of constitutive nitric oxide synthase-derived nitric oxide attenuates coronary vasoconstriction and myocardial depression in a model of septic heart failure induced by Staphylococcus aureus alpha-toxin.[J]. Critical Care Medicine, 2001, 29(1): 1-7.

[55] 李双杰,张召才,陈瑞珍,等.Balb/c小鼠CVB3病毒性扩张型心肌病并心力衰竭模型的建立[J].复旦学报(医学版),2004,31(6):559-562.

[56] 薛礼美,唐蜀华,鞠晓云.混合高脂饲料喂养新西兰白兔建立DHF模型的实验[J].中西医结合心脑血管病杂志,2012,10(3):327-329.

[57] 朱文晖,张晓红,肖渊茗.超声心动图评价心力衰竭大鼠模型心功能改变[J].中南大学学报,2009,34(5):453-456.

[58] 李卫虹,张少衡,等.利用超声心动图评价大鼠心脏功能的可行性研究[J].中国心血管杂志,2003,8(3):165-167.

[59] 曹济民.心力衰竭实验研究进展[J].基础医学与临床,2002,22(1):16-25.

[60] 王秋峰,任旭爱,赵志林,等.血浆纤维蛋白原与脑钠素在急性心肌梗死危险度评价中的研究[J].国际检验医学杂志,2019,40(05):568-571.

[61] 罗学宏.BNP,诊断心衰的新指标[P].医药经济报,2010.

[62] 刘晓柳.白介素-6及其受体与心血管系统的研究进展[J].细胞与分子免疫学杂志,2009,25(2):189-192.

[63] 张园,邱健.组织因子、白介素-6和血管内皮生长因子对CHF患者预后的判断价值[J].实用医学杂志,2005,21(14):1507-1509.

第九章　心衰治疗的作用机制研究进展

心力衰竭是由于心肌梗死、心肌病、血流动力学负荷过重及炎症等原因引起的心肌损伤,造成心肌结构和功能的变化,最后导致心室泵血或充盈功能低下。临床主要表现为呼吸困难、乏力和体液潴留。慢性心力衰竭(chronic heart failure,CHF)是指持续存在的心力衰竭状态,是由于各种原因引起心脏结构和功能的变化,导致左心室充盈和射血分数降低而引起的一组临床综合征。冠心病、高血压、老年性退行性心瓣膜病、风湿性心瓣膜病、扩张型心肌病和急性重症心肌炎等心血管疾病都有可能发展成为慢性心衰[1]。慢性心衰病变一旦起始,即便没有新的心肌损害,自身病变仍可不断发展,这也是造成心血管疾病死亡率高居不下的主要原因之一。这严重影响了人们的生活质量,同时也加剧了公共卫生负担。

目前认为,血流动力学异常是心衰症状的病理生理基础,神经内分泌细胞因子系统的过度激活、持续的交感神经活动增强所导致的心室重塑是心衰发生发展的病理生理基础[2]。与心衰有密切关系的因子有去甲肾上腺素、精氨酸加压素、利钠肽、醛固酮、内皮素和一氧化氮等,这些神经体液因子会对交感神经也有一定影响,心率加快、心肌能量消耗增加,还能使外周血管阻力增加、心室后负荷加重,从而引起心肌肥大、缺血、心动过速、心肌细胞凋亡,最终导致心室重构。心衰的治疗手段随着医学对心衰病因病机的认识不断改进,从利尿、强心和扩血管等短期血流动力学措施,逐渐转为以神经内分泌抑制剂为主的长期的、修复性的治疗方案,治疗的目的是预防和延缓心衰不适症状的发生,或减轻患者的症状,从而降低慢性心衰患者的住院率和死亡率。

但是这些药物因临床应用禁忌、不良反应多而受到限制。因此,目前的研究热点转向从祖国医学中寻求治疗慢性心衰疗效好、不良反应少、应用广泛的方法和药物。

中医药对于慢性心衰的治疗和改善患者的生活品质方面有重要作用,这一点在临床和实验两方面都取得了一定程度的进展[4]。西医研究心血管功能受到体内各种神经体液因素的调节,中枢神经激素系统的激活与心血管中枢活动增强密切相关,并可以明显改变外周交感神经的活动。持续的交感神经活动增强是心衰发生发展的重要原因,因此,降低交感神经兴奋性成为心衰治疗研究的焦点之一[6]。心室重构是一个涉及一系列分子和细胞机制的非常复杂的过程,表现为心肌质量、心室形状及心室容量的改变[7]。另外,心肌梗死、过高的压力或容量负荷增加了心室壁的机械负荷[8],激活了一系列神经内分泌信号,加重心衰的进程,而此可以是一个契机,中医药研究可以以此为一个突破口,中医药的治疗方案也可以有针对性地干预靶点。

中医认为慢性心衰是由于各种器质性或功能性心脏疾病使心室充盈或射血能力受损的一种综合征,主要是由痰、虚、瘀和水导致的本虚标实之证,常用温阳、益气、养阴、活血和利水等法治之[3]。西医长期的强心、利尿和扩血管治疗有明显的副作用,而中药治疗慢性心衰,具有多水平、多靶点,且副作用少的特点。为了更系统地了解中药对慢性心衰的治疗作用机制。我们从以下方面探讨中医药对于慢性心衰的治疗机制。

第一节　西医病因及病理机制

现代医学对心衰病理机制的认识经历了从体液潴留到泵功能障碍继而开始关注神经内分泌细胞因子系统的过度激活,近年来又发现,心室重塑是心衰发生发展的重要机制[2]。神经内分泌细胞因子系统的激活可促进心室重塑[5],加重心肌损伤和心功能衰退,而心功能受损又可激活神经内分泌因子系统,这种恶性循环不断推进心衰的病程,直至死亡。

一、神经内分泌细胞因子系统

(一)交感神经系统(SNS)

从心脏这个大系统来看,心血管功能受到体内各种神经体液因素的调节,又发现中枢神经激素系统的激活与心血管中枢活动增强密切相关,前者的变化又可直接改变外周交感神经的活动。交感神经长期、过度的激活可导致心肌肥厚、细胞凋亡及间质纤维化[1]。心衰时交感神经兴奋性增强,会释放大量去甲肾上腺素(NE)进入血液,使血浆中 NE 浓度升高。NE 释放过多再摄取就会减少,因此心肌内的 NE 最终会短缺。高浓度的 NE 可以加快心率、增加心肌能量消耗,还能增加外周血管阻力、加重心室后负荷,从而引起心肌缺血肥大、心肌细胞凋亡,最终导致心室重构[6]。交感神经张力持续或过度增加会引起内分泌激素的变化,可激活肾素-血管紧张素-醛固酮系统,促进血管加压素、心钠素等激素的分泌,导致心肌细胞的损伤、心肌耗氧量的增加以及心率的失常。

(二)中枢肾素-血管紧张素-醛固酮系统(RAAS)的影响

RAS 是调节交感神经活动的一个重要体液因素,心衰时心排血量减少,引起肾血流量减低,导致 RAS 系统激活,其主要活性物质为血管紧张素Ⅱ(AngⅡ),AngⅡ有强大的血管收缩功能,可以引起外周血管阻力升高,心室后负荷增加,从而造成心肌肥厚,细胞凋亡,导致血管和心室重构[2],并促进 NE、肾上腺素、醛固酮及血管加压素的释放。醛固酮可引起水钠潴留,增加心脏前负荷,导致心肌纤维化形成,造成心室重构,导致房颤形成,还可减少交感神经对 NE 的再摄取,使自主神经功能失调,交感激活、副交感活性降低,引发心律失常。研究表明,心衰动物下丘脑中血管紧张素Ⅰ型受体(AT1-R)的数量明显增加,长期给予 AT1-R 阻断剂可使 AT1-R 表达下降,减少交感神经活动,减轻水钠潴留及心室重构症状。侧脑室注射醛固酮可激活 RAS 系统,增加交感神经的活动,增加脑内 ROS,而给予盐皮质激素阻断剂可逆转上述现象[3]。

(三)体液因子的作用

1. 精氨酸加压素(arginine vasopressin AVP)

AVP 在下丘脑处合成储存在垂体,具有抗利尿和缩血管功能。AVP 如果释放过量可引起全身血管的收缩和水液潴留,从而使机体产生低血钠状态而加重心衰。AVP 拮抗剂可以减轻心衰症状,但不能影响患者寿命[2]。

2. 利钠肽

利钠素类包括心钠素(ANP)、脑钠素(BNP)和 C-型利钠肽(CNP)。它们是由心脏分泌的具有扩张血管、增加排钠、抑制交感神经兴奋、对抗肾上腺素和肾素-血管紧张素等的水钠潴留的作用。心衰早期,ANP 随心脏容量负荷的增加而增加,随着心衰病程加重,ANP 浓度降低[2]。但 BNP 水平的增高程度与心衰的程度呈正相关,因此,血浆 BNP 水平可作为评定心衰进程的指标[1]。

3. 内皮源性激素

影响心衰的内皮源性舒张因子(endothelial derived relaxing factor, EDRF)有 NO;内皮源性收缩因子(endothelial derived contracting factor, EDCF)有内皮素(endothelin ET)。NO 是血管内皮细胞中 L-精氨酸在一氧化氮合成酶(NOS)作用下合成的,在正常生理状况下有降低血管张力、减少血小板黏附和抗血管增值的作用。心衰可激活 NOS,使血浆 NO 浓度升高,对心衰起到一定的代偿作用,但是 NO 过量也会影响能量代谢,产生基因毒性,造成心肌的损伤[2]。ET 是一族由血管内皮细胞、心肌、平滑肌合成及分泌的多肽,具有强大的收缩血管功能。可使冠状动脉强烈收缩,血流减少,增加心肌耗氧量,还可导致细胞肥大,心室重塑。心衰患者由于肺动脉压的升高以及心室充盈压的增高,ET 分泌增加,从而引起外周阻力升高,降低心输出量,激活 RSA 系统,诱发心肌缺血或心律失常,加重心衰[2]。

4. 炎性细胞因子

炎性细胞因子(proinflammatory cytokines PIC)是一类由免疫细胞产生,能介导多种免疫反应的内源性多肽,炎性细胞因子的激活与心衰有着密切的关系,在心衰的发生机制中起作用的炎性细胞因子主要包括肿瘤坏死因子-α(TNF-α)、白介素-1(1L-1)和白介素-6(1L-6)。心衰时 PIC 在外周组织和中枢中的含量明显升高,它们的过度表达可以导致进行性左室功能低下和左室重构,加重心衰。

研究表明,心衰时大鼠室旁核 TNF-α、IL-1、IL-6 表达增多,并通过增强的 IL-6R 表达可能改变 PVN 介导的生理反应,增强的 TNF-αR、IL-1R 受体可增强交感神经活动和炎性状态[3]。

5. 心衰核转录因子 KB(NF-KB)

心衰核转录因子 KB(NF-KB)是调节基因转录的关键因子之一,在外周组织及中枢神经系统中参与许多免疫和炎症反应的调节。NF-KB 家族由一组结构相关的蛋白质构成。可被炎性细胞因子、细菌毒素、ROS、Ang Ⅱ及 ALDO 等多种因子激活。研究表明抑制心衰细胞中的 NF-KB 的作用或减少转录因子合成,可以明显降低左室重构的程度、减轻心肌肥大、延长心衰动物的生存期。心衰时 NF-KB 被激活并与交感神经活动呈正相关,而且我们在后期实验中也发现阻断中枢 NF-KB 的作用可有效地延缓心功能减退的进程。上述研究证实,心衰时室旁核 NF-KB 被大量激活参与增强交感神经活动;而且,室旁核 NF-KB 可被中枢过氧化物、PIC 和 RAS 激活;NF-KB 激活后,增加 PIC 和 RAS 的表达,并通过增加 NACPH 氧化酶表达诱导 ROS 产生,使交感神经活动增强,即中枢 NF-KB 激活是 RAS、PIC、ROS 和交感神经活动增强的枢纽。采取适当措施阻断室旁核 NF-KB 激活,能更有效地降低心衰与高血压时交感神经兴奋。

二、代偿机制对于机体的影响

代偿反应是机体在心力衰竭发生时防止氧气进一步减少的必要措施,

且代偿反应的强度与心力衰竭是否发生、发生速度以及严重程度密切相关。这种机制将会增加心脏的前负荷,使回心血量增多,提高心脏血流量。心肌肥厚,心肌纤维增多,细胞数并不增多。神经体液的代偿机制,交感神经系统(SNS)兴奋性增强,心衰时低心排血量兴奋压力感受器,反射性激活交感神经。

能量代谢障碍是心力衰竭的重要病理生理环节。长期的超负荷将使能量耗竭、心肌失代偿而发生心力衰竭。具体表现为心肌能量物质三磷腺苷(ATP)和磷酸肌酸(PCr)的改变。

三、舒张功能不全的作用

有研究指出,50%左右的心衰原因为舒张功能不全,尤其是以老龄高血压患者最为常见,合并房颤、贫血是其基本特征。心脏舒张功能不全的作用机制有主动舒张功能障碍和心室肌的顺应性减退及充盈障碍。这些都会导致舒张终末期左心室内压升高,引起心衰[1]。

四、心肌损害与心室重塑的影响

压力和容量负荷过重等长期血流动力学的改变,会引起心肌室壁张力的增加、促进细胞因子和信号肽的释放,最终导致心室重塑。临床上表现为心室腔扩大、室壁肥厚和心室腔形状的改变。心肌细胞肥大、凋亡和坏死,成纤维细胞的增生,心肌细胞外基质过度沉积等都会参与并影响心室重塑的发生和发展。此外,心功能下降诱发神经内分泌细胞因子的过度激活也会加重心室重构,形成一种恶性循环[1]。

第二节 治疗心衰常用药物和作用机制

最早对于心衰的治疗,只是减轻心脏工作负荷或者消除心衰诱因,后来认为心衰的中心问题是血液动力学障碍,开始通过采用利尿剂减少血流量从而减轻心脏前后负荷。继而将心衰的本质看作心肌能量代谢的障碍,在治疗心衰时常加入各种强心剂。

一、利尿剂

利尿药是临床治疗心衰的基础用药,是消除心力衰竭导致体内钠水潴留的主要手段,其原理是在减少体液容量的基础上,减轻心脏前负荷和减轻病人的水肿症状[7]。常用于治疗心衰的利尿药有袢利尿药、噻嗪类利尿药和保钾利尿药[8],其中袢利尿药是一种通过抑制 Na^+-K^+-$2Cl^-$ 协同转运、增加排 Na^+ 量的一种高效利尿药(如呋塞米、托拉塞米及布美他尼);噻嗪类利尿药是通过抑制 Na^+-Cl^- 协同转运、减少原尿 Na^+ 重吸收的中等强度的利尿药(如氢氯噻嗪、吲哒帕胺);保钾利尿药可分为两种,分别是盐皮质激素受体阻断剂类(如安体舒通)和阻断肾小管上皮 Na^+ 通道类药物(如阿米洛利、氨苯蝶啶)。

利尿药的使用不当容易造成患者电解质紊乱加重病情,因此,对心衰患者使用时更要加强对利尿药种类的选择和剂量的控制,根据实际情况选择更安全有效的方案[8]。

二、强心药

强心药是一类加强心肌收缩力的药物,可用于治疗心肌收缩力严重损害时引起的充血性心力衰竭。临床上应用的强心苷类药物主要有西地兰(洋地黄毒苷)和地高辛等。此类药物小剂量使用时有强心作用,能使心肌收缩力加强,但是安全范围比较窄,对于一些易感患者,维持剂量也会中毒[9]。临床常见的非强心苷类药物有可提高心肌细胞内 cAMP 的浓度进而发挥其治疗心力衰竭的作用的环磷腺苷葡胺[10],β受体激动剂多巴酚丁胺、酚妥拉明等。其中多巴酚丁胺与酚妥拉明联用对肺心病顽固性心衰有显著的改善[11]。

三、神经内分泌细胞因子拮抗剂

经过半个世纪的变迁,人们认识到神经内分泌细胞因子的过度激活是心力衰竭发生、发展及恶化的关键因素,神经内分泌系统包括交感肾上腺系统、肾素-血管紧张素-醛固酮系统、心钠肽(ANP)和脑钠肽(BNP)等,影响较大的细胞因子有肿瘤坏死因子 a(TNF-α)、IL-6 等。

(一)β受体阻滞剂

β受体阻滞剂可拮抗交感神经过度激活,抑制神经内分泌活性。用药初期β受体阻滞剂的负性肌力作用会加重心衰症状,但长期治疗能够改善患者的心功能,显著降低住院率及死亡率[2]。心衰病人使用小剂量β受体阻滞剂,可以改善临床状态,减慢心率,恢复心室舒张功能,提高心室射血分数,改善血液动力学,并增加运动耐量[12-13]。可以起到保护心肌作用,逆转β受体的下调,减慢心率,降低心肌耗氧量,降低心室壁厚度,减少肾素及精氨酸加压素的释放,降低心脏的负荷。β受体阻滞剂有三代产品,20 多个品种,常见的有阿替洛尔、盐酸普萘洛尔、卡维地洛和美托洛尔等。但β受体阻滞剂大剂量使用有可能发生体位性低血压、心动过缓、心衰加重、疲乏、头痛及睡眠障碍等不良反应[9]。

(二)血管紧张素转换酶抑制剂(ACEI)、血管紧张素受体拮抗剂(ARB)及醛固酮拮抗剂

ACEI、ARB及醛固酮拮抗剂通过不同的途径阻滞RAS系统的激活,从而减缓心衰的发展。常见的ACEI药物有含巯基或硫基类(卡托普利、阿拉普利);含羧基类(依那普利、赖诺普利);含次膦酸基类(福辛普利)。其可能引起的副作用有高钾血症、低血压及肝、肾、肠胃功能的紊乱,还可能出现一些过敏反应。目前为止,常见的ARB有缬沙坦、依普沙星、替米沙坦、康得沙坦、依贝沙坦和他索沙坦等,不良反应主要有头晕和头痛。醛固酮受体拮抗剂有螺内酯和依普利酮,其药源性反应主要有高钾血症、肾功能不全和男性乳房发育疼痛等[9]。

(三)内皮素受体拮抗剂[14-15]

人体内皮素有三种,分别是ET-1、ET-2和ET-3内皮素;内皮素受体主要有ETA受体和ETB受体两种亚型。其中ETA受体对ET-1有高度特异性,ETB受体选择性比较低。临床常用的内皮素受体拮抗剂有两种:ETA受体阻滞剂(如Atrasentan、Darisentan)和双受体阻滞剂(如Bosentan、Enrasentan)。内皮素拮抗剂其抗心衰机制可能为阻断内皮素ET对心肌的直接作用,抑制ET的促丝裂原作用,预防和逆转心室肥大;稳定心肌细胞钙离子,改善左室泵功能。临床发现的ET受体拮抗剂的副作用有高血压、头痛、恶心呕吐、肾功能衰竭和失眠等。

(四)其他药物

临床上应用治疗心衰的药物还有钙增敏剂,可提高心肌收缩力而不增加心肌细胞内钙离子的释放,降低心脏的能量需求,被认为可以避免强心药物导致的心律失常和心肌细胞损伤[16]。还有一些非常规用药,包括别嘌醇、他汀类药物、阿司匹林、胺碘酮和生长激素等,这些药物都能在一定程度上改善心衰[17]。

四、非药物治疗

(一)血液超滤[18]

血液超滤是利用跨膜压力梯度,使全血通过半透膜时,血浆中的水分得

以分离的一种过程。大量的临床试验已证实血液超滤是清除心力衰竭患者体内多余液体的有效治疗方法，超滤过程中不会造成持续神经激素的激活，通过改善血流动力学来改善心力衰竭症状，并且可以纠正利尿剂引起的电解质紊乱，尤其对早期心衰患者疗效更佳。

（二）加强运动[19-21]

患者可选择合适的运动种类、运动强度、运动时间和运动频率进行心脏康复运动。研究发现运动康复可以改善慢性心力衰竭患者的血流动力学状态，还可使血中的 TNF-a 水平下降，提高最大心输出量、心率、每搏输出量，可改善内皮舒张功能，增加细胞氧化酶活性，激活神经内分泌功能，加强骨骼肌的功能。还可以改善患者心情，明显改善生活质量。

第三节 中医对于慢性心衰病因病机及辨证分型的探讨

心衰的表达最早见于《内经》，"夫心胀者，烦心短气，卧不安"（灵枢·胀论），"心痹者，脉不通，烦则心下鼓，暴上气而喘"（素问·痹论）。《金匮要略·水气病脉证并治》曰："心水者，其身重而少气，不得卧，烦而躁，其人阴肿"。"喘证""水肿""心悸"等证候与心衰临床表现相一致。《中医临床诊疗术语》提出"心衰"的病名并指出"心衰"的概念：因心病日久，阳气虚衰，运血无力，或气滞血瘀，心脉不畅，血瘀水停；以喘息心悸，不能平卧，咳吐痰涎，水肿少尿为主要表现的脱病类疾病。

中医普遍认为，心气虚是心衰的基本病机，本虚标实和虚实夹杂是心衰的基本中医证候特征。本虚以气虚为主，兼有阴虚、阳虚；标实以血瘀为主，兼痰浊、水饮等。本虚是心衰的基本要素，决定了心衰的发展趋势；标实是心衰的变动因素，影响着心衰的病情变化，本虚和标实的消长决定了心衰发展演变。例如曹雪滨等[22]指出气虚血瘀是贯穿于慢性心衰病程中最基本的病理机制，为本虚标实的最常见证候。临床辨证以气虚、阳虚和水饮三证最多见，兼夹阴虚、痰热和血瘀等，其证型演变一般由心肺气虚、气阴两虚、气虚血瘀、心肾阳虚、阳虚水泛或痰饮阻肺，最终发展至阴竭阳脱。气虚血瘀是心力衰竭发病之始，多见于心衰早期，亦贯穿于发病全程，阳虚水泛为心衰之重证，多见于心衰后期。

但对心衰病因病机的表述及证型分类没有统一的标准，不同中医会根据多年的临床诊断和用药经验形成自己对心衰的认识，在中医药理论的指导下从不同角度解析心衰的产生和发展，针对不同体质的心衰患者进行辨证论治,充分发挥中医药多靶点的优势。

吉中强[23]认为心气虚是心衰的基本病机,水饮、痰浊及瘀血为心衰的表证。心气不足就会出现心悸、气短及神疲乏力等症状,心阳不振,无法下制肾水,以致肾水上泛,出现水肿症状。肾水上扰耗伤肾阳,肾阳无力鼓动,现下肢水肿,此为心肾阳虚证。气分阴阳,心阴不足,出现气短、烦躁及口干等气阴两虚症状;气行则血行,气虚无力推动血的运行,出现血瘀症状,表现为胸闷、胸痛、唇舌紫暗、颈静脉怒张、肝瘀血症状,右心衰竭;虚证日久,心阳日衰,最终出现心阳虚脱证。依据临床症状将心衰竭分为气虚血瘀、肾虚血瘀、阳虚水泛三个证型。钱卫东[24]认为心力衰竭是由早期的气虚逐渐发展成心肺虚、气阴两虚和阴阳两虚。心气虚是心衰的始动因素,瘀血存在于心衰发生、发展和急性发作期的始末。心力衰竭有急缓之分,心气不足引起血行不畅,瘀血内阻,水气乘虚侵入。引发的气喘、胸闷、不能平卧、唇紫、尿少和水肿等为急症,心肾气阳亏虚,不能温煦脾胃,脾胃运化失健,水谷精微乏源,水湿浸渍,而致水饮内停为缓。郭维琴教授[25]通过观察心衰的脉舌症后,认为心衰可分为气虚、阳虚、阳脱及气阴两虚等证候类型。各证型之间相互联系、相互转化,不是一成不变的。同一患者,在疾病的发病过程中,各种证候类型都可能出现,但无论如何,气虚血瘀和阳虚水泛是疾病发生的最主要病机。

明朱军[26]认为心力衰竭病位在心,与肺脾肝肾等脏器密切相关,病机概括为心气亏虚、血脉瘀滞、水邪为患。将临床证型分为心肺气虚,心血瘀阻;心阳亏虚,心血瘀阻,痰湿内盛;气阴两虚,血瘀水停,挟有痰热;心脾肾阳虚,心血瘀阻,水饮内停。徐彩凤[27]也认为,心衰的病位虽然在心,但人体作为一个有机的整体,五脏六腑的功能失调都可影响致于心衰。其中脾与心关系最为密切,食用太多油腻肥甘、寒凉之物极易致脾失健运,聚湿生痰,痰浊上犯心胸,阻滞胸阳,阻遏心脉,而成心痹。周杰[28]在此基础上提出脾失健运是促使慢性心力衰竭心气虚证、兼阴虚证、兼血瘀证、兼血瘀水肿证病程发展的关键环节。孙媛等[29]认为久病心阳虚衰,血运无力,营血输布失常,瘀血水湿内生,累及肺脾肝肾等脏腑。黄寿衍[30]认为慢性心衰的基本病因病机为先天不足、六淫及饮食劳倦损伤身体所致,包括气(阳)虚、血瘀及水停。将慢性心力衰竭简化为两类证候:气阴两虚,瘀血水停;阳气虚衰,瘀血水停。

蔡少杭等[31]认为心气虚损贯穿始终,波及肺、脾、肝、肾诸脏,而心、肾两虚是难治性心衰的根本病机,病位在"心"而病本在"肾",由此对难治心衰大法多围绕纠正补益心肾、平衡阴阳,注重利水消肿、化痰祛瘀而展。

张军平等[32]认为"胸中大气下陷,胸中之气无力升举"为根本病机,其气主宰心、肺功能是否异常,脉道是否畅通,气血运行是否正常等生理功能。若气下陷,心肺功能发生改变,导致心主血脉之功能受阻,致血瘀水停,而成心衰。

综上所述,根据心衰临床表现与祖国医学中喘证、水肿、心悸、怔忡、痰饮及心痹等病症相符,近年来,对心衰的病因病机认识基本一致,认为"正气存内,邪不可干",即心衰为本虚标实之证,本虚为心气虚、日久累及心阳虚、心阴虚,标实为血瘀、水停、痰饮。虚实夹杂,标本俱病,是心衰的病理特点[33]。

根据2002年出版的《中药新药临床研究指导原则》[34]将慢性心衰分为七种证型,即心肺气虚证、阳虚水泛证、痰饮阻肺证、气阴两亏型证、心肾阳虚证、气虚血瘀证和阴竭阳脱证。目前,国内关于慢性心衰的课题研究多参照《中药新药临床研究指导原则》分型,临床中贯穿于慢性心衰整个病程中以气虚血瘀型多见,

第四节　中医药治疗心衰的机制及阐述

一、中医的辨证论治

心衰属于中医文献之心悸、怔忡、喘证、痰饮、水肿及积聚等范畴,病因包括气虚、阴虚及阳虚等,应从温补心肾化饮、泻肺平喘化瘀、补气养心、补益肾气及活血化瘀等方面进行治疗。

二、中药治疗的阐述与分析

(一)单味中药[35]

(1)附子。附子作用于心衰的主要作用成分是乌头类生物碱,具有改善心肌收缩、扩张血管和增加血液流动等强心作用。

(2)黄芪。黄芪药性力专性走,周行全身,使气旺血行,有祛瘀而不伤正的作用,具有增强免疫力的功能。现代药理研究表明,黄芪具有较好的扩张血管、对抗缺氧、强心和利尿的作用。黄芪对心衰、缺血缺氧、再灌注损伤和病毒损伤的心肌,具有保护心肌线粒体结构、提高生物氧化相关的多种酶的活性及减少乳酸脱氢酶外漏等作用,从而改善心肌能量代谢[36]。

(3)人参。人参则是人参有益气固脱的作用,主要发挥作用成分为人参皂苷。单晓晶等[37]发现,人参皂苷具有非洋地黄正性肌力作用,降低血黏度,减少血小板聚集,增加心排血量,改善心肌缺血缺氧状态。

(4)党参。林谦[38]等指出党参可以提高心肌中的糖原含量,提高心肌琥珀酸脱氢酶和超氧化酶的活性。补齐中药中多糖成分(包括其皂苷成分)经机体代谢后可产生不同的单糖,而单糖又可能作为心脏能代谢底物。

(二)复方

梁涛等[39]研究表明,附子与干姜(1∶1)配伍对 ADR 致慢性心衰的强心作用可能与其增加心脏组织 Na^+-K^+-ATPase 活性和上调(JP2)的蛋白表达有关。研究发现,附子人参有效组分配伍可能通过拮抗神经内分泌系统的过度激活,抑制心肌肥厚,从而阻断心肌重构,达到改善 ADR 所致的慢性心力衰竭的作用。研究表明,用人参、黄芪、丹参、益母草、白术、茯苓及桂枝等益气温阳、活血利水组方进行实验,可以抑制慢性心衰左室重构的机制,减少心脏负荷,改善心功能。

蔡少杭等[40]依据"五脏之伤、穷必及肾"的中医学理论,在现代心衰治疗的基础上,配合金匮肾气丸加减煎剂口服,明显改善难治性心衰的心功能,从而降低死亡率和再住院率。谭勇明等[41]观察瓜蒌薤白半夏汤加减方配合西医常规治疗充血性心衰的临床疗效及对炎症因子的影响,其中四逆汤回阳救逆,重用茯苓化气利水,人参救阴补津。夏裕[42]研究结果发现,茯苓四逆汤能提高心衰病人劳动耐力及生存质量,提高左室射血分数、改善心功能。赵淑明等[43]说明葶苈生脉方可能通过抑制炎性细胞因子的表达,调节心肌胶原代谢,从而阻止或逆转心室重构,改善心功能,达到治疗 CHF 的目的。孙学利等[44]运用自拟参附苓术汤联合常规西药治疗慢性充血性心衰,发现治疗组在改善症状及心功能均优于对照组($P<0.05$)。方海雁等[45]观察苓桂术甘汤对 CHF 竭大鼠血管紧张素Ⅱ、内皮素-1 及 TNF-α、白细胞介素-1β(1L-1β)的影响,该方阻抑 CHF 大鼠心室重构,改善 CHF 大鼠心脏舒缩性能作用与其抑制神经内分泌及细胞因子过度表达密切相关。

戎靖枫等[46]研究发现,益气温阳方可改善心力衰竭大鼠的心功能,同时提高心衰大鼠心肌能量代谢产物 ATP 含量,减少 AMP 和 ADP 的含量,有效调节心肌梗死后心衰大鼠心肌能量代谢紊乱。

传统的中药复方配伍用药与现代医学盛行的针对多靶点联合用药治疗心衰的观念相契合。而补气中药都具有潜在的纠正能量代谢的功能,尤其是促进糖代谢产能和抑制脂肪酸代谢的产能。中医传统理论认为气是构成人体和维持生命活动的最基本物质,气能推动人体生理活动正常运转。"气虚"则会导致生理机能的下降。《素问·通评虚实论》中指出"精气夺则虚",《灵枢·天年》则指出心、肝、脾、肺、肾会随着年龄的增长而虚衰以致"五藏皆虚,神气皆去,形骸独居而终矣"。而现代生物学认为能量是机体各种生命活动的推动力,于是有学者从生物能力学的角度阐述中医"气"的物质性,认为"气"是人体活动的能量[47-48]。

(三)中成药治疗的探索

1. 芪苈强心胶囊

芪苈强心胶囊具有益气温阳、活血通络和利水消肿的作用,临床常被用来治疗慢性心衰。徐宁等[49]对芪苈强心胶囊治疗慢性心衰的临床疗效和安全性进行系统评价,结果表明芪苈强心胶囊具有提高心功能并增强运动耐力、显著提高左室射血分数、降低 BNP 水平及提高患者生活质量的作用。还发现芪苈强心胶囊不仅有强心、利尿、扩血管的功能,还可抑制神经内分泌系统过度激活、减缓心室重塑,从而改善慢性心力衰竭患者的临床症状[50]。

2. 芪参益气滴丸

曲凤等[51]对芪参益气滴丸加西药常规与单纯西药常规治疗慢性心力衰竭的临床疗效及安全性进行系统评价,芪参益气滴丸联合西药常规治疗可有效提高 LVEF 并增加 6min 步行距离,可降低血浆 BNP 水平,且无明显不良反应。由于纳入文献有限,尚需要进一步证实芪参益气滴丸能否降低再住院率。

3. 麝香保心丸

麝香保心丸是按照西医的标准开发的中成药,可以作为心脏病的急救用药。安宜沛等[52]对在常规西药治疗基础上加麝香保心丸与单用常规西药治疗相比较的临床随机对照试验文献资料进行 Meta 分析,研究显示,麝香保心丸可改善心力衰竭患者的心脏泵血功能,逆转心室重塑,提高活动耐量。且多数文献未报道服药期间频发严重不良反应,故从整体上可认为长期服用麝香保心丸是安全有效的。王士凯等[53]在研究过程中,将患者分为麝香保心丸治疗组(麝香保心丸及其他抗心力衰竭药物联用治疗)和对照组(只用常规抗心力衰竭药物),接受抗心力衰竭治疗 4 个月后,结果显示,麝香保心丸组患者的心功能得到了改善明显。推测其治疗机制可能是通过扩张冠状动脉,改善心肌供血功能,增加心肌收缩力,从而降低心脏室壁张力,降低心肌耗氧量。

4. 强心通脉颗粒

强心通脉颗粒由人参、黄芪、丹参、红花、三七、益母草和葶苈子等药物组成,具有益气活血利水及标本兼治的功效,对于慢性心力衰竭气虚血瘀水停型有很好的疗效。宫丽鸿等[54]等通过对 280 例心衰患者的临床治疗观察,西医对慢性心衰常规治疗在强心、利尿和改善心室重构的基础上,加用中医药强心通脉颗粒治疗组的疗效更优于单纯西医治疗。在心功能、心衰积分和中医临床症状方面的改善明显优于单纯西医治疗。

5. 参附强心丸

参附强心丸由人参、附子、葶苈子、大黄、桑白皮和猪苓等组成,是《金匮要略》中的己椒苈黄丸和《妇人良方》中的参附汤加减所得。采用通补兼施的方法治疗心衰,益气温阳的同时活血利水。现代药理研究证实,参附强心丸有强心利尿、扩张冠脉和减慢心率的作用,能够明显改善心功能[55]。

(四)中药注射剂治疗的新方法

中药注射剂是从中药或天然药物的单方或复方中提取有效物质制成的可供注入体内的制剂,有充分的中医理论根据,采用先进的制备工艺制备而成。对于西医治疗无力时,配合使用中药注射剂可以改善患者症状。

1. 参附注射液

侯雅竹等[56]对在常规西药治疗基础上加参附注射液与单用常规西药治疗相比较的临床随机对照试验文献资料进行 Meta 分析,相对于单纯西药常规治疗,两种治疗方式联合组能显著减轻心力衰竭患者临床症状,疗效确切,并可明显提高患者的生活质量,并使 LVEF 提高,能够在一定程度上缩小左室舒张末内径。

2. 心脉隆注射液

张家美等[57]对心脉隆注射液治疗慢性心力衰竭的临床疗效和安全性进行系统评价,在常规治疗基础上加入心脉隆注射液对于心力衰竭的治疗具有较好的促进作用;对于临床症状及相关指标(LVEF、左心室收缩和舒张末期内径、6min 步行距离及中心静脉压)均有改善作用;但对于远期预后,该系统评价未能给出较好的结论。

3. 黄芪注射液

王丽显等[58]对在常规西药治疗基础上加用黄芪注射液与单用常规西药治疗相比较的临床随机对照试验文献资料进行 Meta 分析,相对于单纯西药常规治疗,加用黄芪注射液组左室射血分数明显高于常规药物治疗组,可使总有效率提高,且无严重的不良反应。

4. 参芪扶正注射液

申浩等[59]对参芪扶正注射液联合常规用药治疗心力衰竭的有效性和

安全性进行 Meta 分析,结果显示参芪扶正注射液联合常规用药在治疗心力衰竭的患者的临床疗效、提高 LVEF、每搏输出量、心脏指数、心输出量和降低 BNP 等方面均优于常规治疗,且治疗期间未见明显不良事件。

5. 丹红注射液

李金等[60]对中药丹红注射液辅助治疗慢性心力衰竭的临床疗效进行 Meta 分析,结果显示在常规治疗的基础上联用丹红注射液可明显提高心力衰竭治疗的有效率及改善心功能,且不良反应发生率较低。

6. 参麦注射液

侯雅竹等[61]采用系统 Meta 分析的方法,研究对象设为在常规西药治疗基础上加参麦注射液与单用常规西药治疗相比较的临床随机对照试验文献资料。结果发现参麦注射液在改善患者症状、提高临床综合疗效、增加 LVEF 及改善心室舒张功能等方面有可靠的疗效。

7. 生脉注射液

袁杨等[62]对西药联合生脉注射液治疗慢性心力衰竭的有效性和安全性进行系统评价,结果表明西药联合生脉注射液不仅可以显著改善心力衰竭患者的临床疗效,改善患者的心功能,增加 LVEF 和 6min 步行距离,同时可降低心力衰竭患者的 BNP 水平,其中有 1 项研究还显示生脉注射液可能会降低体循环外周阻力,但因其纳入研究的文献质量普遍较低,结论的可靠性受到一定影响。

8. 三七总皂苷

华新宇等[63]观察三七总皂苷治疗 CHF 的疗效观察研究显示,三七总皂苷配合西药常规治疗心衰,不仅可以有效地改善病人的心功能和临床症状,而且更有效地降低病人的次住院率而提高生存质量。

9. 红花注射液

姜军辉等[64]观察红花注射液联合西医常规疗法治疗慢性肺心病合并顽固性心力衰竭,发现疗效显著高于对照组,明显改善血液流变学参数及心脏功能。

第五节　总结

心衰是大多数心血管疾病的最终归宿,也是最主要的死亡原因。心肌炎症、心肌梗死和血流动力学负荷过重是心衰的始动因素。心功能下降导致血流动力学障碍,诱发神经内分泌激活,细胞因子释放为其续动因素。打破这种神经内分泌激活和心室重塑的恶性循环是治疗CHF的关键。现代医学为改善心衰病人症状和降低病死率等起到了积极作用，但还有一些问题制约着其发展，如心衰病人再次住院率高，病人生活质量差，医疗费用高，因此，寻求临床疗效确切、改善复发、安全毒副反应小的治疗方法和药物一直为各国研究者所广泛关注。今后可否借助蛋白质组学等新技术进行新型高效药物分析和筛选，同时，在临床实践中严格遵循循证医学的原则进行合理的应用药物。相信随着新型药物的不断开发与大规模临床研究，心衰的治疗必将迎来崭新的历程。目前，对用中医药治疗心衰的研究多停留在科研实验阶段，缺乏多中心、大型临床研究结论。另外，心衰疗效评价等方面缺乏统一、客观的标准，这些不利于科研和药物评价。再者，对中医药治疗本病的机理目前多集中在神经内分泌以及血流动力学等方面，对心肌超微结构、心肌细胞凋亡等分子水平的研究不足。因此，大规律、多中心、随机、对照的临床研究可能是一种趋势和要求，结合循证医学，加强中医药对心衰治疗的标准化、客观化、规范化的研究，充分发挥中医药的优势是以后该努力的方向。

参考文献

[1] 康玉明,李祥,李宏宝．心力衰竭中枢发病机制的研究进展[J]．西安交通大学学报(医学版),2017,3(38):2.

[2] 韩额尔德木图,马月宏,等．慢性心衰的病理生理及发病机制研究进展[J]．中西医结合心脑血管病杂志 2016,14(12):1349.

[3] 黄永生．心衰论治[J]．湖南中医药导报,2000(9):3-5.

[4] 董肖,凌洁,刘斌,等．慢性心力衰竭病因病机及中医辅助治疗研究进展[J]．实用中医药杂志,2018,34(07):871-872.

[5] 陆建国,沈卫峰,戚文航,等．慢性充血性心力衰竭时神经激素的变化及与病因的关系[J]．上海医学,1990(8):466-467.

[6] 罗芳,周宪,梁惠汝．神经内分泌细胞因子在心力衰竭中的作用机制及临床意义[J]．中国分子心脏病学杂志,2007,7(2):108-111.

[7] 张旭清,余琼芳．利尿剂治疗心力衰竭的作用机制和观察[J]．护士进修杂志,1993,8(11):11-12.

[8] 杨成念,李家富．心力衰竭患者利尿剂抵抗治疗研究进展[J]．现代医药卫生,2017,33(22):3432-3434+3528.

[9] 孙树印,李文,李慧．心力衰竭常用药物致药源性疾病的预防对策[J]．临床合理用药杂志,2012,5(26):161-163.

[10] 闫登科. 环磷腺苷葡胺治疗心衰临床疗效分析[J]. 中外医疗, 2015, 34(31): 111-112.

[11] 乔要春, 马雅慧. 多巴酚丁胺与酚妥拉明联合治疗肺心病顽固性心衰60例临床分析[J]. 当代医学, 2009, 15(07): 80.

[12] 陆珊, 孙东升. β-受体阻滞剂对充血性心力衰竭的作用机制[J]. 河北医药, 1998, 20(5): 279-281.

[13] 罗苏敏. β受体阻滞剂在慢性心力衰竭治疗中的进展[J]. 中国继续医学教育, 2014, 7(7): 247-248.

[14] 胡厚祥, 陈光辉. 内皮素及其受体拮抗剂在心力衰竭中的作用机制[J]. 国外医学, 1998, 25(5): 277-279.

[15] 林尤恩, 谢建华, 林东. 内皮素受体拮抗剂治疗充血性心衰一项meta分析[J]. 基层医学论坛, 2006, (06): 195-199.

[16] 徐向伟. 抗心衰药物研究的新进展[A]. 中国药理学会应用药理专业委员会、中国药理学会制药工业专业委员会. 中国药学会应用药理专业委员会第三届学术会议、中国药理学会制药工业专业委员会第十三届学术会议暨2008生物医药学术论坛论文汇编[C]. 中国药理学会应用药理专业委员会、中国药理学会制药工业专业委员会: 中国药理学会, 2008: 3.

[17] 张青山, 刘淑芳, 金仲品. 慢性心衰非常规药物治疗的新进展[J]. 中国乡村医药, 2006(3): 36-38.

[18] 李双双, 马依彤. 血液超滤在心力衰竭中的应用[J]. 心血管病学进展, 2014, 35(16): 676-680

[19] 白杨, 邓挺. 关于运动康复对稳定的慢性心力衰竭患者的作用研究[J]. 中国实用医药, 2015, 10(10): 15-16.

[20] 何小燕, 农业政. 充血性心力衰竭细胞因子作用机制及治疗研究[J]. 中国医学文摘·内科学, 2004, 25(1): 102-104.

[21] 姜芳荣, 刘达瑾, 孔永梅. 有关心脏康复运动在慢性心力衰竭患者中作用研究的进展[J]. 心血管康复医学杂志, 2018, 27(06): 716-720.

[22] 曹雪滨, 浦斌红, 胡元会. 充血性心力衰竭的中医辨证分型特点[J]. 甘肃中医学院学报, 1999, 16(3): 13-15.

[23] 魏志敬, 吉中强. 吉中强教授治疗心衰经验[J]. 湖南中医药大学学报, 2016, 36(6): 68-70.

[24] 钱卫东. 中医药辨治心力衰竭临证体悟[J]. 江苏中医药, 2012, 44(10): 33-34.

[25] 谭璐芸. 郭维琴治疗心力衰竭经验介绍[J]. 云南中医学院学报, 2000, 23(2): 43-45.

[26] 李利锋, 朱明军. 朱明军教授辨证治疗慢性心衰经验[J]. 世界中西医结

合杂志,2010,5(4):291-294.

[27] 徐彩凤.从脾论治慢性充血性心力衰竭浅析[J].山西中医,2008,24(3):61-63.

[28] 林家茂,李珩,郭伟星,等.周杰教授从"心脾相关"论治慢性心力衰竭探析[J].世界中西医结合杂志,2014,9(4):344-345.

[29] 孙媛,马连珍.以参附强心丸辨治慢性心衰经验[J].中国中医基础医学杂志,2012,18(7):745-746.

[30] 王嵩,吴伟.黄衍寿辨治慢性心力衰竭经验总结[J].中国中医药信息杂志,2012,19(10):89-90.

[31] 蔡少杭,刘雪娜,陈泽,等.益气补肾法在慢性难治性心衰治疗中的应用[J].湖北科技学院学报(医学版)2012,26(6):486-487.

[32] 周亚男,张军平.慢性心力衰竭大气下陷说及从气、血、水论治[J].新中医,2009,41(4):7-8.

[33] 冠心病中医临床研究联盟,中华医学会心血管病分会.慢性心力衰竭中医诊疗专家共识[J].中医杂志,2014,55(14):1258-1230.

[34] 中华人民共和国卫生部.中药新药临床研究指导原则[M].北京:中国医药科技出版社,2002.

[35] 王利勤,杨洁红,张宇燕,等.中药治疗慢性心衰的作用机制研究进展和前景[J].江西中医药大学学报,2015,27(15):105.

[36] 于忠学,关丽梅,王炎焱,等.复方黄芪无糖颗粒对心肌缺血能量代谢的影响[J].中医药信息,2003(01):55.

[37] 单晓晶.中西医结合治疗冠心病伴心功能不全38例[J].实用中医内科杂志,2004,18(3):209-210.

[38] 林谦,于友华.党参对冠心病心绞痛患者的血液细胞及对小鼠心肌作用的定量细胞化学观察[J].中国组织化学与细胞化学杂志,1994(4):398-402.

[39] 梁涛,耿珊.附子干姜配伍对阿霉素致大鼠慢性心衰的治疗作用[J].中国中医急症,2014,23(10):1821-1822.

[40] 蔡少杭,吴瑞华,陈晖,等.益气补肾法在慢性难治性心衰治疗中的应用[J].湖北科技学院学报(医学版),2012,26(6):486-487.

[41] 谭勇明,韦健盛,邓树荣,等.中西医结合治疗慢性充血性心力衰[J].辽宁中医杂志,2012,39(3):500-501.

[42] 夏裕.茯苓四逆汤治疗慢性心力衰竭疗效观察[J].新中医,2013,45(08):14-15.

[43] 赵淑明,郭秋红,张志良,等.葶苈生脉方对慢性心衰大鼠血清肿瘤坏死因子-α、白细胞介素-6及心肌胶原的影响[J].时珍国医国药,2010,21

(1):153-154.

[44] 孙学利,教富娥,王泽,等. 自拟参附苓术汤治疗慢性充血性心力衰竭疗效观[J]. 辽宁中医杂志,2012,39(2):299-300.

[45] 方海雁,黄金玲,桑方方,等. 苓桂术甘汤对慢性心衰竭大鼠 AngⅡ、ET-1、TNF-α 和 IL-1β 的影响[J]. 安徽中医学院学报,2010,29(02):53-55.

[46] 戎靖枫,周华,郭蔚,等. 益气温阳方对心力衰竭大鼠心脏血流动力学及心肌能量代谢的影响[J]. 上海中医药大学学报,2012,26(5):81-84.

[47] 马琰岩,张萌,马淑骅,等. 补气中药治疗心衰新机制的研究-调节心肌能量代谢[J]. 中国中药杂志,2011,36(22):3210-3212.

[48] 徐宁,唐海沁,张亚文,等. 芪苈强心胶囊治疗慢性心力衰竭疗效分析[J]. 世界中医药,2014,9(2):237-241.

[49] 徐宁,唐海沁,张亚文. 芪苈强心胶囊治疗慢性心力衰竭疗效分析[J]. 世界中医药,2014,9(02):237-241.

[50] 丁邦晗,吴晓新,刘云涛,等."金三角"之下慢性心力衰竭治疗的中西医结合策略[J]. 中国中医基础医学杂志,2015,21(4):436-456.

[51] 曲凤,邢冬梅,郑文科,等. 芪参益气滴丸治疗缺血性心力衰竭的系统评价[J]. 中国实验方剂学杂志,2014,20(3):213-218.

[52] 安宜沛,邹旭,姚耿圳,等. 麝香保心丸辅助治疗慢性心力衰竭疗效的 Meta 分析[J]. 中医杂志,2015,56(8):662-666.

[53] 王士凯,邱景荣,刘东华,等. 麝香保心丸对慢性心衰的治疗作用研究[J]. 齐齐哈尔医学院学报,2010(3):352-353.

[54] 宫丽鸿,张艳. 中医药干预慢性心衰的治疗方案研究[J]. 世界中西医结合杂志,2012,7(2):166-168.

[55] 李建民,赵英强,施彩红. 参附强心丸治疗慢性充血性心力衰竭临床疗效再评价[J]. 中华实用中西医杂志,2009,22(20):1551-1554.

[56] 侯雅竹,毛静远,王贤良,等. 参附注射液治疗心力衰竭的系统评价[J]. 中国循证医学杂志,2011,11(3):292-299.

[57] 张家美,尚亚东,吴晓蓉,等. 心脉隆注射液治疗慢性心力衰竭临床疗效的 Meta 分析[J]. 中国全科医学,2014,11(12):1388-1393.

[58] 王丽显,杜武勋,朱明丹,等. 黄芪注射液治疗慢性心力衰竭的系统评价[J]. 中国循证心血管医学杂志,2009,1(2):78-81.

[59] 申浩,艾青华,谢雁鸣,等. 参芪扶正注射液联合常规用药治疗心力衰竭的系统评价[J]. 中国中药杂志,2013,38(18):3200-3208.

[60] 李金,唐其柱,张宁,等. 丹红注射液辅治慢性心力衰竭的 Meta 分析[J]. 疑难病杂志,2014,13(7):736-739.

[61] 侯雅竹,毛静远,王贤良,等. 参麦注射液治疗心力衰竭疗效与安全性的

系统评价[J]. 中国循证医学杂志,2010,10(8):939-945.

[62] 袁杨,毛静远,唐娥,等. 西药联合生脉注射液治疗慢性心力衰竭随机对照试验的系统评价[J]. 中国循证心血管医学杂志,2014,6(5):519-523.

[63] 华新宇,张令金,杨庆堂,等. 三七总皂苷治疗慢性心力衰竭的疗效观察[J]. 实用医学杂志,2011,27(6):1122.

[64] 姜军辉,许国恩. 中西医结合治疗慢性肺心病合并顽固性心力衰竭临床观察[J]. 广西中医药,2012,35(1):8-10.

第十章 化学计量学用于中药数据分析研究进展

化学计量学开始于20世纪70年代初,经过几十年发展,化学计量学广泛应用于各个领域。化学计量学是化学的一门分支学科,它主要运用统计学、数学、新兴的计算机科学和其他学科相关的理论和方法,对化学量测定过程进行优化,并最大量地提取化学量测定数据中有用信息[1]。过程合理性分析、图书检索、控制和优化、实验室组织和人工智能等是化学量测定的主要研究内容[2]。随着现代自然科学技术的发展,许多新科学理论和实验技术不断产生,并与传统方法相结合,建立起来的计算信息处理技术,如模式识别,人工神经网络等,都是非常有效的分析测试手段,为中药材的质量控制提供新的工具,取得了令人瞩目的成就。本文从化学计量学定义、来源、发展、分类,中药质量控制的历史沿革,化学计量学在中药质量控制的应用等方面进行了全面的介绍。

第一节 化学计量学

一、化学计量学的定义

随着计算机技术广泛应用,信息时代给化学这一博大精深的学科发展带来新的机遇。化学计量学是一门结合现代分析化学和计算机技术的最新成果发展起来的一门新兴交叉学科。国际化学计量学学会(The International Chemometries soeiety,ICS)对化学计量学的定义:化学的一个分支学科,主要应用数学和统计学的方法,设计和选择最佳的测量程序与实验方法,通过解析化学数据提供最大限度的化学信息[3]。

二、化学计量学的历史

化学计量学的发展仅仅有40多年的历程,但在这短短40余年间取得了重大的突破。从1972年到现在,化学计量学已经应用在化学领域中的每一个角落。

1972年,瑞典Umea大学的物理有机化学家Svante Wold提交的一份基金申请报告中首次使用Chemometrics这个术语,由于各种原因,当时未公开见诸于文献。

1974年,美国著名分析化学家Bruce R. Kowalski教授与Wold博士倡议并且在华盛顿大学成立了国际化学计量学学会(简称ICS)。

1976年,美国分析化学杂志(analytical chemistry)的"分析化学中的统计学与数理方法"评述专栏作者Shoenfeld和Devoe提出建议将该栏目由"化学计量学"取代。

1980年,Kowalski教授在美国分析化学杂志撰写了世界上第一篇有关于《Chemometrics》的专题综述。至2001年已有专题评述13篇。

1986年是历史的一年。这一年国际化学计量学学会的《化学计量学与智能实验室系统》(Chemometrics and intelligent laboratory system)创刊,由Massart教授任主编,Elsevier出版社出版。

1986年,美国化学家Sharaf、Illlnan、Kowalski共同出版化学计量学专著《Chemometrics》。

1987年,化学计量学取得了重大的突破。由Kowalski教授主编,国际化学计量学学会创办《化学计量学杂志》(journal of chemometrics),Wiley出版社出版。

1988年,Massart博士等出版化学计量学专著《Chemometrics:A Text Book》。

1991年,湖南大学俞汝勤编著化学计量学专著:《化学计量学导论》。

1995年,中科院长春应化所许禄编著化学计量学专著:《化学计量学》[4]。

三、化学计量学的发展

化学计量学的研究内容、方法与应用领域一直在不断发展和变化。目前化学计量学的主要研究领域包括:多元曲线分辨(multivariate resolution)、多元校正(multivariate calibration)、化学统计学(chemical stastics)、分析信号处理(analytical signal processing)、优化方法(optimization)、化学模式识别(cehemieal pattern recognition)和库检索(library search)等[5]。化学计量学是一门开放发展的学科,其学科的研究内容随着技术的进步和实际应用的范围的扩大越来越丰富,新的方法层出不穷。有关文献、综述报告以及有关化学计量学期刊与专著日新月异,如国际化学计量学学会的《化学计量学与智能实验室系统》(Chemometrics and Intelligent Laboratory system)和美国《Analytical Chemistry》双年度发表的"Chemometrics"。

四、化学计量学方法的模式识别

(一)主成分分析

主成分分析法(principal components analysis,PCA)最早由 Karl Pearson 在 1901 年提出,1933 年数学家 Hoteling 将之推广到随机向量[6-7]。主成分分析是一种多元统计分析方法,在处理多维数据中是必不可少的重要工具[8]。主成分分析原理是从原始的多项变量中通过数理学运算变换成少量的综合变量,在信息不完整的情况下,用转化后的综合变量对原始变量进行解释的多元化分析方式。主成分分析的基本要求是设计指标体系时尽量多地选择指标,然后用一种方式将这些指标归纳成少数几个新的指标,这几个新指标不但能反映原来指标的信息,而且互相间又有明显的区别[9]。其基本步骤可分为:(1)对原始数据进行标准化处理,把变量之间在数量级上的不同进行消除;(2)计算各成分间的相关矩阵;(3)计算相关矩阵的特征值、特征向量和累计贡献率,用特征值与贡献率决定主成分个数,同时解释主成分含义;(4)合并主成分,计算每个样品的综合函数得分,用来对数据进行评价。近年来,主成分分析法广泛应用于种质筛选、中药鉴别和质量控制等方面,并在中药质量研究上占有重大地位。

(二)聚类分析

聚类分析是一种"物以类聚"的分析方法,原理是根据事物间的不同特点、亲疏性和相似程度等关系,对样本进行分类的一种数学分析方法,它通过矩阵来寻找相关关系的数学方法,反映了变量或区域之间的内在组合关系。聚类分析是为了找到数据集中的"自然分组",就是"簇"[10],簇代表了相似元素的集合,聚类分析是通过在数据集中找到簇的无监督学习过程。不同研究领域的数据集具有不同的特征,人们对数据进行聚类分析的要求也不尽相同,聚类分析的方法也因此而不同。近年来,聚类分析的新方法不断更新,它们使用的技术各不相同,其理论背景又互相交叉、重叠,聚类分析的方法可分为互斥聚类、划分聚类、层次聚类、部分聚类、重叠的或非斥的聚类、完全聚类和模糊聚类。聚类分析作为数据分析的工具,其重要性在各个方面都得到了广泛的认可。聚类分析现在广泛应用于天气预测、环境保护、石油和天然气勘测、地震预测、工程设计、经济管理、医学研究等领域。

(三)因子分析

英国心理学家 Charles Spearman 最早提出因子分析的思想,他是用来研究影响学生学习成绩的因素。伴随电子计算机技术的飞速发展,因子分析已经在心理学、天气预报、医学、地质勘测和经济学的各个领域得到了广泛的应用。利用将降维的思想应用于因子分析,根据原始变量之间的内部依赖关系,把变量进行分类,每一类变量成为一个公因子,以较少的几个公因子反映全部变量之间的相关性[11]。其中,公因子之间没有关联性,可以用线性关系来表达所有的变量,它的目的是简化变量和降低维数。因子分析是研究在最少的信息缺失的情况下,将众多原始变量简化成少数几个因子变量,以及让因子变量具有较强的说服力的一种多元统计分析方法。

(四)对应分析

在因子分析基础上发展起来的对应分析,又称为 R-Q 型因子分析,1970 年由 Beozecri 首先提出[12]。对应分析利用过渡矩阵将 R 型因子分析(对指标变量的)的因子载荷矩阵与 Q 型因子分析(对样本)的载荷矩阵联系起来,使指标和样本放在同一个因子轴坐标系中进行分析,因此,对应分析的因子轴坐标系能够清晰地反映指标与指标之间、样本与指标之间、样本与样本之间的关系。该方法综合了 R 型因子分析和 Q 型因子分析的优点,并将二者统一起来,根据指标变量的分析结果很容易得出对样本的分析结果,更重要的是它可把变量和样点的载荷反映在相同的公因子轴上,以达到把变量和样点联系起来加以分析、解释和推断的目的。

(五)人工神经网络

人工神经网络(artifieial neural network,ANN)技术是一种全新模拟人脑功能的信息处理体系。它主要研究化合物的活性与结构之间的关系,利用数学模型来说明结构和构效的关系[13]。它的特点是非线性、非常定性、非局限性和非凸性,ANN 以数学网络拓扑结构为理论基础,它借鉴人脑神经系统管理信息的过程,对大脑信号和记忆信号等进行归纳处理,与传统的信息处理手段有着很大的不同,其对复杂信息量进行处理的速度和能力是传统的方法无法比拟的,它具有巨量并行性、高度的容错能力、信息加工和存储的一体化、自组织自学习功能等特点[14]。此外,神经网络还拥有非常强大的非线性拟合能力,不需要构建数学模型,就可映射复杂的非线性关系,而且学习过程简单,便于计算机实现。人工神经网络模拟了动物中生理神经网络的某些信息处理原理和过程,将神经元按一定的方式相互连接而形成了一种网状数学拓扑,它是一种对于真实神经网络的抽象。

(六)偏最小二乘法

偏最小二乘法(partialleastsquares,PLS)是一种较完善的多因变量对多自变量的回归建模分析模式[15],是一种新型的多元统计数据分析方式,它于1983年由伍德(S. Wold)和阿巴诺(C. Albano)等首次提出。近几十年来,偏最小二乘法在理论、方法和应用方面都取得了巨大的进展,打破了固有的模型式和认识性的方法界限分明的局面,把二者合理的结合起来,实现了在一个算法下,可以同时回归建模、数据结构简化以及两组变量之间的相关性分析,这是多元统计数据分析中的里程碑。偏最小二乘法主要研究步骤为:(1) 线性组合自变量与因变量;(2) 转化成无相关关系的综合变量;(3) 对综合变量进行回归分析。偏最小二乘法可以较好地解决许多以往用普通多元回归无法处理的问题,它利用因子分析和多元分析法,通过合理选取主成分变量,结合红外光谱技术,广泛应用于分析中药成分[16]。

(七)灰色关联

1982年,灰色系统理论由中国学者邓聚龙教授创立。它以"部分信息已知,部分信息未知"的"小样本""贫信息"不确定性系统为研究内容,主要通过研究"部分"已知信息的获取、研发,提炼有价值的信息,从而对系统运行过程、演化规律进行正确描述和有效监控[17]。灰色关联可以很大程度上解决小样本或者信息不全等不确定系统中其他普通多元回归无法解决的问题。

(八)遗传算法

遗传算法(genetic algorithms, GAs)是一种对自然界生物进化机制进行模拟的算法。它的思想起源是生物进化论和孟德尔遗传学说,1960年美国的Holland提出GA算法,标志着遗传算法正式形成。遗传算法是一种全局最优化方法,不需要有关系统的任何先验知识,就可对参数进行编码运算,通过多种路线进行平行查找,不会掉入局部较优的圈套,能在局部较优中准确找到全局最优点。近年来,在国际上,遗传算法已在许多领域得到了应用[19]。它是利用生物进化论原理和遗传机制进行搜索的一种随机化算法方式。在遗传算法中,研究体系的群体就是响应曲面,而群体中的个体就是响应曲面上的每一个点,用多维向量或矩阵来描述个体,生物中组成染色体的基因就用组成矩阵和向量的参数(元素)进行描述。它的基本步骤为:(1)对染色体进行编码;(2)产生初始化种群;(3)建立适应度;(4)根据染色体相应的要求,筛选出符合条件的染色体;(5)在适宜条件下,将染色体上的基因进行交换形成新的个体;(6)随机改变染色体上的基因,使之发生变化,形成新的个体;(7)终止条件判断,在优化过程中,它无需任何的先验知识,能有效地处理复杂的非线性问题,在组合优化自适应控制和模式识别等领域得到了广泛应用。

第二节 化学计量学在中药研究中的应用

中医药是中华民族的瑰宝,凝聚着中华民族几千年与疾病作斗争的经验和知识,可追溯至五千多年前的炎帝神农氏。我国已知的最早的药物学专著为《神农本草经》。新中国成立以来,党和国家对中医药高度重视,推出了许多振兴中医药的政策,中医药也取得了很大的成就。中药的化学成分十分复杂,即使是单味药,也是一个很复杂的多组分体系,中药复方是中医临床治病的主要应用形式,因此,中药多采用复方制剂[20],复方在制备中,药材中的成分会发生各种变化,对不同化学性质的多类化学成分进行含量测定,才能控制中药的质量,才能实现药物的均一稳定,所以中药的研究一直是一个重点,也是一个难点。近年来,化学计量学不断进步,与传统分析方法结合应用于中药研究中,推动了中药现代化和国际化的发展。

一、化学计量学在中药鉴定中的应用

中药起源于中国,是一些可以用于防病治病的植物、动物、矿物及其加工制品,是我国劳动人民数千年以来在与疾病做斗争中不断积累和丰富起来的知识。我国中药材品种繁多,但由于历史因素和缺乏良好的管理体系,使得目前的中药材市场混乱,质量良莠不齐,甚至有许多假冒伪劣产品影响药效甚至造成严重事故,因此鉴别真伪、判断优劣成为发展现代中药亟待解决的问题。模式识别法在中药材的鉴别和质量评价方面起着重要作用,它运用现代分离分析方法对中药材中的化学成分进行测定,并对所得数据进行处理。化学计量学能够更准确、更全面、更科学地对中药材、饮片及其制剂进行质量评价,尤其适用于对大批量样品进行鉴别分类。刘嘉等人采取聚类分析和主成分分析对不同产地桃仁、山桃仁及其伪品,杏仁及其伪品进行真伪鉴别及亲缘关系鉴定,结果显示与传统鉴定方法检定结果一致,且具有比传统方法更直观、快速的优点[21]。大狼把草和鬼针草同科同属,他们用概率神经网络法鉴别大狼把草与鬼针草,结果证明神经网络法能将二者区分开,且结果直观准确,也为光谱学与化学计量学结合应用于中药鉴定提供了较为科学的基础。汪学昭等对4种不同产地女贞子及伪品中的微量元素进行分析,采用聚类分析法进行处理数据,结果准确地区分了正品和混淆品,证明此方法可用来区分女贞子的真伪[22]。

二、化学计量学在中药化学中的应用

中药复方是一个复杂体系,它的整体功效不是简单的单味药相加,化学成分也不是单味药的化学成分相加,在提取过程中,尤其是在复方煎煮过程中,有的成分增加,有的成分减少,有的成分消失,也可能有新的成分出现。中药的有效成分是中药功效及药理作用的基础,进行化学成分检测与质量控制成为中药及其制剂的安全性与有效性的重要保障,也是中药现代化和国际化的必然要求。白云娥等人用水回流提取金莲花总黄酮,使用遗传算法,对中药金莲花正交实验设计进行优化分析,确定了金莲花有效部位的提取条件,同时对优化最优条件进行验证,为中药金莲花提取工艺的选择提供了一种合理、可观的方法[23]。余文新等人建立了13批檀香药材的甲醇提取部位的HPLC特征图谱,利用聚类分析、主成分分析和相似度评价对结果进行评价,结果显示了所建立的方法简便、快速、专属性强,为不同来源的檀香的质量控制提供了依据[24]。

国外还将人工神经网络应用于化学成分图谱的结构分析。Curry等将神经网络系统用于鉴别图谱的官能团,结果表明该系统对某些官能团判定正确率高达$94\% \sim 99.5\%$[25]。

三、化学计量学在中药指纹图谱中的作用

中药成分复杂多样,即使是单味药,也是一个很复杂的多组分体系,而且化学成分会随着炮制及其制剂的过程发生变化,另外,中药多采用复方制剂,从中医理论的整体性来看,反映中药"全成分"的色谱分析及指纹图谱将成为中药质量标准的主要发展方向。中南大学的任秀芬对15个麻黄样本的指纹图谱进行聚类分析,结果发现与相似度分析结果一致,显示出聚类分析在区分样本化学特征方面有更强的区分能力[26]。中南民族大学的吴燕等人通过对11个厂家1500个清脑降压片样品中红外和近红外光谱的组合谱进行主成分分析、判别分析和偏最小二乘法分析,结果发现移动窗口-偏最小二乘法判别分析正确率达到100%,该方法实验简便、快捷,为客观评价成分复杂的中药复方制剂真伪、优劣和质量控制提供了一种可行的手段,为解决复方化学物质体系的辨识难题提供了一条新的思路[27]。

四、化学计量学在中药制剂中的应用

中药的有效性是毋庸置疑的,但中药化学成分的复杂性和有效成分的不明确性是中药制剂现代化的障碍,化学计量学与传统分析方法相结合,可

以对中药制剂过程实施质量监控。聂黎行[28]对同仁乌鸡白凤丸进行研究,采用化学计量学结合近红外光谱法对原料定性分析,建立了原料药材的近红外标准光谱库,对乌鸡采用主成分分析-马氏距离进行鉴别;对阴性半成品用相似度匹配算法进行筛查;对主要原辅料、半成品和制剂采用 PLS 进行了定量分析。方法准确可靠,可通过在线或旁线方式用于制剂生产的原位检测。徐晓杰[29]等在对六味地黄丸的研究中,采用了偏最小二乘法、小波变换-BP 神经网络和主成分分析-BP 神经网络 3 种方法,对混合粉末的样本数据进行处理,结果显示偏最小二乘法数据处理结果最好,可以满足药品生产过程中粉末混合均匀度测定的要求,这为中药现代化、粉末混合过程的实时监控提供了一个好的方法。

五、化学计量学在中药分析的作用

中药分析学(analysis of chinese materia medica)是一门以中医药理论为指导,综合运用现代科学理论和技术(包括化学、物理学、生物学和微生物学),对中药质量评价与控制进行研究的一门学科[30]。其所含有的化学成分是中药防治疾病的药理基础。但由于中药成分具有多组分性,一直存在分离难度大、分析时间长等问题[31]。因此,阐明药效物质及质量控制,必须对中药化学成分进行分析,将化学计量学与色谱、光谱等传统分析方法结合应用于中药分析,进一步丰富了化学量测方法,也为化学量测方法提供了有效的理论基础。杨在君[32]等利用原子吸收光谱法测定丹参及其近缘种中微量元素含量并对测定结果进行聚类分析是鉴别正品丹参的一种快速、准确的方法。青海民族学院化学系的杨晓祯[33]等通过运用因子分析对 10 种清热解毒类中药微量元素进行分析,将其微量元素的生化作用进行总结,并分成三类:营养因素、影响因素和免疫调节因素。研究结果为清热解毒类中草药开发利用提供科学的依据和理论基础。

六、化学计量学在中药药动学、药效学的作用

中药药代动力学是在中医理论的指导下,对中药活性成分、组分、单方和复方在体内吸收、分布代谢和排泄进行研究的一门学科。对于复方丹参片的质量控制,中国药典中采用脂溶性成分丹参酮ⅡA 和水溶性成分丹酚酸作为指标进行质量控制,杜玮[34]用 HPLC-DAD-ELSD 法测定了 4 个不同厂家的 15 批复方丹参片中丹酚酸 B、二氢丹参酮、银丹参酮、丹参酮Ⅰ、次甲基丹参酮和丹参酮ⅡA,用 ELSD 对 5 种皂苷进行测定,结合主成分分析和聚类分析进行质量评价,二者分析结果一致,说明这两种化学计量学均

可以对中药制剂进行正确分类。青海大学化工学院的晁显玉等运用主成分分析法来研究并说明微量元素含量与清热类中药疗效之间的相关性,为清热类中草药的开发利用提供了科学依据和理论基础。周荣花[35]等人用因子分析法研究一枝黄花、黄连、天麻和蛇床子中 8 种微量元素与药效之间的关系,揭示了中药中微量元素与其药效之间的关系,为中药的研究和开发提供了科学依据。

第三节 化学计量学和中药质量控制的研究

一、中药质量控制历史沿革

对于中药质量的分析控制研究,自有中药以来即有之,如相传的神农尝百草即为一例。南北朝时期陶弘景所著的的《神农本草经集注》中就有对药用植物的鉴别,如对白术、苍术的区别,曰:"术有两种,白术叶大有毛而作桠,根甜而少膏,可做丸散用。赤术叶细而无桠,根少的而多膏,可煎用"。明代官修本草《本草品汇精要》中,在各药中均记有质(质地和形态)、色(药材颜色)、味(药材气味)、代(代用品种)和赝(伪品和真、伪品的鉴别方法)等项目。可以看出早期的中药分析研究主要为外形和气味等外观指标的鉴别。

20 世纪 70 年代以前,中药鉴定方法和技术以经验鉴别为主体,基本是传统的性状鉴别,全靠人的感官对中药的品种和质量进行评价。80 年代至 90 年代,显微鉴别和理化鉴别得到了广泛应用。步入 90 年代,随着中药化学成分研究工作的不断进步,新的方法应用于中药质量控制,如紫外光谱、红外光谱、高效液相色谱、气相色谱、液质联用及气质联用等。伴随生物技术的不断发展,在分子水平上鉴别真伪优劣的分子鉴定随之产生,在此期间,产生了先进的方法技术,如 DNA 分子遗传标记、细胞生物学技术、生物芯片技术和免疫技术,在中药鉴定方面取得了令人瞩目的成就。21 世纪以来,科技的发展和计算机分析技术的进步使得计算机图像分析技术及薄层-生物自显影技术方法应运而生,中药的质量控制也进入了一个新时代。在 2015 版药典中收录了薄层-生物自显影技术、液相色谱串联质谱法、高效液相色谱-电感耦合等离子质谱法、DNA 条形码鉴别法、色素鉴定法及近红外分光光度法等。

二、化学计量学分析方法在中药质量控制中的应用

中药历史悠久,经过几千年的发展,已成为防病治病的主要形式,中药不仅是我国医药体系中独具特色的重要组成部分,也是西方医药,特别是植物药和天然药物的主要组成部分。中药分析检测技术与指纹图谱技术在近年来得到了广泛应用,但还是缺少能对中药安全性和有效性进行评价方法[36]。将化学计量学与色谱、光谱等传统分析方法结合应用于中药质量控制,进一步丰富了化学量测方法,也为化学量测方法提供了有效的理论基础。

(一)主成分分析法在中药质量控制中的应用

主成分分析法能够用于中药指纹图谱的统计分析。孔浩[37]等在不损失样本特征值的数量和信息前提下,将反映中药色谱指纹图谱信息用主成分分析法进行分析,用4个主成分来描述原有数据特征,表明主成分分析能达到降维作用,同时把目标简化,便于数据分析,而且原有信息损失少,可用于中药指纹图谱的数据分析。申明金[38]等利用主成分分析法对11种通草类中药的微量元素进行分析,初步得出11种通草类中药的微量元素与其功效存在相关性,为该类中草药的开发利用提供了科学依据和理论基础。

(二)聚类分析在中药质量控制中的研究

中药是我国传统医学的重要组成部分,但我国中药出口主要为原料药和保健药,仅占世界天然药物贸易的3%左右,且其原因在于缺乏现代科学分析手段对中药的物质基础进行深入细致的系统研究,使得原药质量检验、有效成分提取、制剂质量监控和药效病理毒理研究等方面均落后于发达国家。中药配合物体现了中药真正的物质基础,表明了中药其作用的活性中心,并且表明微量元素在中药内以配合物形态存在,并以配合物的形式在人体内发挥作用[39]。由于不同中药之间、不同产地和不同采收期的同种中药的差异主要反映在化学成分含量和组成存在差异,根据每种中药都有各自微量元素特征谱,可通过计算机模式识别技术挖掘出更多反映中药内在多层次且隐含性的信息[40]。聚类分析法就是根据变量特征,按相似程度进行归类,从而找到合适的分类标准,该方法已在生物学和医学类问题以及中药鉴别和质量评价中得到应用,将传统中医理论描述的语言用数理的语言更清晰地表达中医内涵和理论[41]。刘刚等[42]绘制了10批白及药材样品的HPLC图谱,对结果进行聚类分析,根据相似度分为三类,可为白及药材的质量控制提供参考。

(三)因子分析在中药质量控制中的研究

王康[43]等使用平行因子分析处理了中药延胡索 HPLC-DAD 数据中的重叠峰体系。通过使用局部最小二乘技术对色谱数据的保留时间进行校正,增强了数据的三线性,使得平行因子分析对于该类复杂体系的分辨更加准确有效。同时,使用多元曲线分辨方法对该方法所得到的结果进行了验证分析。

(四)对应分析在中药质量控制中的研究

近几年,微量元素在中医中药研究领域取得了重大科研成果,研究证实了微量元素不仅在中药功效中占有必不可少的地位,而且也与人体健康密不可分。对应分析把 R 型和 Q 型因子分析统一起来,将样本点和微量元素变量放在相同的因子轴上,反映了所研究的样本点和变量间的内在联系。青海民族大学化学系的韩付涛[44]等对 8 种中药中的 8 种微量元素进行对应分析,不仅能得出微量元素间的相互关系,而且能同时找出元素对应的中药及其相互关系,对进一步研究药物的功效、开发新药及药物质量控制具有重要的意义。

(五)人工神经网络在中药质量控制中的研究

中药有效成分提取分离和中药制剂制备工艺是非常复杂的过程,其中包括有效成分的提取、处方组成配比的筛选、制剂剂型设计、制备工艺参数的优化等。传统的分析方法难于精确反映其多因素多水平的复杂非线性关系,而 ANN 是以实验数据为基础,通过有限次迭代运算,最终得到一个反映实验数据内在规律的数学模型,此方法适合于研究复杂非线性系统。

刘红梅[45]等以莪术醇含量为响应指标,用 BP 神经网络和遗传算法优化莪术的超临界 CO_2 萃取工艺。得出莪术的超临界 CO_2 最佳萃取工艺为萃取压力 20MPa,萃取温度 45℃,动态萃取时间 80min,改性剂用量 25mL,夹带剂浓度 72%,静态平衡时间 27min;测试样本的网络预测值和实际测量值的相对误差小于 4%。优化的萃取工艺比常规最小二乘法的优化结果优越。

(六)偏最小二乘法在中药质量控制中的研究

近红外光谱分析方法凭借其快速、高效、无污染和操作简单等独特的优势,已经在食品、农业、医药和石油化工等多个领域得到了广泛的应用。然而,近红外光谱区的吸收强度弱于中红外光谱,并且谱带较宽且严重重叠,需要借助化学计量学方法才能将光谱的有效信息充分提取出来,进而实现待测物的定性或定量分析。偏最小二乘回归是近红外光谱分析常用的定量分析方法,主要对多元因子进行回归,它的优点是可以同时对光谱阵和浓度阵进行分解并且确定主成分数,可达到降维的目的,并消除变量间可能存在的多重共线性的影响,旨在提取更多的有用信息,以便建立更稳健的模型。PLS 凭借其独特的优势,在近红外光谱分析中已经得到了最为广泛的应用。袁石林等[46]使用可见-近红外光谱技术快速分析牛奶中是否含三聚氰胺,研究结果显示,采用 PLS 建立的判别分析模型预测性能较好,能满足现实检测的精度需要。苏州市食品药品检验所的陈卫[47]等用 HPLC 指纹图谱对 54 份天舒胶囊内容物提取液进行整体观察,采用偏最小二乘法进行分析,找出并初步确定可能与相似度有强烈相关的物质,最后对代谢组学能否用于中药质量评价进行探讨,为中药及中药材的质量标准研究提供新的思路。

(七)灰色理论在中药质量控制中的研究

中药复方成分复杂,且具有多靶点,难以实现定量分析。目前,中药现代化研究模式已从饮片层次上升到成分水平,通过合理的实验研究设计,明确其作用机理和作用靶点,对药物配伍组方进行研究,实现定量分析。对中药复方的认识是一个从未知到部分已知,进而到完全认识的过程,可以应用灰色系统理论来研究。通过灰色关联分析,可以评价中药材的质量,从中药中筛选有效药物等。林桂涛等[48]曾将灰色系统理论与均匀设计结合,应用于补阳还五汤处方筛选。他们将均匀设计结合灰色关联分析,优化了中药碧血胶囊成分配伍的组方,证实了成分配伍方中各成分效应的主次关系。由此可见,灰色系统理论能够为中药复方研究中的配伍组方出现的"君臣佐使"相关问题提供研究手段。

(八)遗传算法在中药控制中的研究

化学指纹图谱分析技术是近年引起分析化学界重视的用于分析复杂化学物质体系组成特征的方法,是评价中药等天然药物质量及其药品批次间质量稳定性的重要分析工具。在指纹图谱分析中有两种方法选取标定峰。一是在样品中加入内标物,但因中药等样品组成复杂,内标物常会影响指纹峰的测定;二是人工选择标定峰,此方法则依赖于人工操作,无法用于指纹图谱的自动计算比较。基于遗传算法的色谱指纹峰配对识别方法,可以自动选出标定峰来校正待测指纹图谱中各峰的峰位,并将待测指纹图谱与对照指纹图谱中的各指纹峰自动配对,从而克服了前述标定峰择取方法的固有缺陷,其指纹峰识别结果准确可靠。浙江大学药物信息学研究所的陈闽军等[49]利用遗传算法能够自动识别出与对照色谱指纹图谱相对应的各指纹峰。仿真实验及实际分析实验结果均表明,该法识别指纹峰准确可靠,可用于色谱指纹图谱相似度的快速自动计算。

第四节 总结

随着现代自然科学技术的发展和计算机分析技术的进步,许多新科学理论和实验技术不断渗透到中药研究领域,传统的中药分析技术与化学计量学相结合,建立起来的计算信息处理技术,都是非常有效的分析测试手段,为中药质量控制提供了新的工具,日益受到人们的关注。随着科学的进步,更加先进的仪器层出不穷,化学计量学的领域会越来越庞大,中药研究的领域的扩大也更加的需要化学计量学的辅助,中药的发展也会因化学计量学的发展而发展,化学计量学也因为中药的需要而不断发展进步,二者相辅相成。

参考文献

[1] 倪永年.化学计量学在分析化学中的应用[M].北京:科学出版社,2004.

[2] M.奥托.化学计量学-统计学与计算机在分析化学中的应用[M].北京:科学出版社,2003.

[3] 苏培峰,谭凯,吴安安,等.理论与计算化学研究进展[J].厦门大学学报(自然科学版),2011,(02):311-318.

[4] 魏学敏,吴倩,刘强,等.化学计量学-光谱法在药物分析中的应用进展[J].药物分析杂,2013,(08):1447-1452.

[5] 石磊.浅议计算化学的发展、优势及应用[J].赤峰学院学报(自然科学版),2012,(02):85-86.

[6] 于秀林,任雪松.多元统计分析[M].北京:中国统计出版社,1999.

[7] 王学民.应用统计分析[M].上海:上海财经大学出版社,2004.

[8] 郝燕,董鸿晔,姜楠,等.基于主成分分析的中药色谱指纹图谱多维多息特征数据挖掘方法研究[J].中南药学,2007,(03):267-272.

[9] 章文波,陈红艳.实用数据统计分析及SPSS 12.0应用[M].北京:人民邮电出版社,2006.

[10] 舒燕,巫任泽.基于因子聚类分析的中药产业上市公司竞争力实证研究[J].世界科学技术-中医药现代化,2014,(03):490-495.

[11] 马敏,叶菊,林鹏程.14种抗肿瘤中药中无机元素的因子分析和聚类分析

[J].微量元素与健康研究,2010,(2):22-24.

[12] 朱立峰.小波与化学计量学方法在中药分析中的应用[D].浙江大学,2002.

[13] 曹娜.化学计量学在分析化学中的应用讨论[J].化工管理,2018,(23):167.

[14] 张纪兴.人工神经网络在中药研究领域的应用[J].广东药学院学报,2011,(06):653-657.

[15] 张沛,李毅,商艳玲.偏最小二乘回归方法提取土壤质量单项评价指标初探[J].灌溉排水学报,2015,34(5):72-78.

[16] 陈植成,刘军贤,黄庶识,等.红外光谱结合化学计量学在中药分析中的应用[J].计算机与应用化学,2009,(04):482-486.

[17] 邓聚龙.灰色系统理论教程[M].武汉:华中理工大学出版社,1990.

[18] 申明金.人工神经网络在中药研究与生产中的应用进展[J].山东化工,2016,45(16):50-52.

[19] 邓勃,刘嘉.遗传算法在分析化学中的应用[J].分析科学学报,1997,(02):73-81.

[20] 李春娜,李鹏收,刘洋洋,等.中药复方的化学成分及配伍研究[J].辽宁中医杂志,2014,41(11):2419-2422.

[21] 刘嘉.基于离散小波变换的FTIR分析在中药材槐花等真伪鉴别中的应用研究[D].浙江师范大学,2011.

[22] 汪学昭,宓鹤鸣.女贞子微量元素的模糊聚类分析[J].第二军医大学学报,1995,16(2):183-184.

[23] 白云娥,仇丽霞,张文龙,等.遗传算法优化金莲花水提取工艺[J].中国医院药学杂志,2009,29(23):1991-1993.

[24] 余文新,林励,李智,等.聚类分析和主成分分析法研究檀香HPLC特征图谱[J/OL].中药材,2019(03):585-588.

[25] Curry B, Rumelhar D E, Snet M. A neural network that classifies mass spectra[J]. Tetrahedron Comp Method,1991,86:233-240.

[26] 任秀芬.麻黄药材指纹图谱研究及化学计量学方法的应用[D].中南大学,2012.

[27] 吴燕.中药质量控制中的中药全息指纹图谱模式识别方法的研究及应用[D].中南民族大学,2013.

[28] 聂黎行,王钢力,李志猛,等.近红外光谱法在中药生产过程分析中的应用[J].光学学报,2009,29(02):541-547.

[29] 徐晓杰,宋丽丽,朱新科,等.近红外光谱法用于六味地黄丸粉末混合过程的质量控制研究[J].中国现代应用药学,2006(S1):644-646.

[30] 梁生旺,贡济宇. 中药分析[M]. 北京:中国中医药出版社,2016.

[31] 夏建飞,梁琼麟,罗国安. 现代中药分析新进展[J]. 中国科学:化学,2010,(06):641-650.

[32] 杨在君,张利,杨瑞武,等. 中药丹参及其近缘种中微量元素的主成分和聚类分析[J]. 光谱学与光谱分析,2008,(10):2441-2445.

[33] 杨晓祯,王丽娟. 10种清热解毒类中药微量元素的因子分析[J]. 微量元素与健康研究,2009,(02):26-27+29.

[34] 杜玮. 丹参多组分药代动力学研究及其制剂的质量评价[D]. 兰州大学,2008.

[35] 周荣花,雷美霞. 中药一枝黄花黄连天麻蛇床子中8种微量元素的因子分析[J]. 微量元素与健康研究,2008,(04):20-21.

[36] 于洋,李军,李宝国. 化学计量学在中药质量控制研究中的应用[J]. 中成药,2018,40(05):1139-1142.

[37] 孔浩,郭庆梅,王慧慧,等. 主成分分析法在中药质量评价中的应用[J]. 辽宁中医杂志,2014,(05):890-892.

[38] 申明金,陈丽,曹洪斌. 通草类中药微量元素的主成分分析和聚类分析[J]. 化学分析计量,2013,(06):32-35.

[39] 马莎,杨晓梅,杨光宇. 灯盏花中镉、铬和镍的化学形态比例研究[J]. 时珍国医国药,2009,20(06):1348-1349.

[40] 王鹰,杨永超. 聚类分析方法在中药分类中的应用初探[J]. 中国中医急症,2012,(04):551+584.

[41] 王骏,王士同,邓赵红. 聚类分析研究中的若干问题[J]. 控制与决策,2012,(03):321-328.

[42] 刘刚,丁志山,刘育辰,等. 白及药材的HPLC指纹图谱建立及聚类分析[J]. 中国药房,2018,29(22):3050-3053.

[43] 王康,贾泽慧,张志琪,等. 谱峰漂移校正技术结合三维平行因子分析方法用于分辨中药重叠高效液相色谱信号[J]. 高等学校化学学报,2009,(02):268-273.

[44] 韩付涛,吴启勋. 8种心血管类中药微量元素的对应分析[J]. 微量元素与健康研究,2011,(05):21-23.

[45] 刘红梅,李可意. 基于BP神经网络和遗传算法优化莪术超临界萃取工艺[J]. 中国药学杂志,2006,41(5):371-374.

[46] 袁石林,何勇,马天云,等. 牛奶中三聚氰胺的可见/近红外光谱快速判别分析方法的研究[J]. 光谱学与光谱分析,2009,29(11):2939-2942.

[47] 陈卫,刘林生,顾炳仁,等. 基于代谢组学的天舒胶囊质量评价与控制[J]. 中国药房,2014,(35):3313-3316.

[48] 林桂涛,尹宁宁. 灰色系统理论与均匀设计结合在补阳还五汤处方筛选中的应用[J]. 中国实验方剂学杂志,1997,3(4):16-20.
[49] 陈闽军,程翼宇. 基于遗传算法的色谱指纹峰配对识别方法[J]. 分析化学,2003,(05):513-517.

实验研究部分

第一章 附子汤的质量控制研究

附子汤首见于张仲景《伤寒论·辨少阴病脉证并治篇》[1]，由附子、茯苓、人参、白术和芍药组成，具有温经助阳和祛寒除湿之功效，主治阳虚寒湿内侵证，具有抗炎镇痛的药理作用，并能显著改善心功能[2]。附子的主要成分为二萜类生物碱，分为双酯型生物碱、单酯型生物碱和醇胺型生物碱，为附子汤抗炎、镇痛的主要化学成分。其中双酯型生物碱的活性最强，但毒性也最大，单酯型生物碱毒性显著降低，活性较强，而醇胺型生物碱毒性最小，活性也最小[3]。附子汤中所用附子为炮附子，其毒性显著降低，而主要药理作用未改变，仍具有显著的抗心力衰竭、抗休克及镇痛作用[4]。炮制后的附子所含双酯型生物碱被水解为单酯型生物碱，因此本实验对附子汤中的单酯型生物碱进行了含量测定，为附子汤药理药效的研究提供依据。目前与附子汤的物质基础和质量控制相关的报道较少，指纹图谱作为国内外公认的控制中药质量均一性和稳定性的最有效手段之一，能够综合评价中药质量，符合中医药整体观的基本理论。基于色谱分析法建立的附子汤指纹图谱，力求尽可能反映其整体化学成分，为中药复方质量控制提供参考。

第一节 附子汤中单酯型生物碱含量测定

一、仪器、试剂及试药

（一）仪器

Agilent 1260 型高效液相色谱仪（UV 检测器），万分之一电子天平（型号 FA/JA 1004，上海精密科学仪器有限公司），数显恒温水浴锅（型号 HH-2s，金坛市杰瑞尔电器有限公司），十万分之一电子天平（型号 AB-135S，MET-TLER 梅特勒集团），旋转蒸发器（上海亚荣生化仪器厂），数显酸度计（型号 PHS-3C，上海宇隆仪器有限公司），SKM 型数显恒温电热套（鄄城华鲁电热仪器有限公司）。

(二)试剂及药材

苯甲酰乌头原碱(Lot:20120513)(宝鸡市辰光生物科技有限公司,纯度>98%),苯甲酰新乌头原碱(Lot:20120509)(宝鸡市辰光生物科技有限公司,纯度>98%),苯甲酰次乌头原碱(Lot:20120515)(宝鸡市辰光生物科技有限公司,纯度>98%),乙腈(色谱纯,迪马科技有限公司,2014-07-05),甲醇(色谱纯,OCEANPAK有限公司,2013-05-10),娃哈哈纯净水(杭州娃哈哈集团有限公司),蒸馏水,乙酸铵(分析纯,天津市科密欧化学试剂有限公司,2013-02-09),盐酸(分析纯,天津市科密欧化学试剂有限公司,2010-05-07),甲醇(分析纯,天津市科密欧化学试剂有限公司,2012-08-05),无水乙醇(天津市科密欧化学试剂有限公司,分析纯,2014-05-10),氯仿(分析纯,天津市科密欧化学试剂有限公司,2010-05-11),氨水(分析纯,天津市科密欧化学试剂有限公司,2015-10-03)。

炮附子经山西中医学院裴香萍副教授鉴定为毛茛科植物乌头(*Aconitum carmichaeli* Debx.)的子根的加工品。茯苓经山西中医学院裴香萍副教授鉴定为多孔菌科真菌茯苓[*Poria cocos*(Schw.)Wolf]的干燥菌核。人参经山西中医学院裴香萍副教授鉴定为五加科植物人参(*Panax ginseng* C. A. Mey.)的干燥根和根茎。白术经山西中医学院裴香萍副教授鉴定为菊科植物白术(*Atractylodes macroce-phala* Koidz.)的干燥根茎。芍药经山西中医学院裴香萍副教授鉴定为毛茛科植物芍药(*Paeonia lactiflora* Pall.)的干燥根。10批供试药材分别购自北京同仁堂药店、万民药店、力东大药房、德生堂大药房、太原长城药店、仁和大药房、国大药房、荣华大药房、一心堂和益源大药房。

二、实验方法与结果

(一)色谱条件

Waters XTerra MS C_{18} 色谱柱(150mm×4.6mm,5μm),流动相:乙腈(A)-0.1mol·L^{-1}乙酸铵溶液(pH = 6.97)(B);梯度洗脱;流速:1mL·min^{-1};检测波长:235nm;进样量:10μL;检测温度:室温。梯度洗脱程序见表1-1。

(二)溶液的制备

1. 对照品储备液的制备

分别精密称取苯甲酰新乌头原碱、苯甲酰乌头原碱和苯甲酰次乌头原碱对照品各 2.81、2.33、2.75mg,加 0.05% 盐酸-甲醇(体积比,下同)分别制得 0.562、0.466、0.550g·L^{-1} 的苯甲酰新乌头原碱、苯甲酰乌头原碱、苯甲酰次乌头原碱对照品储备液。

表 1-1　梯度洗脱程序

时间/min	流动相 A/%	流动相 B/%
0	5	95
15	34	66
30	37	63
32	65	35

2. 供试品溶液的制备

称取附子汤方中各味药材:炮附子 15g,茯苓 9g,白术 12g,白芍 9g,人参 6g,加 70% 乙醇 10 倍量加热回流提取 2 次,每次 2h,过滤药液,合并滤液,水浴 60℃旋转蒸发至一定体积,转移至 250mL 容量瓶中并加水定容至刻度。精密移取 25mL 至圆底烧瓶中,旋转蒸干。残渣加入 20mL 氯仿、4mL 氨水、4mL 甲醇,加热回流 2h,放冷,滤过。残渣再用氯仿洗涤 3 次,与滤液合并,60℃水浴蒸干。残渣加 0.05% 盐酸-甲醇溶解,转移至 10mL 容量瓶中,加 0.05% 的盐酸-甲醇定容至刻度,摇匀,0.45μm 微孔滤膜过滤,即得供试品溶液。

3. 阴性对照液的制备

取茯苓 9g,人参 9g,白术 12g,芍药 12g,精密称定,照"2. 供试品溶液的制备"项下方法,自"加 70% 乙醇 10 倍量加热回流提取 2 次"起,至"加 0.05% 的盐酸-甲醇定容至刻度,摇匀",即得阴性样品溶液。

(三)方法学考察

1. 线性关系考察

分别精密移取苯甲酰新乌头原碱、苯甲酰乌头原碱、苯甲酰次乌头原碱 3 种对照品储备液各 10、20、40、60、80、100、200、300μL 于 8 个 1mL 容量瓶中,加 0.05% 盐酸-甲醇定容至刻度,得到苯甲酰新乌头原碱浓度分别为 0.00562、0.01124、0.02284、0.03372、0.04496、0.05620、0.11240、0.16860g·L^{-1},苯甲酰乌头原碱浓度分别为 0.00466、0.00932、0.01864、0.02796、0.03728、0.04620、0.09320、0.13980g·L^{-1},苯甲酰次乌头原碱浓度分别为 0.00550、0.01100、0.02200、0.03300、0.04400、0.05500、0.11000、0.16500g·L^{-1} 的混合对照品溶液,取上述混合对照品溶液,分别

注入高效液相色谱仪中,照"二、实验方法与结果"项下的色谱条件测定,以苯甲酰新乌头原碱、苯甲酰乌头原碱、苯甲酰次乌头原碱浓度为横坐标,以峰面积为纵坐标,绘制标准曲线。回归方程及线性范围见表1-2。

表1-2　3种单酯型生物碱的回归方程及线性范围

对照品	回归方程	r	线性范围$/g \cdot L^{-1}$
苯甲酰新乌头原碱	$y=6609.2x-8.6951$	0.9991	0.00562～0.16860
苯甲酰乌头原碱	$y=10481x-21.324$	0.9993	0.00466～0.13980
苯甲酰次乌头原碱	$y=5988.4x+8.0685$	0.9992	0.0055～0.16500

2. 精密度试验

取供试品溶液,按照色谱条件,重复进样6次,计算苯甲酰新乌头原碱、苯甲酰乌头原碱和苯甲酰次乌头原碱含量的RSD分别是2.96%、2.59%和3.90%,结果见表1-3,表明该方法精密度良好。

表1-3　精密度试验($n=6$)

含量$/g \cdot L^{-1}$	1	2	3	4	5	6	RSD/%
苯甲酰新乌头原碱	0.09885	0.09515	0.09998	0.09523	0.09381	0.09279	2.96
苯甲酰乌头原碱	0.00846	0.00789	0.00822	0.00793	0.00806	0.00822	2.59
苯甲酰次乌头原碱	0.00946	0.00982	0.00889	0.00916	0.00981	0.00934	3.90

3. 稳定性试验

取供试品溶液,按照色谱条件,分别在0、2、4、6、8、10、12h进样分析,计算苯甲酰新乌头原碱、苯甲酰乌头原碱和苯甲酰次乌头原碱含量的RSD分别为4.14%、4.58%和4.31%,结果见表1-4,表明样品中苯甲酰新乌头原碱、苯甲酰乌头原碱和苯甲酰次乌头原碱在12h内稳定性较好。

表1-4　稳定性试验($n=7$)

含量$/g \cdot L^{-1}$	0/h	2/h	4/h	6/h	8/h	10/h	12/h	RSD
苯甲酰新乌头原碱	0.09837	0.09978	0.10641	0.10209	0.09413	0.10376	0.10453	4.14
苯甲酰乌头原碱	0.00858	0.00937	0.00979	0.00933	0.00897	0.00943	0.00975	4.58
苯甲酰次乌头原碱	0.01354	0.01432	0.01523	0.01459	0.01362	0.01441	0.01375	4.31

4. 重复性试验

精密称取炮附子15g,茯苓9g,人参6g,白术12g,芍药9g,精密称定6份,制备得重复性试验的样品溶液1,2,3,4,5,6。精密吸取上述溶液各10μL,依法测定,计算苯甲酰新乌头原碱、苯甲酰乌头原碱和苯甲酰次乌头原碱含量的 RSD 分别为 3.28%、3.34%和 4.20%,结果见表 1-5,表明该方法重复性良好。

表 1-5 重复性试验($n=6$)

含量/g·L^{-1}	1	2	3	4	5	6	RSD/%
苯甲酰新乌头原碱	0.09915	0.09792	0.09475	0.09509	0.09152	0.09173	3.28
苯甲酰乌头原碱	0.00953	0.00944	0.00882	0.00955	0.00895	0.00929	3.34
苯甲酰次乌头原碱	0.00934	0.00890	0.00894	0.00927	0.00859	0.00838	4.20

5. 加样回收率试验

分别制备浓度为 0.55、0.56、0.55g·L^{-1} 的苯甲酰新乌头原碱、苯甲酰乌头原碱和苯甲酰次乌头原碱的对照品溶液。称取炮附子 1.5g,茯苓 0.9g,人参 0.6g,白术 1.2g,芍药 0.9g,精密称定 9 份,每 3 份分别加入苯甲酰新乌头原碱 421、843、1265μL,苯甲酰乌头原碱 46、93、139μL,苯甲酰次乌头原碱 69、139、209μL,加 70%乙醇 10 倍量加热回流提取 2 次,每次 2h,过滤药液,合并滤液,水浴 60℃旋转蒸干。残渣精密加入 20mL 氯仿、4mL 氨水、4mL 甲醇,加热回流 2h,放冷,滤过。残渣再用氯仿洗涤 3 次,与滤液合并,60℃水浴蒸干。残渣加 0.05%盐酸-甲醇溶解,转移至 10mL 容量瓶中,加 0.05%的盐酸-甲醇定容至刻度,摇匀,0.45μm 微孔滤膜过滤,即得加样回收率试验的样品溶液 1,2,3,4,5,6,7,8,9。精密吸取上述溶液 10μL,依法测定,计算苯甲酰新乌头原碱、苯甲酰乌头原碱、苯甲酰次乌头原碱的加样回收率和 RSD,如表 1-6~表 1-8 所示,结果表明方法的准确度良好。

表 1-6 苯甲酰新乌头原碱的加样回收率($n=9$)

样品号	样品中的含量/mg	对照品加入量/mg	测得量/mg	回收率/%	平均回收率/%	RSD/%
1	0.46397	0.23155	0.68790	96.71		
2	0.46400	0.23155	0.69280	98.83	98.49	1.67
3	0.46396	0.23155	0.69540	99.95		
4	0.46397	0.46365	0.91660	97.62		
5	0.46394	0.46365	0.93230	101.01	99.79	1.88
6	0.46389	0.46365	0.93100	100.73		
7	0.46399	0.69575	1.16815	101.21		
8	0.46393	0.69575	1.18659	103.86	102.67	1.31
9	0.46397	0.69575	1.18012	102.93		

表1-7 苯甲酰乌头原碱的加样回收率($n=9$)

样品号	样品中的含量/mg	对照品加入量/mg	测得量/mg	回收率/%	平均回收率/%	RSD/%
1	0.05220	0.02576	0.07760	98.60		
2	0.05222	0.02576	0.07680	95.50	96.92	1.62
3	0.05225	0.02576	0.07710	96.66		
4	0.05219	0.05208	0.10320	97.93		
5	0.05226	0.05208	0.10250	96.58	98.05	1.57
6	0.05223	0.05208	0.10410	99.65		
7	0.05224	0.07784	0.12910	98.79		
8	0.05223	0.07784	0.12730	96.48	97.08	1.55
9	0.05220	0.07784	0.12690	95.97		

表1-8 苯甲酰次乌头原碱的加样回收率($n=9$)

样品号	样品中的含量/mg	对照品加入量/mg	测得量/mg	回收率/%	平均回收率/%	RSD/%
1	0.07670	0.03795	0.11320	96.18		
2	0.07673	0.03795	0.11350	96.97	97.23	1.24
3	0.07669	0.03795	0.11410	98.55		
4	0.07670	0.07645	0.14890	94.44		
5	0.07672	0.07645	0.14970	95.49	95.79	1.59
6	0.07669	0.07645	0.15120	97.45		
7	0.07670	0.11495	0.18950	98.13		
8	0.07671	0.11495	0.18720	96.13	98.10	2.00
9	0.07677	0.11495	0.19170	100.04		

6. 专属性试验

取阴性对照液 10 μL，按照"二、实验方法与结果"项下的色谱条件进行测定，结果表明在与苯甲酰新乌头原碱、苯甲酰乌头原碱和苯甲酰次乌头原碱相应的保留时间附近无干扰峰出现。色谱图见图1-1。

（四）样品含量测定

取供试品溶液，按"二、实验方法与结果"项下的色谱条件，依法测定。将苯甲酰新乌头原碱、苯甲酰乌头原碱和苯甲酰次乌头原碱峰面积积分值代入标准曲线方程，计算得出附子汤(炮附子15g，茯苓9g，人参6g，白术12g，白芍12g)中3种单酯型生物碱的含量见表1-9。

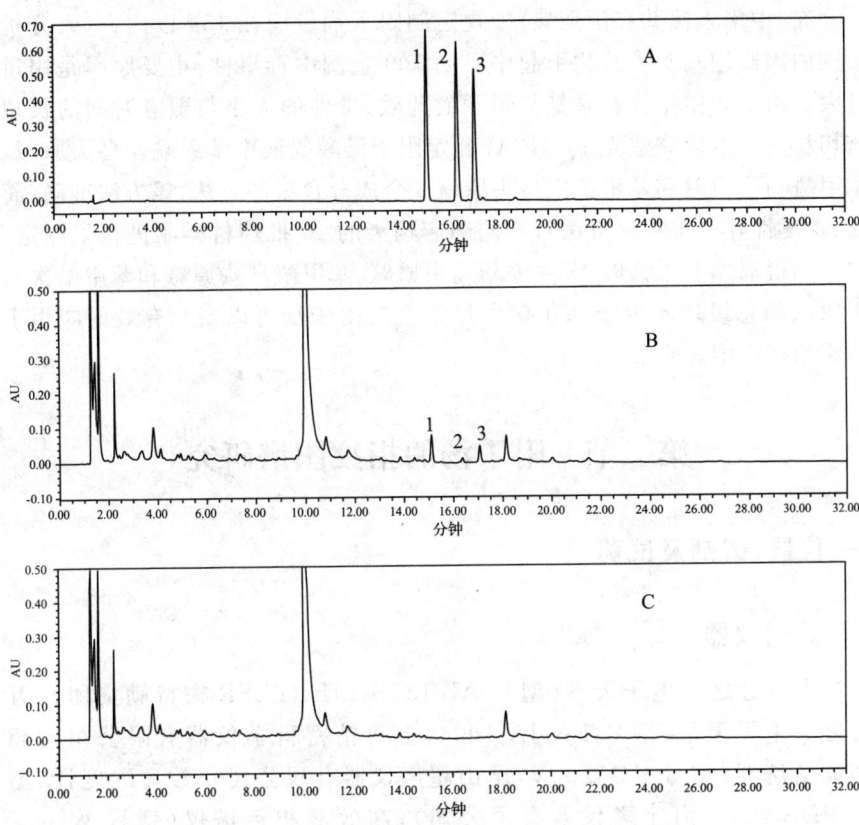

图 1-1 附子汤 HPLC 色谱
A. 混合对照品　B. 附子汤样品　C. 阴性对照品
1. 苯甲酰新乌头原碱　2. 苯甲酰乌头原碱　3. 苯甲酰次乌头原碱

表 1-9　3 种单酯型生物碱含量

编号	苯甲酰新乌头原碱 /mg·g^{-1}	苯甲酰乌头原碱 /mg·g^{-1}	苯甲酰次乌头原碱 /mg·g^{-1}
S1	0.13459	0.01445	0.02122
S2	0.14635	0.01240	0.01720
S3	0.13353	0.01147	0.01836
S4	0.11624	0.01202	0.01906
S5	0.12447	0.01402	0.02073
S6	0.13671	0.01335	0.01791
S7	0.11494	0.01254	0.01686
S8	0.12765	0.01084	0.01755
S9	0.12494	0.01362	0.01932
S10	0.15424	0.01420	0.02072

在《中华人民共和国药典》中规定制附子剂量应在 15g 以内,有人分析了国内因服用乌头类药物引起中毒的 700 余例中毒事件,主要原因是用量过大。附子汤中生物碱含量与附子的药效、毒性的大小与煎煮时间的长短密切相关。本研究建立了 HPLC 测定附子汤醇提液中苯甲酰新乌头原碱、苯甲酰乌头原碱和苯甲酰次乌头原碱 3 个成分含量的方法,该方法准确、简便、重复性好。采用该方法对不同药店购买的 10 批药材样品进行了测定,均未测得双酯型生物碱,苯甲酰新乌头原碱、苯甲酰乌头原碱和苯甲酰次乌头原碱的总量均不少于 0.010%,结果表明附子汤可以安全有效的应用于临床治疗当中。

第二节 附子汤的指纹图谱研究

一、仪器、试剂及试药

(一)仪器

十万分之一电子天平(型号 AB-135S,METTLER 梅特勒集团),万分之一电子天平(型号 FA/JA 1004,上海精密科学仪器有限公司),超声波清洗器(型号 KQ5200V,昆山超声仪器有限公司),数显酸度计(型号 PHS-3C,上海宇隆仪器有限公司),高效液相色谱仪(型号 Waters-2695,UV 检测器及其配套色谱工作站,美国 Waters 公司),旋转蒸发器(上海亚荣生化仪器厂),SKM 型数显恒温电热套(鄄城华鲁电热仪器有限公司)。

(二)试剂及药材

苯甲酰新乌头原碱(批号:150622,纯度 ≥98%,成都普菲德生物技术有限公司),无水乙醇(天津市科密欧化学试剂有限公司,分析纯,2014-05-10),氨水(天津市科密欧化学试剂有限公司,分析纯,2013-02-06),乙酸铵(天津市科密欧化学试剂有限公司,分析纯,2013-03-10),甲醇(天津市科密欧化学试剂有限公司,色谱纯,2013-01-05),乙腈(天津市科密欧化学试剂有限公司,色谱纯,2013-02-09),盐酸(天津市光复精细化工研究所,分析纯,2012-09-16),娃哈哈纯净水(杭州娃哈哈集团有限公司)。供试药材来源同第一节。

二、附子汤的提取优化

(一)色谱条件

BDS HYPERSIL C18 色谱柱(250mm×4.6mm,5μm),流动相:乙腈(A)-0.04mol·L^{-1}乙酸铵溶液(pH=10)(B);梯度洗脱;流速:1mL·min^{-1};检测波长:240nm;进样量:10μL;检测温度:30℃。梯度洗脱程序见表1-10。

表1-10 梯度洗脱程序

时间/min	流动相A/%	流动相B/%
0	10	90
15	27	73
50	60	40
60	60	40

(二)附子汤的提取

称取附子汤方中各味药材:炮附子 15g,茯苓 9g,白术 12g,白芍 9g,人参 6g,按一定条件加热回流,过滤药液,水浴 60℃浓缩至近干,0.05%盐酸-甲醇定容到 10mL,0.45μm 微孔滤膜过滤,即得供试品溶液。

(三)附子汤提取的单因素试验

1. 乙醇体积分数的影响

精确称取五分之一的附子汤药材 5 份,按照固液比 1∶5,分别用 10%、30%、50%、70% 和 90% 乙醇回流提取 1h,过滤药液,浓缩至近干,用 0.05%盐酸-甲醇定容至 2mL,过 0.45μm 滤头,进样,测定用不同乙醇体积分数提取的物质总峰面积大小。

2. 固液比的影响

精确称取五分之一的附子汤药材 5 份,用 70%乙醇按照固液比 1∶5、1∶10、1∶20、1∶30 和 1∶40 分别回流提取 1h,过滤药液,浓缩至近干,用 0.05%盐酸-甲醇定容至 2mL,过 0.45μm 滤头,进样,测定用不同固液比提取的物质总峰面积大小。

3. 提取时间的影响

精确称取五分之一的附子汤药材 5 份,用 70%乙醇按照固液比 1∶10,分别回流提取 0.5、1、2、3、4h,过滤药液,浓缩至近干,用 0.05%盐酸-甲醇定容至 2mL,过 0.45μm 滤头,进样,测定用不同提取时间提取的物质总峰面积大小。

4. 提取次数的影响

精确称取五分之一的附子汤药材 5 份,用 70%乙醇按照固液比 1:10,回流提取 1h,分别提取 1、2、3、4、5 次,过滤合并滤液,浓缩至近干,用 0.05%盐酸-甲醇定容至 2mL,过 0.45μm 滤头,进样,测定用不同提取次数提取的物质总峰面积大小。

(四)单因素结果与分析

1. 乙醇体积分数对总峰面积大小的影响

乙醇体积分数对附子汤中物质的总峰面积大小的影响如图 1-2 所示,随着乙醇体积分数的增加,总峰面积大小呈上升趋势,证明乙醇体积分数过小,使得原料提取不完全,不能使各种物质充分直接转移至提取液中。乙醇体积分数过大使得产生很大的渗透压,导致药材中的物质提取不完全,降低提取率。实验中发现,乙醇体积分数过大时会使溶液浓度加深,证明各杂质也增多,对后面提取液浓缩有影响,所以乙醇体积分数选 70%最合适。

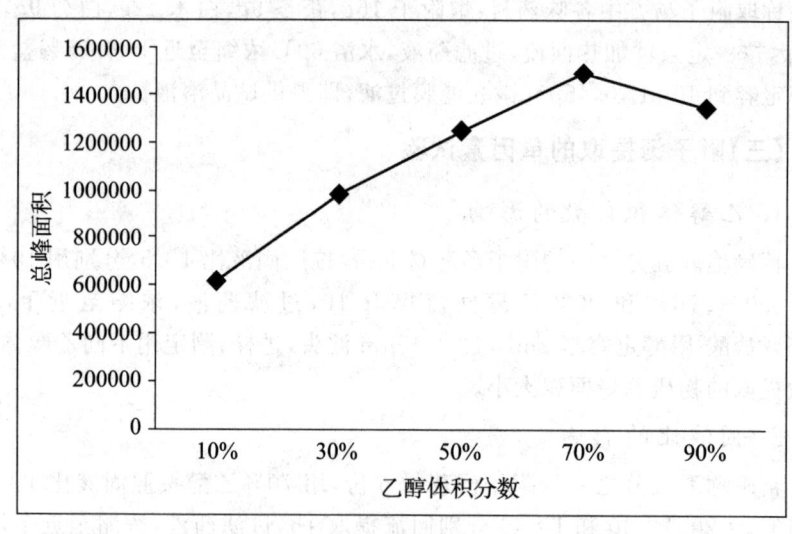

图 1-2 乙醇体积分数对总峰面积大小大小的影响

2. 固液比对总峰面积大小大小的影响

固液比对附子汤中物质的总峰面积大小的影响如图 1-3 所示,随着溶剂剂量的增加,总峰面积大小也增加,说明溶剂剂量增加提高了药材与各物质之间的浓度差,减少了药材中成分的残留,从而使各物质含量增加,但是随着固液比的增大,对后续提取液浓缩增加了时间,且能耗过高。考虑到生产成本,固液比1∶10为最佳。

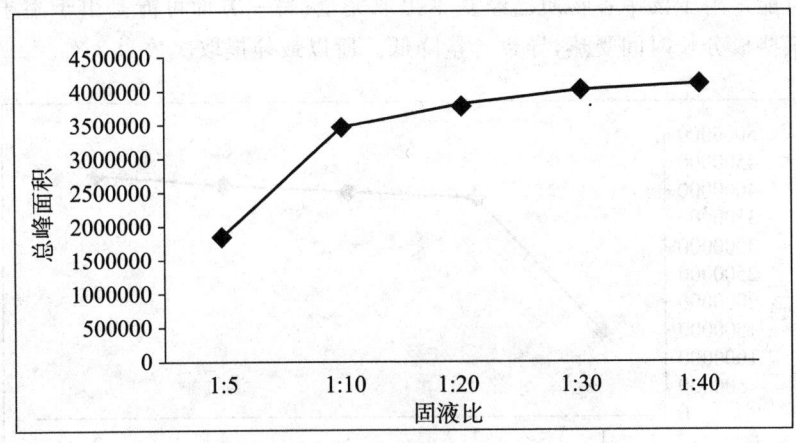

图1-3　固液比对总峰面积大小的影响

3. 提取时间对总峰面积大小的影响

不同提取时间对附子汤中物质的总峰面积大小的影响如图1-4所示,总峰面积大小随着提取时间的增长而增长,到了2h时增长幅度最大,过了这个时间后,总峰面积大小变化很小,可能是由于附子汤中各物质已基本被充分提取,考虑生产成本以及能耗,所以将时间定在2h可以获得很好的效果。

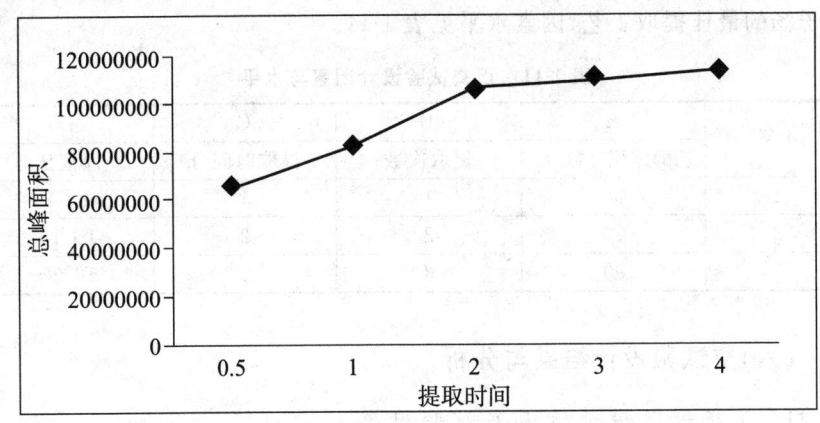

图1-4　提取时间对总峰面积大小的影响

4. 提取次数对总峰面积大小的影响

不同提取次数对附子汤中物质的总峰面积大小的影响如图1-5所示。

随着提取次数的增多,总峰面积也增大,当次数达到 2 次时总峰面积大小达到最大,超过 2 次后,总峰面积大小逐渐下降,可能有两方面的原因:一方面可能是附子汤中各物质已经基本提取完全;另一方面可能是由于附子汤中某些成分长时间受热,导致含量降低。所以最佳提取次数为 2 次。

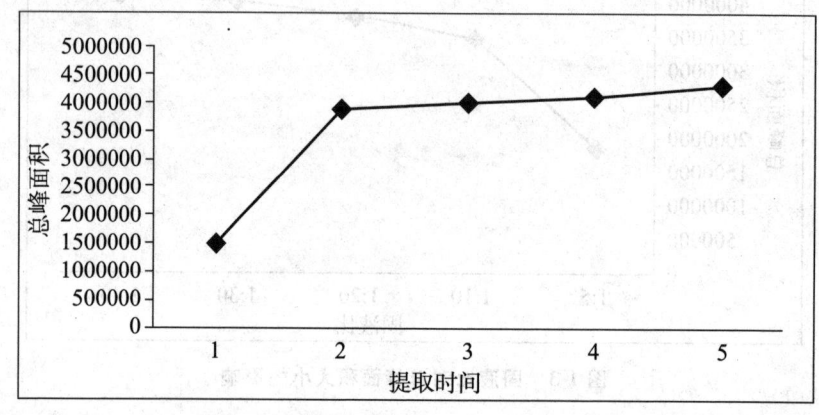

图 1-5　提取次数对总峰面积大小的影响

(五) 正交试验设计

在单因素实验的基础上,选择对附子汤中物质的总峰面积大小影响的 4 个因素:乙醇体积分数、提取次数、提取时间、固液比进行 4 因素 3 水平正交试验,利用正交实验设计软件对实验数据进行分析,得到实验结果,确定附子汤的最佳提取工艺,因素水平见表 1-11。

表 1-11　正交试验设计因素与水平

水平	A 乙醇体积分数/%	B 提取次数	C 提取时间/h	D 固液比
1	50	1	1	1∶5
2	70	2	2	1∶10
3	90	3	3	1∶20

(六) 交试验设计结果与分析

1. 正交试验设计方案及试验结果

通过对提取工艺条件的单因素试验考察,用正交试验设计方法考察 4 个因素:乙醇体积分数、固液比、提取时间、提取次数对附子汤中物质的总峰面积大小的影响。试验设计及试验结果如表 1-12 所示。

表 1-12　正交试验设计及其结果

试验号	因素				总峰面积大小
	A	B	C	D	
1	1	1	1	1	30261150
2	1	2	2	2	38792961
3	1	3	3	3	41340210
4	2	1	2	3	59383936
5	2	2	3	1	69061796
6	2	3	1	2	53979881
7	3	1	3	2	56857009
8	3	2	1	3	53900353
9	3	3	2	1	43586543
K1	36798107.00	48834031.66	46047128.00	47636496.33	
K2	60808537.66	53918370.00	47254480.00	49876617.00	
K3	51447968.33	46302211.33	55753005.00	51541499.66	
极差 R	24010430.66	7616158.667	9705877.000	3905003.334	

表 1-12 的极差显示单因素对附子汤中物质的总峰面积大小的影响为 A＞C＞B＞D，即乙醇体积分数＞提取时间＞提取次数＞固液比。

2. 正交试验方差分析及其结果

从正交试验方差分析表 1-13 中可以得到因素 A（乙醇体积分数）差异显著，因素 B（提取次数）、因素 C（提取时间）与因素 D（固液比）在实验范围内对实验结果有影响，但并无显著统计学差异。从经济角度以及综合各因素，最佳的提取方案为 $A_2C_2B_2D_2$，即乙醇体积分数为 70%，提取时间 2h，提取 2 次，固液比为 1∶10。

表 1-13　正交试验方差分析

方差来源	离差平方和	自由度	方差	F	P
A	878739476128844	2	439369738064422	38.141	＜0.05
B	90266483323924	2	45133241661962	3.918	
C	167886674366660	2	83943337183330	7.287	
D	23039025928340	2	11519512964170	1	

$F_{0.05}(2,2)=19$

（七）验证试验

称取附子汤药材，按照最优工艺进行回流提取，平行操作 3 份，峰面积分别为345308980、338907680和318410765,RSD值4.09%。证明该方法稳定可行。

三、附子汤的指纹图谱建立

(一)色谱条件

同本节"二、实验方法与结果"项下的色谱条件。

(二)供试品溶液的制备

称取附子汤方中各味药材:炮附子15g,茯苓9g,白术12g,白芍9g,人参6g,加70%乙醇10倍量加热回流提取2次,每次2h,过滤药液,水浴60℃旋转蒸发至近干,使用0.05%盐酸-甲醇定容到10mL容量瓶中,过0.45μm滤头即得供试品溶液。

(三)检测方法

取苯甲酰新乌头碱对照品溶液、附子汤供试品溶液各10μL进样分析,记录60min的色谱图,记录谱图中各峰保留时间和峰面积数值。以苯甲酰新乌头碱对照品的色谱峰来确定供试品溶液中苯甲酰新乌头碱的色谱峰(S峰),以供试品S峰的保留时间和峰面积为1,计算各峰的相对保留时间和相对峰面积。

(四)实验条件的选择

1. 检测波长的选择

对不同波长下所得的色谱图进行分析比较,将波长为225、240、275nm(见图1-6)的色谱图进行比较,结果发现在240nm波长处得到的峰数目比较多且峰型好,在HPLC图谱中不丢失信息且尽可能地反映组分的全貌的情况下,确定检测波长为240nm。

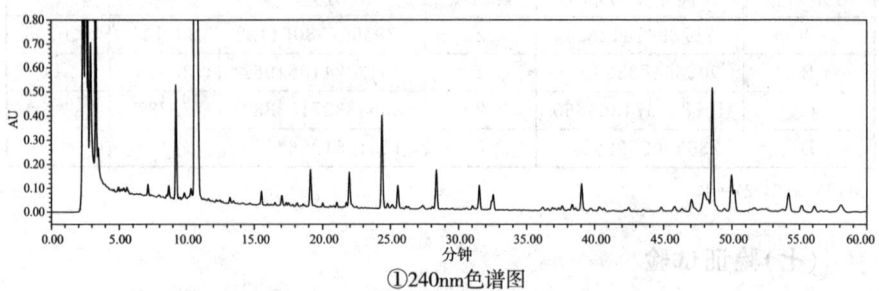

①240nm色谱图

图1-6 不同波长下的色谱图

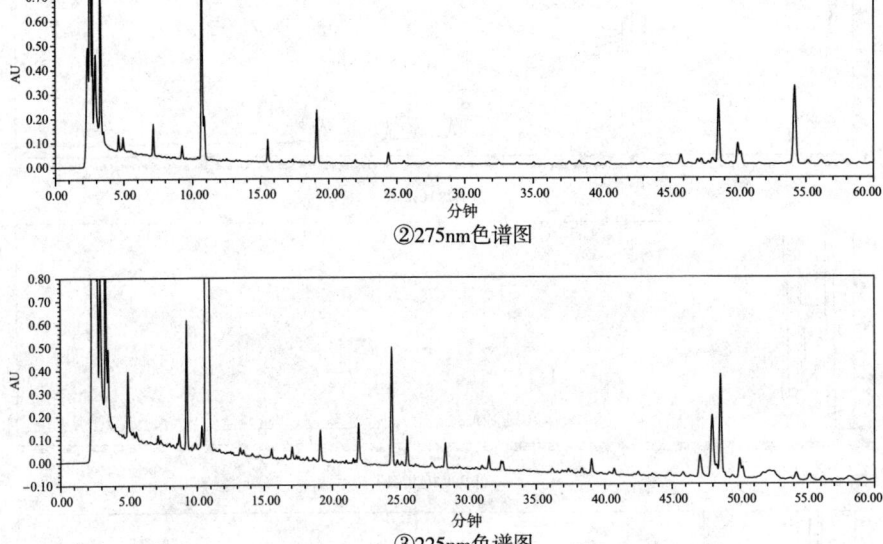

②275nm色谱图

③225nm色谱图

图1-6 不同波长下的色谱图(续)

2. 梯度洗脱程序的选择

实验中使用3种不同的梯度洗脱程序,经过对图谱的对比分析,得到梯度洗脱程序3的方法的色谱图对峰形有较好调整,且分离效果比较好,使色谱图更为简洁、易于观察计算,达到建立指纹图谱的要求。故本实验采用梯度洗脱程序3作为梯度洗脱程序。各种梯度洗脱程序的色谱图见图1-7。

(1)0~10min,A相:5%,B相:95%;10~60min,A相:5%~55%,B相:95%~45%;60~80min,A相:55%~60%,B相:45%~40%。指纹图谱检测时间为80min。

(2)0~22min,A相:15%~30%,B相:85%~70%;22~45min,A相:30%~45%,B相:70%~55%,45~60min,A相:45%~60%,B相:55%~40%;60~70min,A相:60%,B相:40%。指纹图谱检测时间为70min。

(3)0~15min,A相:10%~27%,B相:90%~73%;15~50min,A相:27%~60%,B相:73%~40%;50~60min,A相:60%,B相:40%。指纹图谱检测时间为60min。

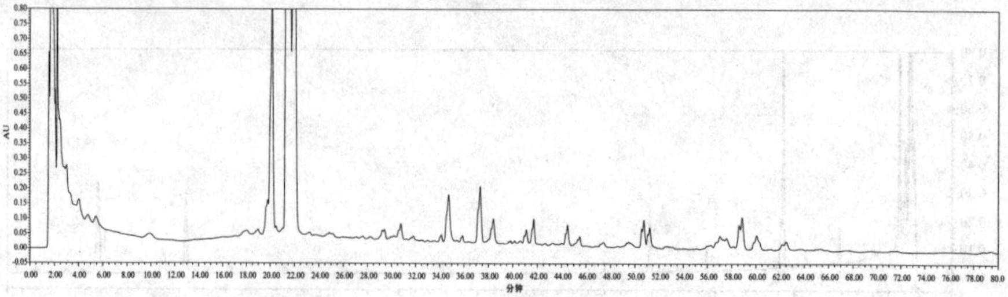

①梯度1色谱图

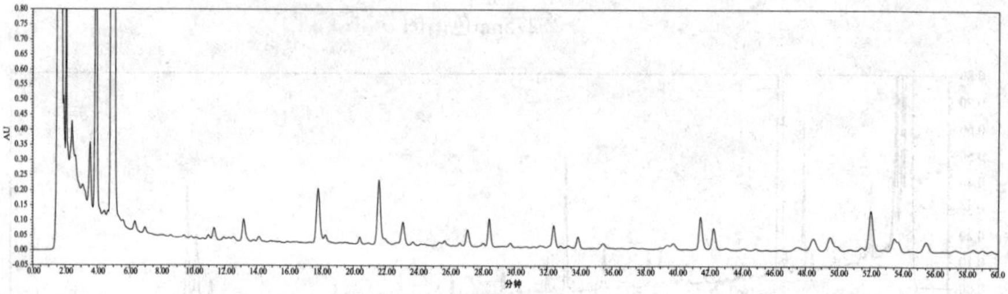

②梯度2色谱图

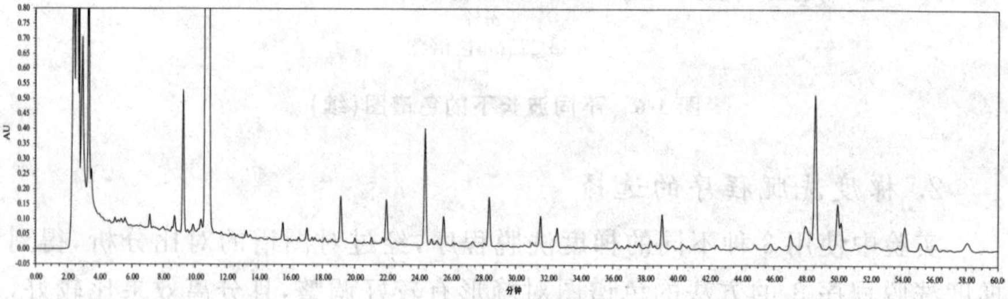

③梯度3色谱图

图1-7 不同梯度条件的色谱图

3. 柱温的选择

本实验选择 25℃ 和 30℃ 两种柱温进行比较,如图 1-8 所示,结果发现柱温 30℃ 下色谱峰的保留时间合适,色谱峰的分离度高,峰形较好,因此选择 30℃ 作为测定柱温。

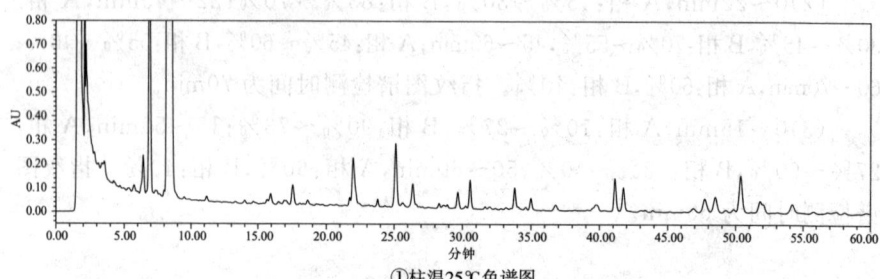

①柱温25℃色谱图

图1-8 不同柱温的色谱图

第一章 附子汤的质量控制研究

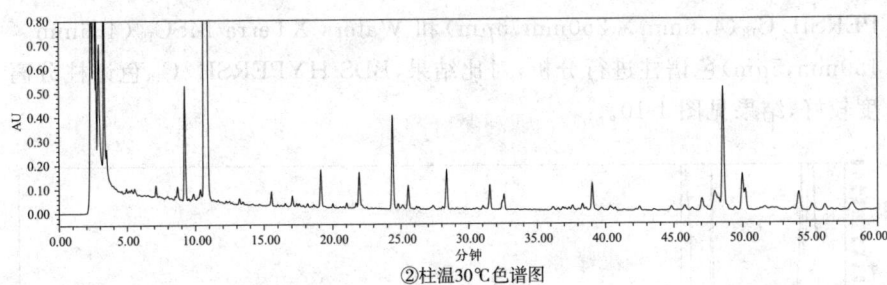

②柱温30℃色谱图

图1-8 不同柱温的色谱图(续)

4. 流动相的选择

实验中考察了两种流动相体系[乙腈-0.04mol·L^{-1}乙酸铵溶液(pH=10)和乙腈-0.04mol·L^{-1}乙酸铵溶液(pH=9)]，通过比较所得图谱中各色谱峰的峰形和分离度，乙腈-0.04mol·L^{-1}乙酸铵溶液(pH=10)作为流动相得到的图谱峰形好，对各相邻峰有较好的分离效果。不同流动相的色谱图见图1-9。

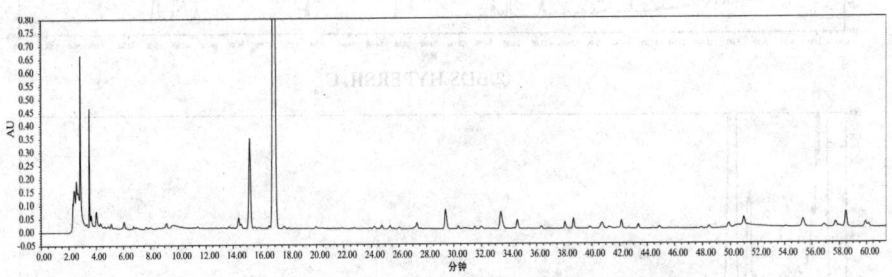

①乙腈-0.04mol·L^{-1}乙酸铵溶液（pH=9）色谱图

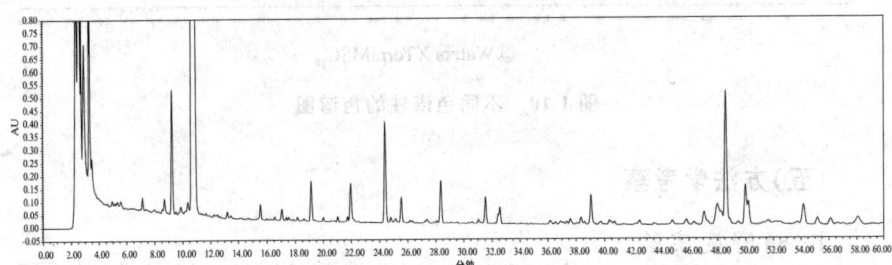

②乙腈-0.04mol·L^{-1}乙酸铵溶液（pH=10）色谱图

图1-9 不同流动相的色谱图

5. HPLC法中色谱柱的选择

依次选用Agilent Zorbax SB-C$_{18}$(4.6mm×250mm,5μm)和BDS HY-

PERSIL C_{18}(4.6mm×250mm,5μm)和 Waters XTerra MSC$_{18}$(4.6mm×150mm,5μm)色谱柱进行分析,对比结果,BDS HYPERSIL C_{18}色谱柱分离度较好,结果见图 1-10。

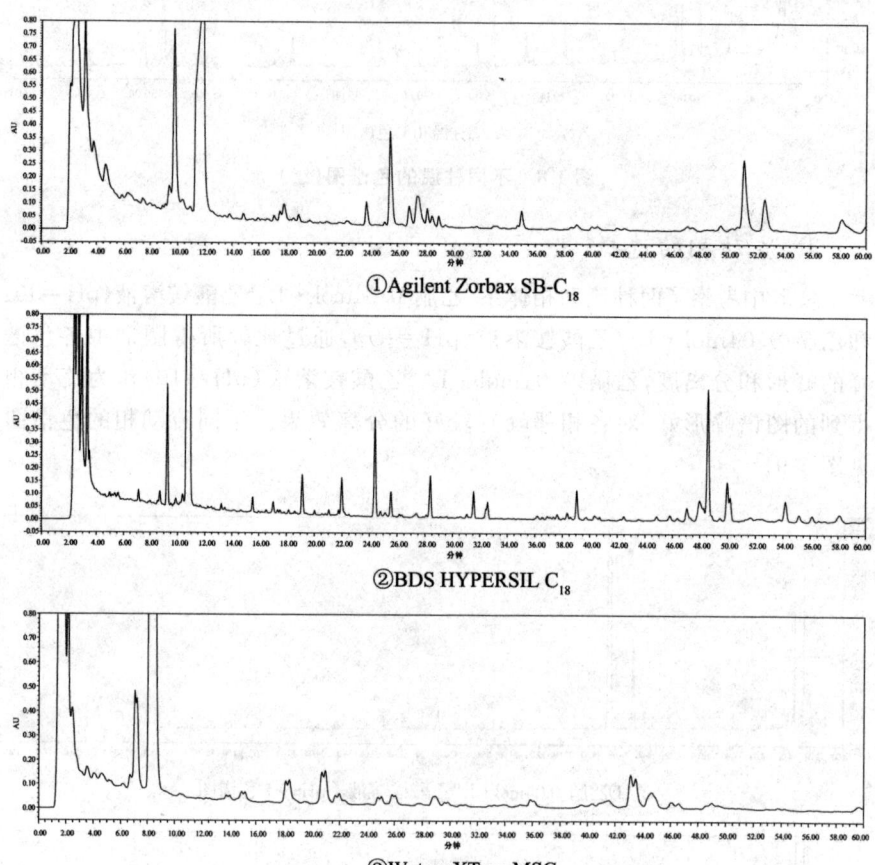

图 1-10　不同色谱柱的色谱图

(五)方法学考察

1. 精密度实验

取供试品溶液,按照上述色谱条件,重复进样 6 次,记录指纹图谱,选定 8 号峰作为参照峰,考察各共有色谱峰的保留时间和峰面积的一致性。结果表明,各色谱峰的相对保留时间和相对峰面积的 RSD 均不大于 4.54%,见表 1-14 和表 1-15,表明精密度良好,符合指纹图谱要求。

表1-14 附子汤HPLC指纹图谱的精密度试验(相对保留时间)($n=6$)

	1	2	3	4	5	6	平均值	RSD/%
1	0.3959	0.4019	0.3959	0.3999	0.3953	0.3957	0.3975	0.70
2	0.4200	0.4261	0.4203	0.4241	0.4194	0.4202	0.4217	0.65
3	0.4826	0.4909	0.4856	0.4886	0.4818	0.4852	0.4858	0.71
4	0.7893	0.7800	0.7758	0.7766	0.7744	0.7753	0.7786	0.72
5	0.8703	0.8755	0.8712	0.8715	0.8689	0.8699	0.8712	0.26
6	0.9110	0.9155	0.9154	0.9096	0.9096	0.9100	0.9119	0.31
7	0.9577	0.9622	0.9576	0.9624	0.9561	0.9567	0.9588	0.29
8	1.0000	1.0000	1.0000	1.0000	1.0000	1.0000	1.0000	0.00
9	1.1101	1.1144	1.1104	1.1097	1.1366	1.1092	1.1151	0.96
10	1.1839	1.1672	1.1631	1.1622	1.1639	1.1638	1.1673	0.71
11	1.2445	1.2477	1.2465	1.2431	1.2721	1.2446	1.2497	0.88
12	1.2918	1.2973	1.2920	1.2914	1.2897	1.3085	1.2951	0.54
13	1.4362	1.4419	1.4360	1.4347	1.4521	1.4344	1.4392	0.48
14	1.4830	1.4829	1.4824	1.4813	1.4807	1.4811	1.4819	0.07
15	1.6469	1.6533	1.6476	1.6779	1.6443	1.6456	1.6526	0.77
16	1.7577	1.7638	1.7573	1.7552	1.7730	1.7555	1.7604	0.39
17	1.8007	1.7851	1.7784	1.7761	1.7751	1.7760	1.7819	0.56
18	2.1430	2.1484	2.1419	2.1616	2.1396	2.1402	2.1458	0.39
19	2.2112	2.2368	2.2118	2.2086	2.2086	2.2096	2.2145	0.50
20	2.2851	2.2820	2.2747	2.2717	2.2815	2.2728	2.2780	0.24
21	2.4673	2.4750	2.4661	2.4635	2.4770	2.4643	2.4689	0.23
22	2.6463	2.6543	2.6425	2.6551	2.6421	2.6423	2.6471	0.23

表1-15 附子汤HPLC指纹图谱的精密度试验(相对峰面积)($n=6$)

	1	2	3	4	5	6	平均值	RSD/%
1	0.4210	0.4311	0.4076	0.4047	0.4217	0.4181	0.4174	2.34
2	3.0346	3.3450	3.0893	3.0667	3.1857	3.3390	3.1767	4.33
3	30.3180	34.1744	31.8731	32.3078	31.6024	31.4945	31.9617	3.98
4	0.2339	0.2277	0.2222	0.2175	0.2352	0.2295	0.2277	2.99
5	0.4300	0.4266	0.4319	0.4134	0.4082	0.4159	0.4210	2.33
6	0.0610	0.0631	0.0554	0.0595	0.0587	0.0607	0.0597	4.34
7	0.0899	0.0944	0.0897	0.0820	0.0874	0.0888	0.0887	4.54
8	1.0000	1.0000	1.0000	1.0000	1.0000	1.0000	1.0000	0.00
9	1.2821	1.3212	1.2332	1.2041	1.2474	1.2442	1.2554	3.26
10	0.4338	0.4518	0.4025	0.4422	0.4194	0.4169	0.4278	4.24
11	0.1390	0.1328	0.1346	0.1337	0.1392	0.1380	0.1362	2.09
12	1.1259	1.1486	1.0913	1.0765	1.1288	1.1182	1.1149	2.37

(续)

	1	2	3	4	5	6	平均值	RSD/%
13	0.4520	0.4074	0.4419	0.4427	0.4574	0.4518	0.4422	4.08
14	0.4330	0.4405	0.4183	0.4152	0.4326	0.4291	0.4281	2.24
15	0.0949	0.0965	0.0912	0.0906	0.0943	0.0938	0.0935	2.43
16	0.0975	0.0994	0.0939	0.0931	0.0978	0.0963	0.0964	2.51
17	0.6100	0.6252	0.5869	0.5813	0.6087	0.6041	0.6027	2.68
18	0.5459	0.5522	0.5274	0.5174	0.5395	0.5356	0.5363	2.35
19	4.2433	4.3470	4.1277	4.0724	4.2419	4.2091	4.2069	2.29
20	1.3472	1.2715	1.2875	1.2735	1.3361	1.3135	1.3049	2.48
21	0.5447	0.5519	0.5278	0.5238	0.5451	0.5395	0.5388	2.02
22	0.5402	0.5500	0.5256	0.5187	0.5423	0.5310	0.5346	2.17

2. 重复性实验

平行制备6份供试品溶液,按照上述色谱条件,测定并记录指纹图谱,以8号峰苯甲酰新乌头原碱为内参比峰,考察各共有色谱峰的保留时间和峰面积的一致性。结果显示,各色谱峰的相对保留时间和相对锋面积的RSD均不大于4.85%,见表1-16和表1-17,表明供试品溶液重现性良好,符合指纹图谱要求。

表1-16 附子汤HPLC指纹图谱的重复性试验(相对保留时间)($n=6$)

	1	2	3	4	5	6	平均值	RSD/%
1	0.4001	0.3967	0.3959	0.3961	0.3959	0.3994	0.3974	0.47
2	0.4242	0.4212	0.4203	0.4207	0.4203	0.4235	0.4217	0.41
3	0.4887	0.4872	0.4863	0.4857	0.4856	0.4883	0.4870	0.27
4	0.7765	0.7762	0.7762	0.7898	0.7758	0.7766	0.7785	0.71
5	0.8716	0.8717	0.8716	0.8753	0.8712	0.8719	0.8722	0.18
6	0.9114	0.9111	0.9115	0.9164	0.9109	0.9115	0.9121	0.23
7	0.9579	0.9580	0.9582	0.9624	0.9576	0.9583	0.9587	0.19
8	1.0000	1.0000	1.0000	1.0000	1.0000	1.0000	1.0000	0.00
9	1.1093	1.1333	1.1106	1.1104	1.1104	1.1105	1.1141	0.84
10	1.1620	1.1815	1.1635	1.1632	1.1631	1.1633	1.1661	0.65
11	1.2421	1.2458	1.2457	1.2459	1.2465	1.2719	1.2496	0.88
12	1.2914	1.2922	1.2925	1.2917	1.2920	1.3143	1.2957	0.70
13	1.4354	1.4367	1.4369	1.4359	1.4360	1.4544	1.4392	0.52
14	1.4763	1.4832	1.4833	1.4826	1.4824	1.4827	1.4817	0.18
15	1.6458	1.6475	1.6481	1.6473	1.6476	1.6747	1.6518	0.68
16	1.7559	1.7573	1.7460	1.7573	1.7573	1.7563	1.7550	0.25
17	1.7771	1.7786	1.7790	1.7779	1.7784	1.7913	1.7804	0.30

(续)

	1	2	3	4	5	6	平均值	RSD/%
18	2.1387	2.1416	2.1426	2.1424	2.1419	2.1517	2.1431	0.21
19	2.2086	2.2112	2.2119	2.2119	2.2114	2.2246	2.2132	0.26
20	2.2717	2.2744	2.2751	2.2752	2.2747	2.2898	2.2768	0.28
21	2.4639	2.4661	2.4666	2.4669	2.4661	2.4979	2.4713	0.53
22	2.6423	2.6401	2.6444	2.6451	2.6425	2.6718	2.6477	0.45

表 1-17　附子汤 HPLC 指纹图谱的重复性试验(相对峰面积)($n=6$)

	1	2	3	4	5	6	平均值	RSD/%
1	0.4133	0.4207	0.4128	0.4240	0.4400	0.4585	0.4282	4.17
2	2.9412	2.9944	3.0317	3.0164	3.3384	3.0330	3.0592	4.61
3	35.1244	32.3078	31.4803	31.8731	33.7249	34.8839	33.2324	4.72
4	0.1963	0.1904	0.1919	0.1948	0.1987	0.1944	0.1944	1.54
5	0.5607	0.5400	0.5836	0.5231	0.5495	0.5522	0.5515	3.68
6	0.1119	0.1138	0.1205	0.1101	0.1128	0.1144	0.1139	3.14
7	0.1470	0.1453	0.1459	0.1535	0.1528	0.1474	0.1486	2.40
8	1.0000	1.0000	1.0000	1.0000	1.0000	1.0000	1.0000	0.00
9	1.0974	1.1137	1.1965	1.1421	1.1290	1.1110	1.1316	3.12
10	0.1726	0.1710	0.1847	0.1747	0.1787	0.1810	0.1771	2.97
11	0.1284	0.1228	0.1214	0.1209	0.1274	0.1232	0.1240	2.54
12	1.0301	1.0404	1.0384	1.0093	1.0212	1.1391	1.0464	4.47
13	0.3710	0.3613	0.3886	0.3508	0.3928	0.3586	0.3705	4.58
14	0.2819	0.2705	0.2580	0.2862	0.2658	0.2779	0.2734	3.87
15	0.1125	0.1113	0.1192	0.1121	0.1238	0.1108	0.1149	4.60
16	0.1733	0.1799	0.1787	0.1686	0.1750	0.1648	0.1734	3.36
17	0.2709	0.2830	0.2911	0.2954	0.2834	0.2669	0.2818	3.93
18	0.3312	0.3728	0.3384	0.3725	0.3511	0.3540	0.3533	4.85
19	2.6678	2.7525	2.4600	2.7610	2.7619	2.7188	2.6870	4.35
20	1.1577	1.2645	1.3019	1.2875	1.2037	1.2200	1.2392	4.45
21	0.3178	0.3421	0.3268	0.3219	0.3399	0.3453	0.3323	3.49
22	0.3572	0.3650	0.3404	0.3525	0.3296	0.3548	0.3499	3.64

3. 稳定性实验

取供试品溶液,按照上述色谱条件,分别在 0、2、4、6、8、16、24h 内进样分析,记录指纹图谱,以 8 号峰苯甲酰新乌头原碱为内参比峰,考察各共有色谱峰的保留时间和峰面积的一致性。结果显示,各色谱峰的相对保留时间和相对峰面积的 RSD 均不大于 4.97%,见表 1-18 和表 1-19,说明供试品溶液在室温条件下 24h 内稳定,符合指纹图谱要求。

表 1-18 附子汤 HPLC 指纹图谱的稳定性试验(相对保留时间)($n=7$)

	0/h	2/h	4/h	6/h	8/h	16/h	24/h	平均值	RSD/%
1	0.4007	0.3958	0.4003	0.3961	0.3994	0.3959	0.3959	0.3977	0.57
2	0.4248	0.4203	0.4245	0.4202	0.4235	0.4203	0.4200	0.4220	0.52
3	0.4894	0.4864	0.4890	0.4828	0.4883	0.4863	0.4826	0.4864	0.57
4	0.8094	0.7760	0.7773	0.7760	0.7766	0.7762	0.7893	0.7830	1.61
5	0.8728	0.8850	0.8723	0.8707	0.8719	0.8716	0.8703	0.8735	0.59
6	0.9127	0.9117	0.9118	0.9114	0.9115	0.9124	0.9110	0.9118	0.06
7	0.9592	0.9584	0.9588	0.9581	0.9583	0.9810	0.9577	0.9616	0.89
8	1.0000	1.0000	1.0000	1.0000	1.0000	1.0000	1.0000	1.0000	0.00
9	1.1109	1.1108	1.1107	1.1106	1.1333	1.1106	1.1101	1.1139	0.77
10	1.1636	1.1634	1.1633	1.1635	1.1815	1.1635	1.1839	1.1689	0.80
11	1.2438	1.2454	1.2442	1.2451	1.2675	1.2457	1.2445	1.2480	0.69
12	1.2932	1.2925	1.2926	1.3605	1.2920	1.2925	1.2918	1.3022	1.98
13	1.4375	1.4369	1.4542	1.4369	1.4355	1.4369	1.4362	1.4392	0.46
14	1.4784	1.4776	1.4827	1.4837	1.4827	1.4833	1.4830	1.4816	0.17
15	1.6482	1.6481	1.6685	1.6477	1.6474	1.6481	1.6469	1.6507	0.48
16	1.7583	1.7577	1.7568	1.7585	1.7563	1.7460	1.7577	1.7559	0.25
17	1.7796	1.7791	1.8096	1.7788	1.7776	1.7790	1.8007	1.7863	0.73
18	2.1417	2.1409	2.1727	2.1440	2.1426	2.1426	2.1430	2.1468	0.53
19	2.2117	2.2115	2.2289	2.2132	2.2109	2.2119	2.2112	2.2142	0.29
20	2.2749	2.2747	2.2738	2.2862	2.2740	2.2751	2.2851	2.2777	0.24
21	2.4674	2.4662	2.4976	2.4684	2.4660	2.4666	2.4673	2.4714	0.47
22	2.6461	2.6444	2.6717	2.6475	2.6445	2.6444	2.6463	2.6493	0.38

表 1-19 附子汤 HPLC 指纹图谱的稳定性试验(相对峰面积)($n=7$)

	0/h	2/h	4/h	6/h	8/h	16/h	24/h	平均值	RSD/%
1	0.3547	0.3664	0.3725	0.3458	0.3356	0.3327	0.3638	0.3531	4.40
2	2.7248	2.9404	2.9235	2.8743	2.6082	2.6810	2.6772	2.7756	4.83
3	30.0509	30.3180	29.7973	31.4803	30.4378	29.7643	29.4931	30.1917	2.17
4	0.2950	0.2904	0.2674	0.2674	0.2887	0.2692	0.2917	0.2814	4.51
5	0.4319	0.4583	0.4542	0.4639	0.4416	0.4782	0.4366	0.4521	3.63
6	0.1101	0.1175	0.1119	0.1205	0.1058	0.1128	0.1143	0.1133	4.27
7	0.0551	0.0570	0.0582	0.0514	0.0547	0.0577	0.0599	0.0563	4.97
8	1.0000	1.0000	1.0000	1.0000	1.0000	1.0000	1.0000	1.0000	0.00

(续)

	0/h	2/h	4/h	6/h	8/h	16/h	24/h	平均值	RSD/%
9	0.9599	0.9995	0.9199	0.9446	0.9135	0.9706	0.9724	0.9543	3.21
10	0.1747	0.1795	0.1726	0.1658	0.1579	0.1708	0.1746	0.1709	4.14
11	0.1574	0.1494	0.1551	0.1592	0.1596	0.1591	0.1536	0.1562	2.41
12	1.1915	1.1824	1.1189	1.1266	1.1653	1.1797	1.1869	1.1645	2.55
13	0.3508	0.3390	0.3354	0.3130	0.3164	0.3136	0.3481	0.3309	4.95
14	0.4229	0.4358	0.4151	0.4281	0.4133	0.4480	0.4212	0.4263	2.87
15	0.1212	0.1241	0.1214	0.1255	0.1309	0.1349	0.1198	0.1254	4.44
16	0.1504	0.1540	0.1556	0.1598	0.1584	0.1513	0.1498	0.1542	2.57
17	0.3683	0.3840	0.3597	0.3541	0.3420	0.3388	0.3735	0.3600	4.58
18	0.3816	0.3952	0.3756	0.3636	0.3819	0.3511	0.3661	0.3736	3.89
19	4.4010	4.6106	4.2660	4.1605	4.2436	4.0293	4.4027	4.3020	4.39
20	1.6519	1.7239	1.6283	1.5538	1.6462	1.5997	1.6770	1.6401	3.32
21	0.2308	0.2434	0.2290	0.2387	0.2172	0.2211	0.2367	0.2310	4.10
22	0.2614	0.2671	0.2507	0.2585	0.2397	0.2425	0.2507	0.2529	3.95

(六)色谱峰的鉴定

按照与样品相同的色谱条件分析得到苯甲酰新乌头原碱对照品HPLC色谱图,采用保留时间对照,对样品中的生物碱进行初步定性,将所得供试品图谱与对照品的图谱进行比较,见图1-11,表明8号峰为苯甲酰新乌头原碱。

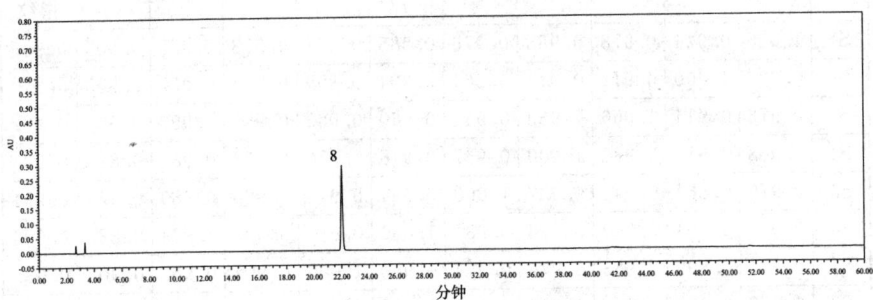

图1-11 苯甲酰新乌头原碱对照品色谱图

(七)附子汤指纹图谱的建立

取各不同来源附子汤药材,精密称定,制备供试品溶液,在上述色谱条件下,分析获得附子汤指纹图谱(见图 1-12),共获得 22 个共有峰。其中 8 号峰苯甲酰新乌头原碱作为内参比峰,以其相对保留时间及相对峰面积为 1,计算其他特征峰的相对保留时间及相对峰面积。

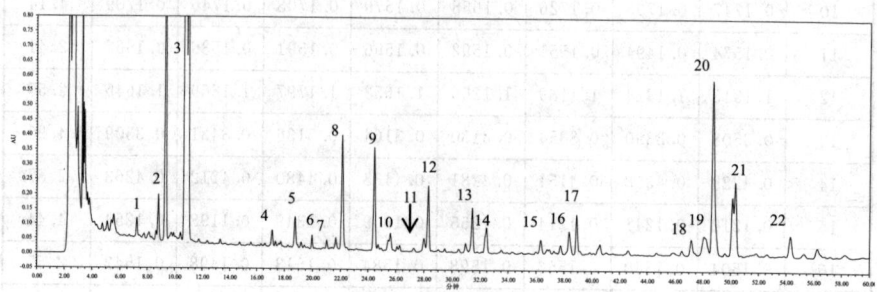

图 1-12 附子汤对照指纹图谱

(八)指纹图谱相似度评价

采用药典委员会的色谱指纹图谱处理软件(2004 版)对 10 批附子汤的图谱数据进行处理,以 S2 图谱为参照谱。以中位数法生成对照指纹图谱,整个图谱可大致分为 2 部分:保留时间 16～40min 内有 14 个峰,包含主要特征峰,对 10 批样品色谱图中的 14 个峰进行比较,峰面积相差较大;保留时间 40～60min,特征峰数目较少。对指纹图谱的整体相似度进行评价分析后,得到 10 个样品图谱与对照指纹图谱之间的相似度见表 1-20,相应的色谱图见图 1-13。

表 1-20 10 批附子汤指纹图谱的相似度

	S1	S2	S3	S4	S5	S6	S7	S8	S9	S10	对照指纹
S1	1.000	0.924	0.978	0.988	0.976	0.985	0.977	0.978	0.988	0.905	0.995
S2	0.924	1.000	0.914	0.914	0.864	0.904	0.899	0.934	0.930	0.883	0.910
S3	0.978	0.914	1.000	0.983	0.944	0.960	0.963	0.951	0.959	0.904	0.982
S4	0.988	0.914	0.983	1.000	0.957	0.978	0.976	0.968	0.980	0.870	0.990
S5	0.976	0.864	0.944	0.957	1.000	0.984	0.974	0.980	0.989	0.925	0.981
S6	0.985	0.904	0.960	0.978	0.984	1.000	0.980	0.983	0.994	0.887	0.990
S7	0.977	0.899	0.963	0.976	0.974	0.980	1.000	0.977	0.982	0.902	0.989
S8	0.978	0.934	0.951	0.968	0.980	0.983	0.977	1.000	0.987	0.902	0.986
S9	0.988	0.930	0.959	0.980	0.989	0.994	0.982	0.987	1.000	0.896	0.992
S10	0.905	0.883	0.904	0.870	0.925	0.887	0.902	0.902	0.896	1.000	0.916
对照指纹	0.995	0.910	0.982	0.990	0.981	0.990	0.989	0.986	0.992	0.916	1.000

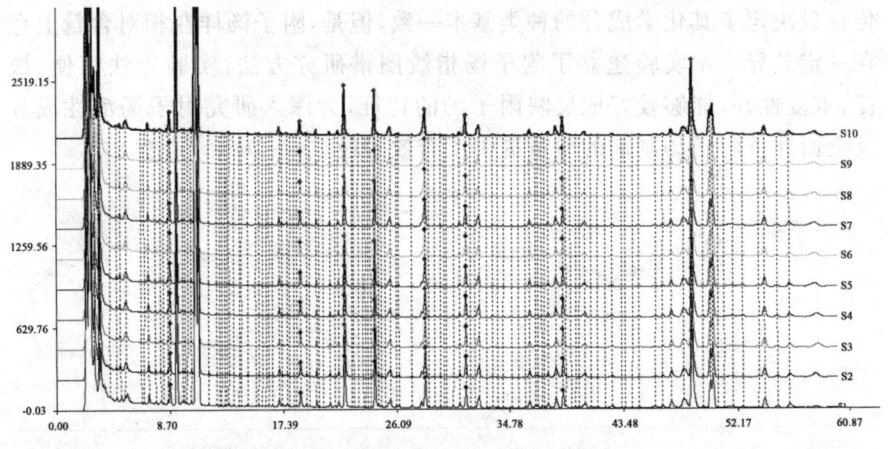

图 1-13　10 批附子汤的 HPLC 指纹图谱

中药材发挥药效是多成分、多靶点整体作用的结果,在对中药方剂的提取优化过程中,如果单一采用某一种化学成分作为指标,不能够反映全方的整体效果。在以往的提取工艺过程研究中,多数采用干膏率或者某种物质的含量作为指标对工艺进行优化,虽能够反映中药的提取工艺中对某一成分和某一部分的提取效果,但从全方的整体效果考虑,仍具有一定的局限性。本实验对附子汤醇提工艺优化的过程中,尝试采用了未知结构成分的模糊数据,即选定特征色谱峰面积之和作为考察指标,评选优化提取工艺。相较以往实验研究而言,可以更全面地反映提取物的成分信息。作为指纹图谱,可以反映药材丰富的提取物的信息,但是由于在本实验中采用了紫外检测器,仅提供出醇提药液中具有紫外吸收成分的相对含量,并且对每个指纹峰对应的物质及药效作用尚不清楚,在药材提取优化方面尚不能实现所有药效成分的提取检测。在下一步的研究工作中,建立药液的液质联用指纹图谱,借助质谱等更灵敏的检测系统,进行所有成分的高效分析、检测,提高中药制剂的提取效率和制剂水平。在本实验的前期建立了附子汤水提液的指纹图谱,经过后期的实验研究比较发现,醇提液中的色谱峰较多,峰面积较大,说明附子汤中各提取物成分种类增加,含量更高,故此选取醇提液来建立其指纹图谱。

本实验选取了山西太原和晋中地区的 10 个药店购买的不同批次的附子汤药材样品,采用 HPLC 进行测定,建立了附子汤的指纹图谱,其分离度和重复性良好。通过比较确立 22 个共有峰,采用与对照品比较的方法,确定了其中 1 个峰的归属为苯甲酰新乌头原碱。通过对附子汤指纹图谱的研究,10 批次附子汤样整体相似度均大于 0.91,在不同药店和不同批次间附子汤中化学成分的种类及相对含量均一,表明同种药材由于具有相同的遗传背景决定了其化学成分的种类基本一致,但是,附子汤样在相对含量上存在一定差异。本实验建立了附子汤指纹图谱研究方法,实验方法简便、快捷、重复性好,能够较好地反映附子汤的特征,为深入研究附子汤活性成分及全面评价附子汤制剂的质量提供了有效手段。

第二章 附子汤治疗慢性心衰的药效学研究

慢性心力衰竭作为心血管系统的常见危重症,严重影响到患者的身体健康与日常生活。而对慢性心衰的研究则需要建立稳定和成熟的慢性心衰动物模型。由于慢性心力衰竭的病因多种多样,病机复杂,且动物的个体差异造成心脏代偿能力不同,因此成功制备慢性心衰动物模型比较困难,进而限制了中药抗心衰作用机制的研究深入。腹主动脉缩窄法相对与冠状动脉等血管缩窄的操作简便,临床研究使用较多,但仍然在手术过程中存在着缩窄程度不易控制的缺陷。本实验通过心电图检测结合超声检测力图摸索出大鼠腹主动脉缩窄法造成 CHF 模型的最优方法,并以此进行附子汤治疗慢性心衰的药效学研究,探索药物的治疗效果。

第一节 慢性心衰模型的建立

一、实验材料

(一)仪器

电子天平(0~1000g,诸暨市超泽衡器设备有限公司),超声诊断扫描仪(型号 Vivid 7 Pro,CE Medical Systems Israel Ltd.),生物机能实验系统(型号 BL-420F,成都泰盟软件有限公司),EP 管,手术刀,止血钳,组织剪,持针钳,有齿镊,缝合线,脱脂棉,1mL 注射器等,以上均购自医疗器械中心。

(二)试药

75%酒精(新泰市康瑞医药有限公司医疗卫生用品厂,2014-10-06),水合氯醛(分析纯,天津市光复精细化工研究所,2014-10-25),青霉素钠(规格:160 万单位,华北制药股份有限公司),生理盐水(批号:A14050802-1,河南科伦药业有限公司,2014-05-07)。

(三)动物

SPF级SD大鼠122只,雌雄各半,体重(180±20)g,购自北京维通利华实验动物技术有限公司,许可证号SCXK(京)2012-0001,质量合格证号：11400700153884。

二、实验方法与结果

(一)慢性心衰大鼠模型的制备

将大鼠雌雄分开适应性饲养1周后,进行超声检测,分析数据,剔除非正常大鼠,随机分为空白组10只,假手术组12只,模型组93只。参照文献方法[5]并进行改良,采用腹主动脉缩窄法制作慢性心衰大鼠模型。大鼠手术前12h禁食不禁水,经10%水合氯醛腹腔注射麻醉,每百克体质量注射3mL,腹腔注射时需保证大鼠头低尾高,刺入腹腔时注射器与皮肤呈45°,以避免针尖刺破内脏,剑突下腹正中切口,分层打开腹腔,在左肾动脉分支以上钝性游离腹主动脉,将7号注射器针头平行置于腹主动脉上,用4号非可吸收手术丝线将腹主动脉和注射器针头一同结扎,然后缓慢将注射器针头撤出,关腹,分层缝合,使大鼠腹主动脉直径缩窄为0.7mm。后肌肉注射0.1mL青霉素预防感染,连续3d。假手术组开腹后将手术丝线穿过腹主动脉,除不缩窄腹主动脉以外,其他操作与手术组完全相同。大鼠术后为防止大鼠争斗,撕咬,破坏伤口,影响愈合,将大鼠单笼饲养。待1周大鼠手术切口愈合,生活状态逐渐恢复正常后将造模手术组和假手术组分笼常规饲养,自由饮水及饮食。

(二)观察项目及检测方法

1. 一般情况观察

观察大鼠的活动情况、呼吸、毛发光泽程度、体重变化、水肿和死亡情况。

2. 大鼠心电图检测

运用BL-420F生物信号采集与分析系统,采用Ⅱ导联方式,对大鼠进行心电图数据的采集,辅助评价大鼠心脏功能。

3. 大鼠超声检查

在术前及术后8周对大鼠进行超声检查,采用10%水合氯醛腹腔麻醉大鼠,每百克体质量注射3mL,将大鼠仰卧位固定于鼠板上,左胸区备皮采用高频线阵探头探测大鼠心脏,取左心室长轴切面,由二维超声引导 M 型曲线,每组原始数据取连续 3 个心动周期测量的平均值。超声检测指标:左心室后壁舒张末厚度(LVPWd)、左心室后壁收缩末厚度(LVPWs)、室间隔舒张末厚度(IVSd)、室间隔收缩末厚度(IVSs)、左心室舒张末内径(LVIDd)、左心室收缩末内径(LVIDs)、左室射血分数(EF)、左室短轴缩短率(FS)。

4. 统计方法

超声数据处理采用 Matlab R2013a 统计软件,首先对原始数据作标准化处理,然后进行主成分分析。

(三) 实验结果

1. 一般情况比较

在实验手术及造模过程中共死亡 25 只大鼠,动物死亡率为 20.5%。有 3 只在手术操作过程中因大动脉撕裂,压迫止血失败,导致大出血死亡;有 1 只死于麻醉过量;有 9 只死于肠梗阻,于手术苏醒后 1d 内死亡,解剖发现胃部,肠道胀气严重;有 7 只死于术后感染,于术后 3d 内死亡,解剖发现肠道感染发炎,疑因感染葡萄球菌、绿脓杆菌;另有 5 只在造模饲养期间死亡,死亡前 1 周内表现为鼻唇部出血,舌紫绀现象加重,喜蜷卧,活动明显减少,毛色晦暗,易脱落,动作反应能力差,胸廓呼吸运动幅度大,有杂音,呼吸频率明显加快,解剖发现消化道无宿食、宿便,肝脏较正常大鼠肿胀,考虑可能死于慢性心力衰竭。空白组与假手术组未有死亡。大鼠基本情况如下:

空白组与假手术组大鼠的毛色光泽顺滑,对周围环境的应激性灵敏,进食饮水正常,呼吸均匀,无水肿。

模型组大鼠皮毛杂乱粗糙无光泽,对周围环境刺激反应差,鼻唇部皮毛有血点,舌紫绀,长时间蜷卧,进食饮水量少,胸廓呼吸运动幅度大,频率较快,腹部肿胀,后肢水肿,部分大鼠可闻及喉间喘鸣音,偶有左耳出现肿大并逐渐发黑。

2. 大鼠心电图检查图

空白组与假手术组部分大鼠心电图伴 ST 段抬高,P 波切迹,伴有心率不齐,QRS 波群形态改变,提示可能有心室肥大或麻醉药物所致[6],除有些干扰外波形正常。模型组大鼠的心电图 S 波过于明显,呈 RS,可能有 QRS 电轴右偏,P 波切迹,T 波相对较高,表明可能有双室肥大或左心室肥大,见图 2-1。

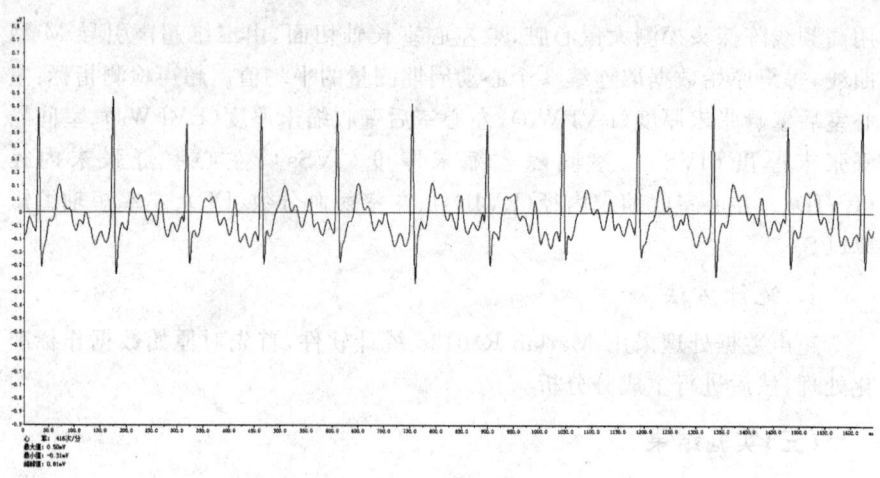

① 空白组大鼠

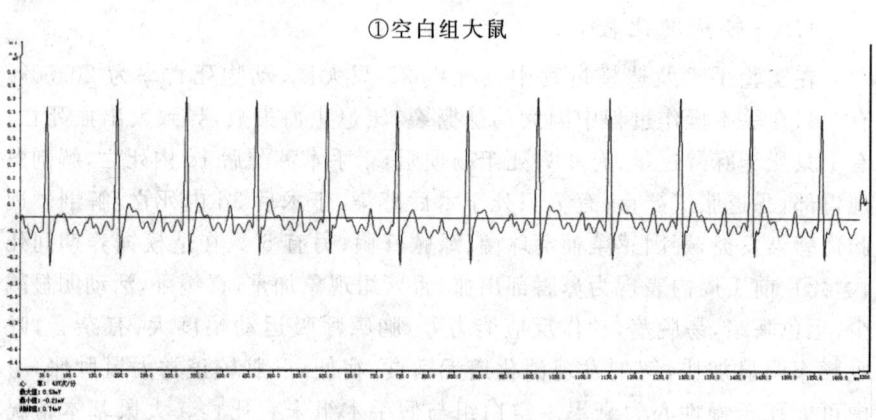

② 假手术组大鼠

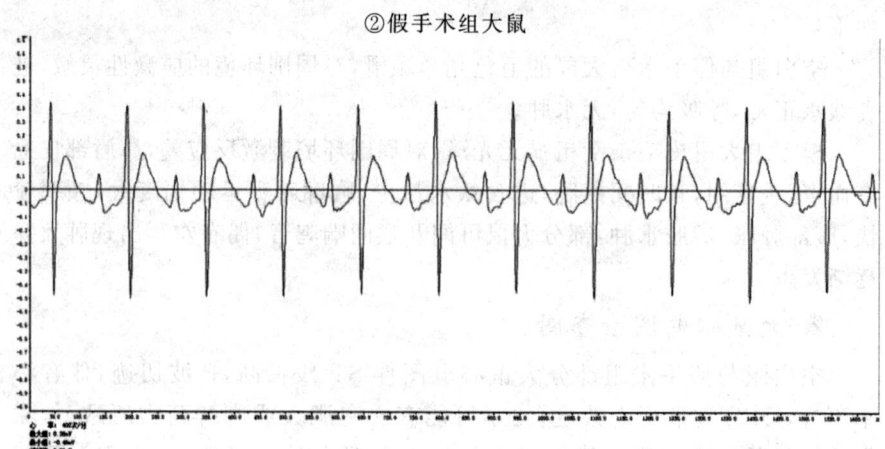

③ 模型组大鼠

图 2-1　各组大鼠心电图

3. 大鼠心脏超声功能评价结果

(1)相关性分析。

用少量的因子来描述多种指标或因素之间的关系是主成分分析的目的之一。要求有较强的相关性在变量之间,如果原变量之间不存在较强的相关性,则不能综合反映出某些变量的共同特征的少数公共因子变量。因此,在采用主成分分析时,需要对原始数据作相关性分析。

对大鼠造模 8 周后检测的数据进行处理,从原始数据计算出 8 个变量的相关矩阵,见表 2-1。

表 2-1 造模 8 周后心脏超声指标相关系数矩阵

	IVSd	IVSs	LVIDd	LVIDs	LVPWd	LVPWs	EF	FS
IVSd	1.000							
IVSs	0.4611	1.0000						
LVIDd	0.5347	0.4857	1.0000					
LVIDs	0.5280	0.3245	0.5307	1.0000				
LVPWd	0.4137	0.3424	0.2995	0.3534	1.0000			
LVPWs	0.4187	0.2736	0.2851	0.4979	0.3790	1.0000		
EF	−0.4467	−0.3570	−0.5959	−0.5499	−0.4327	−0.3727	1.0000	
FS	−0.5337	−0.4747	−0.6680	−0.5438	−0.5054	−0.4371	0.6351	1.0000

由表 2-1 可以看出,近 93% 的相关系数的绝对值大于 0.3,说明变量之间有较好的相关性,所以能综合反映出这些变量的共同特征的少数公因子变量。

(2)主成分的确定。

计算求得相关系数矩阵的特征值以及特征向量,得到特征值和方差贡献率,见表 2-2。

表 2-2 造模 8 周后相关系数的特征值和方差贡献率

主成份	特征值	方差贡献率(%)	累计方差贡献率(%)
1	4.2127	52.6586	52.6586
2	0.8537	10.6715	63.3302
3	0.7409	9.2611	72.5912
4	0.6654	8.3181	80.9093

从表 2-2 可以看到总方差的 63.3% 的贡献来自前 2 个因子,故选取前 2 个主成分即可以反映大鼠心脏的综合情况。将初始因子载荷矩阵作方差最大正交因子旋转,得到旋转后的因子载荷矩阵。初始因子载荷阵表示每一个载荷量表示主成分与对应变量的相关系数,造模 8 周后的因子载荷矩

阵见表2-3。

表2-3　造模8周后因子载荷矩阵表

成分	IVSd	IVSs	LVIDd	LVIDs	LVPWd	LVPWs	EF	FS
1	−0.3664	−0.3074	−0.3783	−0.3676	−0.3062	−0.3000	0.3754	0.4104
2	−0.0249	−0.4294	−0.4438	0.1965	0.3434	0.6677	0.0681	0.1049
3	0.0946	0.5402	−0.2593	−0.4321	0.6022	−0.0369	0.2840	0.0255
4	−0.3717	−0.4027	0.0319	−0.1578	0.5172	−0.3887	−0.4473	−0.2348

由表2-3因子载荷矩阵可知，大鼠心脏的第1主成分和EF、FS正相关，和IVSd、LVIDd、LVIDs负相关；第2主成分和LVPWs正相关，和IVSs、LVIDd负相关。

(3)主成分的得分图。

结合实际情况对主成分做出合理解释，进而做出综合评价的量化模型，根据主成分1和2作图，见图2-2，图2-3。

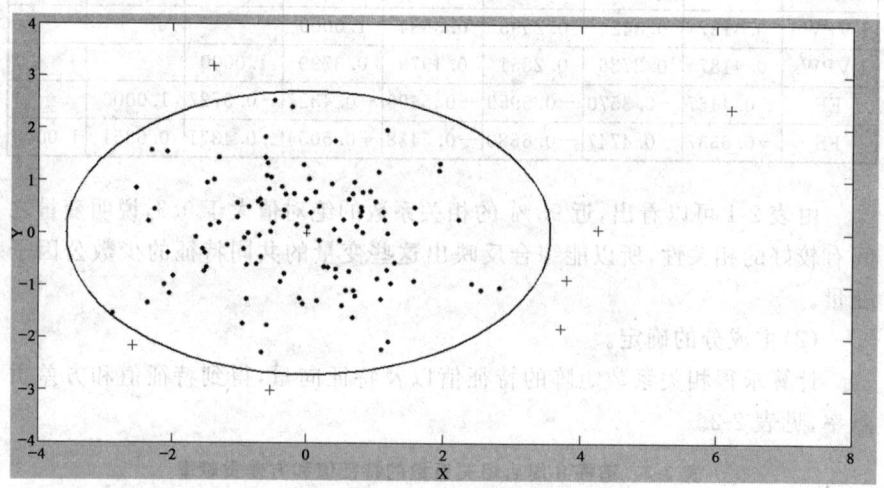

图2-2　造模前心功能指标主成分分析

由图2-2，在对心脏超声检测的心功能指标进行主成分分析后，以各大鼠心功能指标主成分1和主成分2得分做出散点图，并作出置信区间为95%的置信椭圆，表明大鼠适应性饲养1周后检测到的有7只大鼠的心功能不在正常值的范围内，我们予以剔除，保证实验所采用的大鼠均为正常大鼠。

由图2-3，在对心脏超声检测的心功能指标进行主成分分析后，以各大鼠心功能指标主成分1和主成分2得分做出散点图，并作出置信区间为

95%的置信椭圆,表明在对造模后的检测结果进行分析后,可看到有6只模型大鼠未造模成功,1只空白组大鼠及1只假手术组大鼠心功能指标偏离正常值,我们均予以剔除,再次保证药效研究部分所采用大鼠具有代表性。

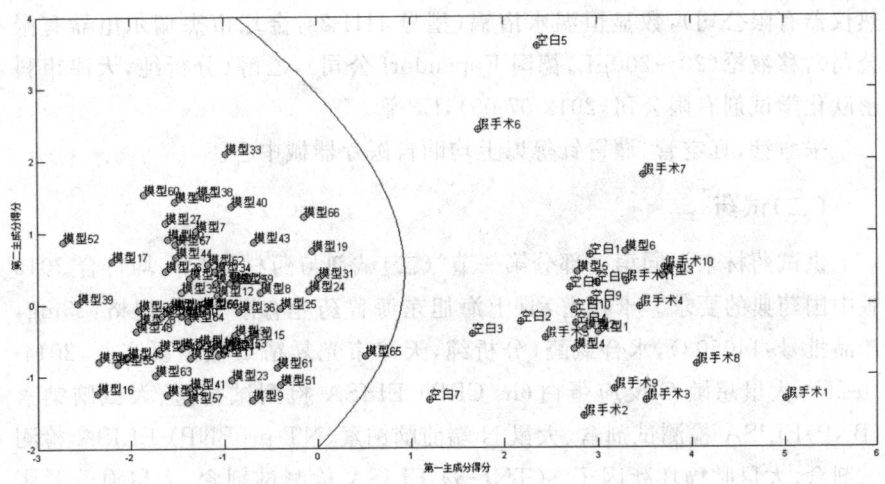

图2-3　造模后心功能指标主成分分析

慢性心力衰竭模型是研究心肌肥厚、心肌纤维化及血流动力学的基础。目前制备心衰模型常见方法有容量负荷、压力负荷、缺血性心肌病型模型、心脏快速起搏型模型及药物致心衰模型等,其中以缩窄腹主动脉造成心脏后负荷增加,心肌代偿性增生,心肌纤维化,能够较好地反映人类各种原因造成的心脏压力超负荷下心肌结构的改变[7]。研究通过心脏超声检测进行主成分分析,结合一般情况观察,心电图检测,表明心衰模型建立成功。综上所述,本研究通过缩窄肾上腹主动脉手术制作慢性心衰模型,其优点是操作方法比较简单,便于推广使用,而且与人类慢性心衰的病理过程有较好相关性,因此可用于研究附子汤治疗慢性心衰的疗效和作用机制。

第二节　对慢性心衰的药效学研究

一、实验材料

(一)仪器

酶标分析仪(Rayto RT-6100,深圳雷杜生命科学股份有限公司),电子天平(0~1000g,诸暨市超泽衡器设备有限公司),高速离心机(型号HC-2518,科大创新股份有限公司中佳分公司），超声诊断扫描仪（型号 Vivid 7 Pro，CE Medical Systems Israel Ltd.），旋转蒸发仪（型号 SY-5000，上海亚荣生化仪器厂），生物机能实验系统（型号 BL-420 F，成都泰盟软件有限公司），冰箱（型号 BCD251-WDBD，海尔集团），SKM 型数显恒温电热套（鄄城华鲁电热仪器有限公司），数显恒温水浴锅（型号 HH-2s，金坛市杰瑞尔电器有限公司），移液枪（20～200μL，德国 Eppendorf 公司），乙醇（分析纯，天津市科密欧化学试剂有限公司，2012-07-05），EP 管。

采血针，真空管，灌胃针等以上均购自医疗器械中心。

（二）试药

供试药材来源同第一部分第一节"（二）试剂与药材"项下，均符合 2015 版中国药典的要求。卡托普利（上海旭东海普药业有限公司，规格：25mg，产品批号：140503），水合氯醛（分析纯，天津市光复精细化工研究所，2014-10-25），大鼠超敏 C 反应蛋白（hs-CRP）ELISA 检测试剂盒、大鼠脑钠素（BNP）ELISA 检测试剂盒、大鼠 N 端前脑钠素（NT-proBNP）ELISA 检测试剂盒、大鼠肿瘤坏死因子 α（TNF-α）ELISA 检测试剂盒、大鼠血管紧张素 II（Ang-II）ELISA 检测试剂盒、大鼠内皮素 1（ET-1）ELISA 检测试剂盒、大鼠肾素活性（PRA）ELISA 检测试剂盒、大鼠醛固酮（ALD）ELISA 检测试剂盒、大鼠白细胞介素 6（IL-6）ELISA 检测试剂盒、大鼠肌酸激酶（CK）ELISA 检测试剂盒、大鼠乳酸脱氢酶（LDH）ELISA 检测试剂盒均购自美国 Rapidbio（RB）公司，生理盐水（批号：A14050802-1，河南科伦药业有限公司，2014-05-07）。

（三）动物

SPF 级 SD 大鼠 122 只，雌雄各半，体重（180±20）g，购自北京维通利华实验动物技术有限公司，许可证号 SCXK（京）2012-0001，质量合格证号：11400700153884。

二、实验方法与结果

（一）动物分组

将术后存活的共 90 只大鼠进行第二次超声检测，分析数据，再次剔除非正常值大鼠 8 只。将剩余 82 只大鼠随机分为 8 组，即假手术组（10 只）、附子汤醇提低（10 只）、中（11 只）、高（11 只）剂量组，模型组（11 只），卡托普利组（10 只），附子汤水提高剂量组（10 只），空白组（9 只）。

(二)药品的制备

附子汤中附子、茯苓、人参、白术、芍药剂量比例为 5∶3∶2∶4∶3,加 70%乙醇 10 倍量加热回流提取 2 次,每次 2h,过滤药液,水浴 60℃旋转蒸发至近干,后溶解至药液浓度为 1.02g/mL,即为附子汤醇提低剂量浓度。醇提中剂量至浓度为 2.04g/mL。醇提高剂量至浓度为 4.08g/mL。附子汤中附子、茯苓、人参、白术、芍药剂量比例为 5∶3∶2∶4∶3,常规水煎,浓缩至药液浓度为 4.08g/mL,即为附子汤水煎液浓度。将不同浓度的浓缩液置 4℃冰箱内保存备用。

取 2 片规格为 25mg/片的卡托普利置研钵研细,转移至 50mL 容量瓶中,用水定容至刻度,即浓度为 1mg/mL,4℃冰箱内保存备用。

(三)动物给药

根据"人和动物按体表面积折算的等效剂量比值表[8]"折算,假手术组大鼠 10 只、空白组大鼠 9 只与模型组大鼠 11 只,给予生理盐水(0.5mL/100g),附子汤醇提高剂量组大鼠 11 只,给药剂量为生药 2.04g/100g(0.5mL/100g),附子汤醇提中剂量组大鼠 11 只,给药剂量为生药 1.02g/100g(0.5mL/100g),附子汤醇提低剂量组大鼠 10 只,给药剂量为生药 0.51g/100g(0.5mL/100g),附子汤水煎液组大鼠 10 只,给药剂量为生药 2.04g/100g(0.5mL/100g),卡托普利量组大鼠 10 只,给药剂量为 0.5mg/100g(0.5mL/100g)。于造模后 4 周开始定时给药,1 次/d,连续 4 周。

(四)观察项目及检测方法

1. 一般情况观察

观察大鼠的活动情况、呼吸、毛发光泽程度、体重变化、水肿及死亡情况。

2. 大鼠超声检查

给药 4 周后对大鼠进行超声检查,采用 10%水合氯醛腹腔麻醉大鼠,将大鼠仰卧位固定于鼠板上,左胸区备皮采用高频线阵探头探测大鼠心脏,取左心室长轴切面,由二维超声引导 M 型曲线,每组原始数据取连续 3 个心动周期测量的平均值。超声检测指标:左心室后壁舒张末厚度(LVPWd)、左心室后壁收缩末厚度(LVPWs)、室间隔舒张末厚度(IVSd)、室间隔收缩末厚度(IVSs)、左心室舒张末内径(LVIDd)、左心室收缩末内径(LVIDs)、左室射血分数(EF)、左室短轴缩短率(FS)。

3. 病理学及生化检验

给药 4 周结束后,大鼠禁食不禁水 12h,腹主动脉取血,3000rad/min

离心 15min,离心后取血清存放于 −80℃冰箱以检测各种血清指标。血清作 TNF-α、BNP、IL-6、ALD、Ang-Ⅱ、NT-proBNP、CK、LDH、ET-1、PRA 及 CRP 含量检测,均采用酶联免疫吸附法测定,具体步骤严格按照试剂盒说明书进行。最后放血处死大鼠,取左室心肌部分,用 4℃生理盐水冲洗,再以 10%甲醛固定,常规石蜡包埋,病理切片,HE 染色,光镜观察。

4. 统计方法

超声数据处理采用 Matlab R2013a 统计软件,首先对原始数据作标准化处理,然后进行主成分分析;血清检测值使用 SPSS 22.0 统计软件进行单因素方差分析和成对资料的 T 检验,方差不齐时,通过变量变换或非参数统计方法进行分析。检测值统计处理的结果用均数±标准差($\bar{x} \pm S$)表示。$P<0.05$ 为差异有统计学意义。

(五)实验结果

1. 一般情况比较

在给药中共死亡 4 只大鼠,动物死亡率为 4.5%。2 只属于模型组,1 只属于附子汤醇提低剂量组,1 只属于附子汤水煎液组,死亡前 1 周内表现为鼻唇部出血,舌紫绀现象加重,喜蜷卧,活动明显减少,毛色晦暗,易脱落,动作反应能力差,胸廓呼吸运动幅度大,有杂音,呼吸频率明显加快,解剖发现消化道无宿食、宿便,肝脏较正常大鼠肿胀,考虑可能死于慢性充血性心力衰竭。大鼠基本情况如下:

卡托普利组与附子汤醇提高剂量组大鼠状态相似,毛色光泽顺滑,活动正常,但不及假手术组与空白组,对周围环境刺激反应尚灵敏,进食饮水正常,呼吸稍快,皮肤裸露处色泽较红润,无水肿。

附子汤醇提低剂量组与附子汤水煎液组相似,皮毛杂乱少光泽,对周围环境刺激反应差,舌紫绀,活动较少,进食饮水少,呼吸急促,细听可闻及喉间喘鸣音,皮肤裸露处色泽暗淡,后肢水肿症状较模型组轻。

附子汤醇提中剂量组大鼠皮毛杂乱欠光泽,对周围环境刺激反应较迟钝,活动较附子汤高量组少,进食饮水偏少,呼吸较急促,难以闻及喘鸣音,有轻微水肿。

2. 大鼠心脏超声功能评价结果

(1)相关性分析。

对大鼠给药 4 周后检测的数据进行处理,从原始数据计算出 8 个变量的相关矩阵,见表 2-4。

表 2-4 给药四周后心脏超声指标相关系数矩阵

	IVSd	IVSs	LVIDd	LVIDs	LVPWd	LVPWs	EF	FS
IVSd	1.000							
IVSs	0.1597	1.0000						
LVIDd	0.3387	0.4844	1.0000					
LVIDs	0.0691	0.2784	0.1351	1.0000				
LVPWd	0.2991	0.3822	0.3586	0.3101	1.0000			
LVPWs	0.0536	0.3124	0.1855	0.1430	0.1793	1.0000		
EF	−0.1603	−0.3735	−0.4205	−0.2364	−0.2544	−0.2373	1.0000	
FS	−0.2483	−0.4909	−0.3014	−0.2763	−0.3515	−0.3540	0.2953	1.0000

由表 2-4 可以看出,近 60% 的相关系数的绝对值大于 0.3,说明变量之间有较好的相关性,所以能综合反映出这些变量的共同特征的少数公因子变量。

(2)主成分的确定。

计算求得相关系数矩阵的特征值以及特征向量,得到特征值和方差贡献率,见表 2-5。

表 2-5 给药四周后相关系数的特征值和方差贡献率

主成份	特征值	方差贡献率(%)	累计方差贡献率(%)
1	3.0000	37.5002	37.5002
2	1.0644	13.3048	50.8050
3	0.9157	11.4467	62.2517
4	0.8251	10.3134	72.5652
5	0.6633	8.2910	80.8562

从表 2-5 可以看到总方差的 50.8% 的贡献来自前 2 个因子,故选取前 2 个主成分即可以反映大鼠心脏的综合情况。将初始因子载荷矩阵作方差最大正交因子旋转,得到旋转后的因子载荷矩阵,见表 2-6。

表 2-6 给药四周后因子载荷矩阵表

成分	IVSd	IVSs	LVIDd	LVIDs	LVPWd	LVPWs	EF	FS
1	0.2544	0.4365	0.3971	0.2731	0.3768	0.2793	−0.3585	−0.4049
2	0.6805	−0.1361	0.3341	−0.3237	0.1712	−0.4897	0.0396	0.1767
3	0.0352	0.3341	−0.2592	0.7422	0.3771	−0.4305	0.2002	0.0253
4	0.3934	0.1712	−0.3227	−0.1381	0.1589	0.4148	0.6067	−0.3810
5	−0.4321	0.5096	0.1877	0.2938	0.2695	−0.3374	0.4755	−0.1393

由表 2-6 因子载荷矩阵可知,大鼠心脏的第 1 主成分和 IVSs、LVIDd、LVPWd 正相关,和 EF、FS 负相关;第 2 主成分和 IVSd 正相关,和 LVPWs 负相关。

(3)主成分的得分图。

结合实际情况对主成分做出合理解释,进而做出综合评价的量化模型,根据主成分 1 和 2 作图,见图 2-4。

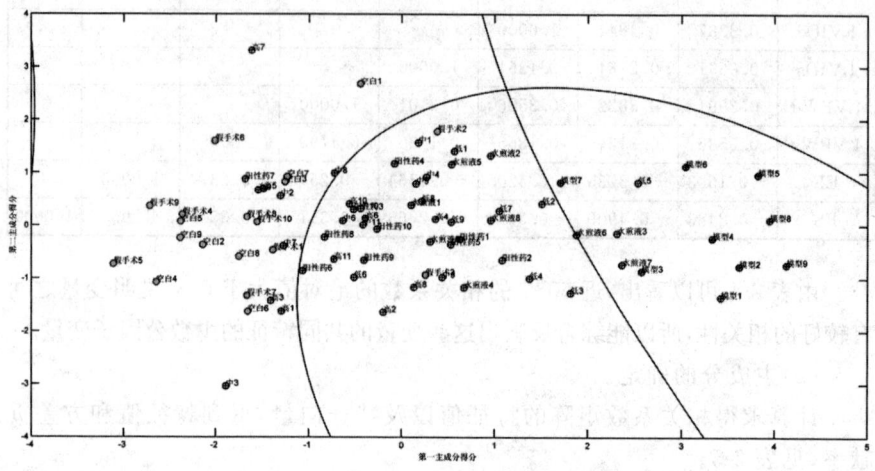

图 2-4　给药后心功能指标主成分分析

在对心脏超声检测的心功能指标进行主成分分析后,以各大鼠心功能指标主成分 1 和主成分 2 得分做出散点图,并作出置信区间为 95% 的置信椭圆,由图 2-4,观察大鼠在给药 4 周后心功能的改善情况,得出高剂量组与阳性药组效果最优,给药后使得大鼠心功能接近空白组与假手术组的正常值,中剂量组次之,低剂量组与水煎液组对大鼠心功能的改善能力更弱,且部分水煎液组大鼠心功能指标接近于模型组大鼠。

3. 大鼠血清中生物因子测定结果(表 2-7)

与空白组比较,模型组 Ang-Ⅱ、ALD、BNP、NT-proBNP、TNF-α、IL-6、CK、LDH、ET-1、PRA 及 CRP 水平增高,差异有显著性意义($P<0.05$),也反映出慢性心衰大鼠模型造模成功。与空白组比较,假手术组 Ang-Ⅱ、ALD、BNP、NT-proBNP、TNF-α、IL-6、CK、LDH、ET-1、PRA 及 CRP 水平相近,无显著性差异($P>0.05$),说明假手术未影响大鼠各指标正常生理水平。

与模型组比较,附子汤水煎液、醇提低、中、高剂量组和卡托普利组 Ang-Ⅱ、ALD、BNP、NT-proBNP、TNF-α、IL-6、CK、LDH、ET-1、PRA 及 CRP 水平降低,差异有显著性意义($P<0.05$)。说明附子汤水煎液、醇提低、中、高剂量组和卡托普利组对慢性心衰大鼠血清中 Ang-Ⅱ、ALD、BNP、IL-6、NT-proBNP、TNF-α、CK、LDH、ET-1、PRA、CRP 含量有明显抑制作用。

表 2-7 各组大鼠血清中生物因子结果比较

组别	TNF-α (pg/mL)	Ang-Ⅱ (pg/mL)	BNP (pg/mL)	NT-proBNP (pg/mL)	ALD (pg/mL)	IL-6 (pg/mL)	CK (ng/mL)	LDH (IU/mL)	ET-1 (IU/mL)	PRA (ng/L)	CRP (ng/mL)
空白	128.45±7.15	321.53±5.21	448.05±9.68	745.95±15.66	248.72±6.24	95.45±1.32	120.42±3.88	5.32±0.08	98.10±2.11	190.42±3.68	1422±19.66
假手术	136.28±6.66	312.84±4.42	433.88±14.38	760.51±17.73	270.27±10.63	97.29±1.87	127.31±3.74	5.41±0.11	97.14±2.31	186.56±4.21	1441.50±35.78
模型	293.51±4.67*	426.71±4.02*	795.59±13.89*	1111.93±8.90*	402.39±4.83*	141.01±1.20*	224.30±4.93*	7.67±0.04*	145.86±2.4*	344.80±1.90*	2319.35±28.13*
水煎液	277.55±11.32#@	416.06±6.85#@	755.94±6.25#@	1088.29±16.54#@	387.24±4.59#@	138.74±1.44#@	212.66±3.85#@	7.45±0.06#@	140.54±2.13#@	324.51±2.65#@	2243.87±19.37#@
醇提低剂量	248.06±5.99#@	408.08±5.53#@	709.05±8.57#@	1035.32±17.34#@	374.81±4.80#@	126.97±1.95#@	204.51±5.25#@	7.02±0.08#@	131.52±2.47#@	301.38±3.90#@	2120.40±26.52#@
醇提中剂量	229.06±2.67#@	382.79±9.45#@	627.19±5.95#@	960.81±8.91#@	347.70±4.83#@	118.46±1.20#@	184.15±4.93#@	6.57±0.06#@	117.36±1.73#@	262.44±1.89#@	1924.78±14.07#@
醇提高剂量	193.02±14.68#	346.87±6.74#	564.04±11.91#	889.98±20.03#	297.11±6.77#	108.25±1.81#	161.45±2.46#	6.00±0.09#	110.72±1.38#	229.76±6.32#	1768.94±18.75#
卡托普利	203.87±8.32#	356.77±4.41#	560.53±11.31#	904.93±73.44#	304.28±6.55#	105.38±1.49#	151.20±4.35#	5.71±0.08#	114.01±2.21#	226.85±5.86#	1553.41±22.65#

注：与空白组比较，*（$P<0.05$）；与模型组比较，#（$P<0.05$）；与卡托普利组比较，@（$P<0.05$）。

与卡托普利组比较,附子汤水煎液组与醇提低剂量组 Ang-Ⅱ、ALD、BNP、NT-proBNP、TNF-α、IL-6、CK、LDH、ET-1、PRA 及 CRP 水平增高,差异有显著性意义($P<0.05$),说明附子汤水煎液组与醇提低剂量组对该11种细胞因子的抑制作用没有卡托普利强。

与卡托普利组比较,附子汤醇提中剂量组 Ang-Ⅱ、ALD、BNP、NT-proBNP、TNF-α、IL-6、CK、LDH、PRA 及 CRP 水平增高,差异有显著性意义($P<0.05$),说明附子汤醇提中剂量组对该10种细胞因子的抑制作用没有卡托普利强;附子汤醇提中剂量组 ET-1 水平相当,差异无显著性意义($P>0.05$),说明附子汤醇提中剂量组对 ET-1 细胞因子的抑制作用与卡托普利相当。

与卡托普利组比较,附子汤醇提高剂量组 Ang-Ⅱ、ALD、BNP、NT-proBNP、TNF-α、IL-6、ET-1、PRA 水平相当,差异无显著性意义($P>0.05$),说明附子汤醇提高剂量组对该8种细胞因子的抑制作用与卡托普利相当;附子汤醇提高剂量组 CK、LDH、CRP 水平升高,差异有显著性意义($P<0.05$),说明附子汤醇提高剂量组对 CK、LDH、CRP 的抑制作用没有卡托普利强。

4. 大鼠心脏病理学改变(见图2-5)

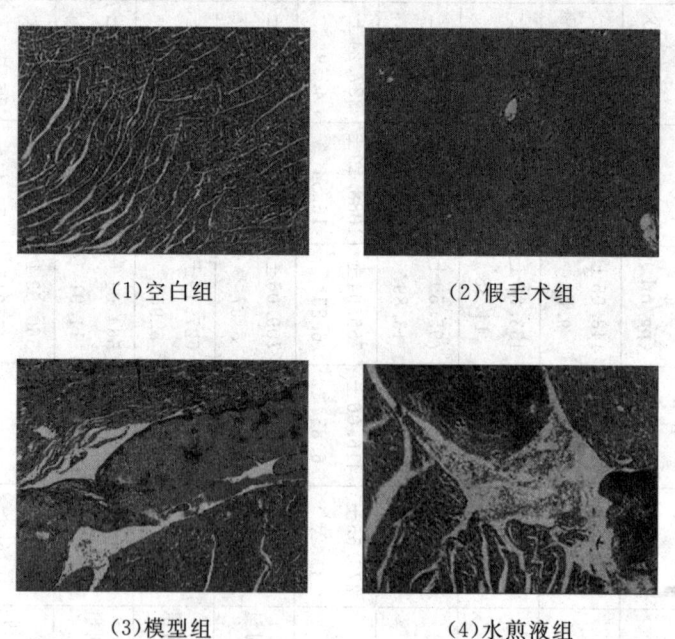

(1)空白组　　　　　　(2)假手术组

(3)模型组　　　　　　(4)水煎液组

图2-5　大鼠心肌细胞切片

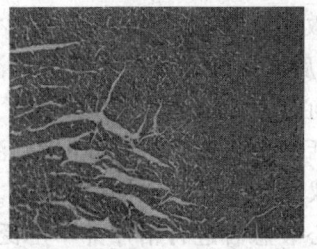
(5)附子汤醇提低剂量组

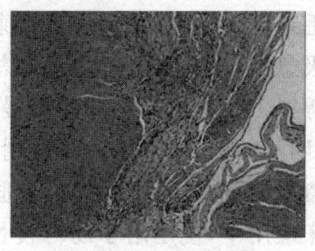
(6)附子汤醇提中剂量组

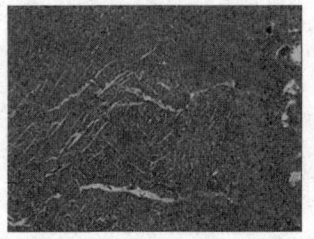
(7)附子汤醇提高剂量组

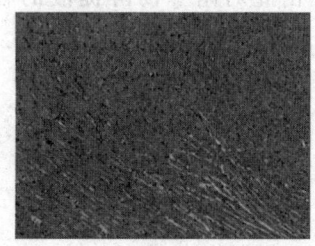
(8)卡托普利组

图 2-5　大鼠心肌细胞切片(续)

由图 2-5 可见,正常组与假手术组大鼠左室病理切片结果光镜下心肌细胞大小正常,间质及横(纵)纹边缘清楚,胞浆均匀,心肌细胞排列整齐,无细胞间质水肿,无心肌纤维断裂。模型组大鼠左室病理切片结果光镜下心肌细胞肥大、变宽,排列紊乱,室壁增厚,细胞核增大,颜色加深,肌纤维裂隙样改变,细胞横(纵)纹不清,心肌间质水肿,部分区域肌质纤维溶解,胞浆空泡变性,心脏外膜炎细胞浸润。附子汤醇提高剂量组与卡托普利组大鼠左室病理切片检测结果光镜下心肌细胞轻度增大,有增生,心肌细胞排列整齐,边缘清楚,胞浆均匀,细胞间质水肿及心肌纤维断裂不明显。附子汤醇提中剂量组左室病理切片结果光镜下心肌细胞增大,胞核排列较不规则,肌纤维裂隙样改变,有间质水肿现象。附子汤水煎液组与醇提低剂量组大鼠左室病理切片结果光镜下心肌组织受损,心肌细胞核排列较不规则,部分细胞核固缩,出现间质水肿,有增生,肌纤维裂隙样改变,心脏外膜炎细胞浸润。

本研究显示出附子汤对腹主动脉缩窄诱发的压力负荷型慢性心力衰竭病程有一定的延缓作用,能够有效阻止心衰程度的加重,可以对心衰的临床用药做出指导,并且为附子汤的药效评价提供了新的思路。在本实验的前期预试中,我们采用了传统煎煮的方法提取附子汤药材对慢性心衰大鼠进行给药治疗,发现大鼠慢性心衰的疾病症状并没有获得有效的改善,其毛色暗淡,皮毛杂乱少光泽,对周围环境刺激反应差,舌紫绀,活动较少,进食饮水少,呼吸急促,皮肤裸露处色泽暗淡,后肢水肿。而在改变附子汤提取方法,采用醇提工艺提取药物并给于慢性心衰大鼠治疗后,可观察到大鼠的症状有较为明显的改善,毛色光泽顺滑,活动较正常,对周围环境刺激反应尚灵敏,进食饮水正常,呼吸稍快,皮肤裸露处色泽较红润,无水肿。据此推测,在临床应用中,使用附子汤对慢性心衰患者进行治疗并不广泛,可能与水煎液中提取出的有效作用物质较少,含量较低,导致治疗效果并不显著有密切关系,由此对附子汤醇提液的临床使用以及推广提供了新的思路与方法。

第三章 附子汤的 UPLC/MS 化学组成分析

液质联用技术在天然药物中的应用越来越多,尤其在对附子中生物碱类成分的研究,由于中药中组分复杂,因而分离并检测其中的活性物质对研究中药具有重要的意义。本文建立的方法可以用来分离和检验附子汤中的各类成分,可以快速、准确的获得各物质的分子量,再选择目标离子,通过进一步碎片化分析推断出物质结构等。

第一节 仪器、试剂及试药

一、仪器

Ultimate 3000 型超高效液相色谱仪(美国戴安公司),Thermo Q Exactive Focus 高分辨质谱仪(美国赛默飞公司),万分之一电子天平(型号 FA/JA 1004,上海精密科学仪器有限公司),数显恒温水浴锅(型号 HH-2s,金坛市杰瑞尔电器有限公司),十万分之一电子天平(型号 AB-135S,METTLER 梅特勒集团),数显恒温水浴锅(金坛市杰瑞尔电器有限公司),旋转蒸发器(上海亚荣生化仪器厂),高速离心机(型号 TGL-18M,湖南湘立科学仪器有限公司),超声波清洗器(型号 KQ5200V,昆山超声仪器有限公司),旋转蒸发器(上海亚荣生化仪器厂),SKM 型数显恒温电热套(鄄城华鲁电热仪器有限公司)。

二、试剂及药材

无水乙醇(天津市科密欧化学试剂有限公司,分析纯,2014-05-10),乙腈(色谱纯,默克股份两合公司,2016-07-31),甲醇(色谱纯,默克股份两合公司,2016-07-31),娃哈哈纯净水(杭州娃哈哈集团有限公司),蒸馏水,甲酸(色谱纯,天津市科密欧化学试剂有限公司,2007-04-04),甲醇(色谱纯,OCEANPAK 有限公司,2013-05-10)。

供试药材来源同第一部分第一节"(二)试剂与药材"项下。

第二节 实验方法与结果

一、色谱条件

ACQUITY UPLCBEH C18 色谱柱（100mm×2.1mm，1.7μm），流动相：乙腈（A）-0.1%甲酸水（B）；梯度洗脱；流速：0.3mL·min^{-1}；进样量：2μL；检测温度：30℃。梯度洗脱程序见表3-1。

表 3-1 梯度洗脱程序

时间/min	流动相 A/%	流动相 B/%
0	10	90
5	20	80
30	80	20
33	80	20

二、质谱条件

离子化模式：HESI；正、负离子扫描模式（ESI$^+$，ESI$^-$）；喷雾电压：3.5kV；鞘气流速：40arb；辅助气流速：5arb；毛细管温度：320℃；扫描范围（m/z）：100~1500。分别采集正负模式下的 MS 和 MS/MS 图谱。

三、供试品溶液的制备

称取附子汤方中药材：炮附子15g，茯苓9g，白术12g，白芍9g，人参6g，加入70%乙醇10倍量，加热回流2次，每次回流2h，过滤合并滤液，水浴60℃旋蒸浓缩至近干，甲醇定容到10mL，过0.22μm滤头即得供试品溶液。

四、数据分析

所有数据均采用 Ultimate 3000 和 Thermo Xcalibur Qual Browser 采集处理。根据测得的精确相对分子质量，在规定的误差范围内（误差＜±5ppm）计算可能的元素组成，并结合各个成分峰的二级质谱碎片信息和附子中生物碱类和人参中皂苷类等已知化合物的文献报道，对色谱峰进行定性分析和化学成分鉴别。

五、附子汤中化学成分的鉴别

采用 Q Exactive Focus,共分析附子汤中 42 种成分,见图 3-1 及表 3-2,表 3-3,其中苯甲酰乌头原碱、苯甲酰新乌头原碱、苯甲酰次乌头原碱、乌头原碱、新乌头原碱和次乌头原碱为已知成分,其余化学成分根据各自裂解特征以及结合文献推测。

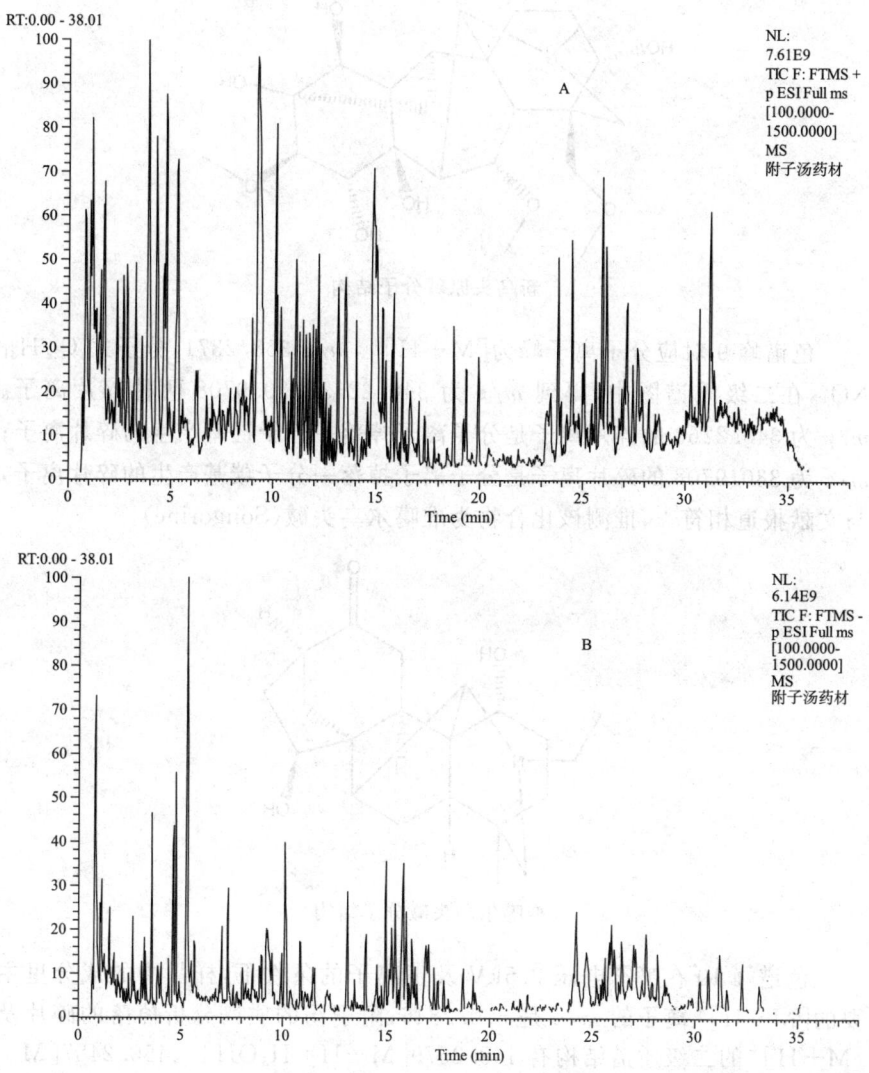

图 3-1 附子汤 UPLC-Q Excative Focus 高分辨质谱图
(A)正离子模式下总离子流图;(B)负离子模式下总离子流图

色谱峰 4 对应分子离子峰为 $[M+H]^+$，m/z 486.2691，分子式 $C_{24}H_{39}NO_9$，碎片离子峰包括 m/z 468.0943 $[M+H-H_2O]^+$、454.2428 $[M+H-CH_3OH]^+$、436.2327 $[M+H-CH_3OH-H_2O]^+$ 和 422.2149 $[M+H-2CH_3OH]^+$，与文献报道相符[9]，推测该化合物为新乌头原碱(Mesaconine)。

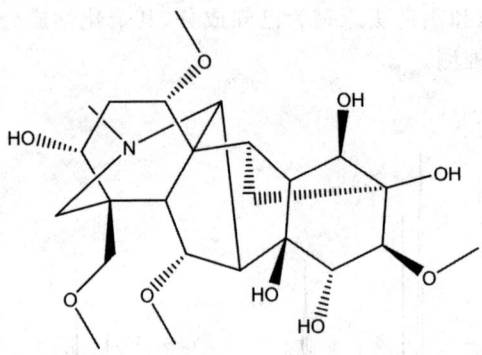

新乌头原碱分子结构

色谱峰 9 对应分子离子峰为 $[M+H]^+$，m/z 358.2371，分子式 $C_{22}H_{31}NO_3$，在二级质谱图中，得到 m/z 为 340.2263、330.9708 两种碎片离子。m/z 为 340.2263 的碎片离子是分子离子掉落一分子羟基产生的碎片离子；m/z 为 330.9708 的碎片离子是分子离子掉落一分子羰基产生的碎片离子，与文献报道相符[9]，推测该化合物为准噶尔乌头碱(Songorine)。

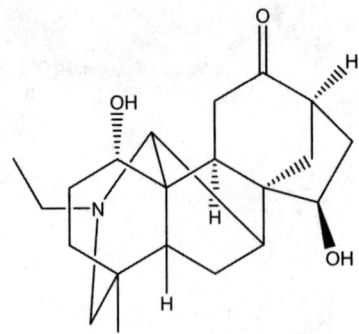

准噶尔乌头碱分子结构

色谱峰 10 在喷雾电压 3.5kV 及正离子的条件下，样品中的成分里主要的 $[M+H]^+$ 离子的 m/z 是 500.2846，附子汤的质谱分析掉落的碎片及 $[M+H]^+$ 的二级质谱结构有 468.2579$[M+H-CH_3OH]^+$、450.2487$[M+H-CH_3O-H_2O]^+$、418.2205$[M+H-2CH_3OH-H_2O]^+$，乌头类生物碱最常见的丢失碎片离子是 CH_3COOH、CH_3OH、H_2O 等，供试品中的成分里主要的 $[M+H]^+$ 离子的 m/z 是 500.2857，在附子汤的质谱分析掉落的碎片及[M+H]$^+$的二级质谱结构中,通过文献查找,468.2579[M+H-CH$_3$OH]$^+$、450.2487[M+H-CH$_3$O-H$_2$O]$^+$、418.2205[M+H-2CH$_3$OH-H$_2$O]$^+$这几个碎片是可以分析出来的,二级质谱结构出现的时间为 3.13min 左右,分子离子峰和碎片峰与文献报道相符[9],分析该物质应为乌头原碱(Aconine),它的化学分子式为 C$_{25}$H$_{41}$NO$_9$。

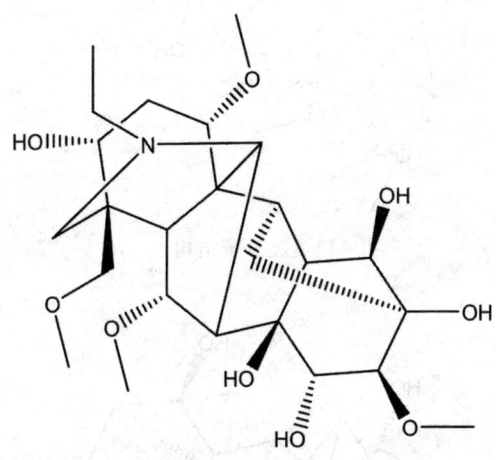

乌头原碱分子结构

色谱峰 11 在喷雾电压 3.5kV 及正离子的条件下,该样品的[M+H]$^+$离子的 m/z 为 438.2850,在附子汤中的质谱分析所显示的碎片及二级结构中,可以确定 420.2744[M+H-H$_2$O]$^+$、402.2261[M+H-2H$_2$O]$^+$这两个二级结构,供试品的[M+H]$^+$离子的 m/z 为 438.2850,在附子汤的质谱分析所显示的碎片及其二级质谱结构中,通过文献查找的有 420.2744[M+H-H$_2$O]$^+$、402.2261[M+H-2H$_2$O]$^+$,这两个二级结构所出现的时间为 3.18min,分子离子峰和碎片峰与文献报道相符[9],分析该物质应为尼奥灵(Neoline)。它的化学分子式为 C$_{24}$H$_{39}$NO$_6$。

色谱峰 12 在喷雾电压 3.5kV 及正离子的条件下,在附子汤样品中的主要[M+H]$^+$离子的 m/z 为 454.2794,此物质在附子汤质谱分析中所示的碎片及它的[M+H]$^+$的二级质谱结构确定下来的有 436.2683[M+H-H$_2$O]$^+$和 404.2415[M+H-H$_2$O-CH$_3$OH]$^+$。在供试品中的主要[M+H]$^+$离子的 m/z 为 454.2794,此物质在附子汤质谱分析中所示的碎片及它的[M+H]$^+$的二级质谱结构通过文献的比对确定下来的有 436.2691[M+H-H$_2$O]$^+$、404.2405[M+H-H$_2$O-CH$_3$OH]$^+$,它们的二级结构所出现的时间为 3.37min,分子离子峰和碎片峰与文献报道相符[9],分析该物质应为附子灵(Fuziline),它的化学分子式为 C$_{24}$H$_{39}$NO$_7$。

尼奥灵分子结构

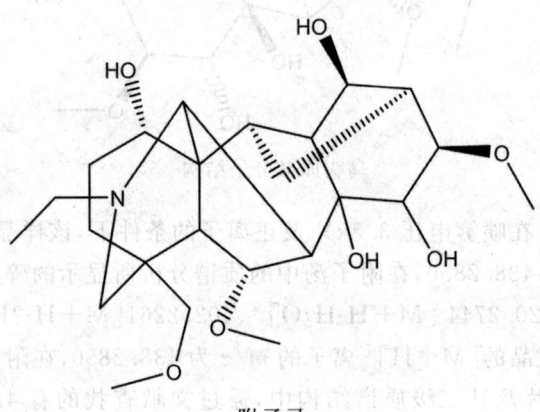

附子灵

色谱峰13在喷雾电压3.5kV及正离子条件下,在附子汤样品中的主要的$[M+H]^+$离子的m/z为330.2055,此物质的质谱分析中所显示的碎片确定的有312.1948$[M+H-H_2O]^+$、294.1848$[M+H-2H_2O]^+$。供试品中的主要的$[M+H]^+$离子的m/z为330.2055,此物质的质谱分析中所显示的碎片在文献中查找之后确定下来的有312.1948$[M+H-H_2O]^+$、294.1848$[M+H-2H_2O]^+$,这两个物质所出现的时间点为3.43min,分子离子峰和碎片峰与文献报道相符[9],分析该物质应为Hetisine。它的化学分子式为$C_{20}H_{27}NO_3$。

第三章 附子汤的 UPLC/MS 化学组成分析

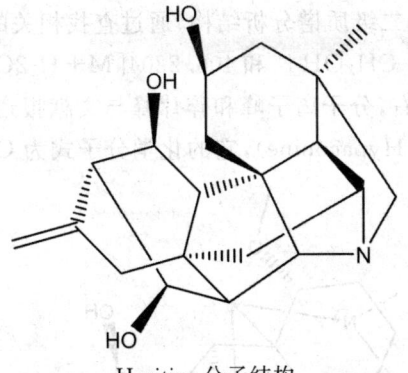

Hesitine 分子结构

色谱峰 14 在喷雾电压 3.5kV 及正离子的条件下,样品的主要的 $[M+H]^+$ 离子结构 m/z 为 422.2894,该物质样品的质谱分析中显示出来的碎片以及它的二级质谱结构确定的 m/z 有 390.2636$[M+H-H_2O]^+$ 和 372.2538$[M+H-H_2O-CH_3OH]^+$ 这两个碎片,供试品的主要 $[M+H]^+$ 离子结构 m/z 为 422.2894,该物质的质谱分析中显示的碎片及它的二级结构在文献中可以确定的 m/z 有 390.2636$[M+H-H_2O]^+$ 和 372.2538$[M+H-H_2O-CH_3OH]^+$ 这两个碎片,它们出现的时间为 3.45min,分子离子峰和碎片峰与文献报道相符[9],分析该物质应为塔拉萨敏(Talatizamine),它的化学分子式 $C_{24}H_{39}NO_5$。

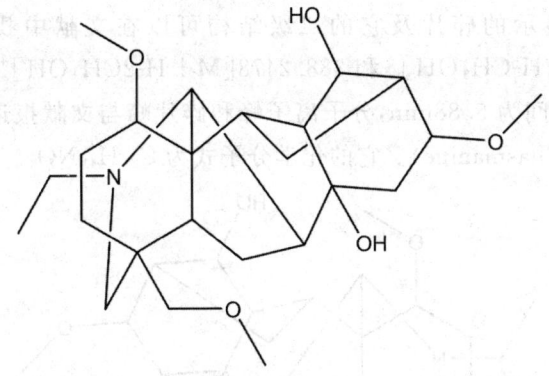

塔拉萨敏分子结构

色谱峰 16 在喷雾电压 3.5kV 及正离子的条件下,在样品中的 $[M+H]^+$ 离子主要的 m/z 为 470.2743,对附子汤进行质谱分析可以找到所掉落的碎片及 $[M+H]^+$ 的二级质谱分析结构,所确定的碎片有 438.2489$[M+H-CH_3OH]^+$ 和 406.2215$[M+H-2CH_3OH]^+$。在供试品中的 $[M+H]^+$ 离子主要的 m/z 为 470.2743,对附子汤进行质谱分析可以找到它所掉落的碎片及[M+H]$^+$的二级质谱分析结构,通过查找相关的文献所确定的碎片有438.2489[M+H-CH$_3$OH]$^+$和406.2204[M+H-2CH$_3$OH]$^+$,所出现的时间为3.29min左右,分子离子峰和碎片峰与文献报道相符[9-10],分析该物质应为次乌头原碱(Hypaconine),它的化学分子式为C$_{24}$H$_{39}$NO$_8$。

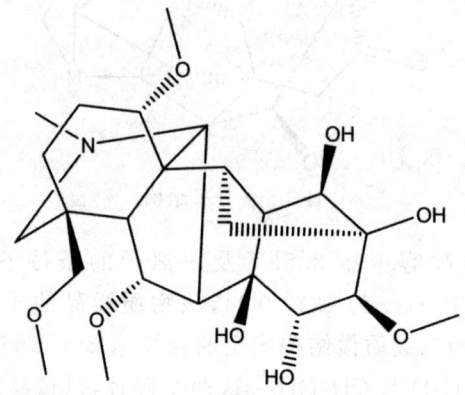

次乌头原碱分子结构

色谱峰17在喷雾电压3.5kV及正离子条件下,样品在附子汤的质谱分析中主要的[M+H]$^+$离子的m/z结构为452.3002,所显示的碎片及二级结构可确定是420.2740[M+H-CH$_3$OH]$^+$和388.2478[M+H-2CH$_3$OH]$^+$。供试品在附子汤的质谱分析中主要的[M+H]$^+$离子的m/z结构为452.3002,所显示的碎片及它的二级结构可以在文献中找到相似的是420.2740[M+H-CH$_3$OH]$^+$和388.2478[M+H-2CH$_3$OH]$^+$,找到这两个二级结构的时间为5.88min,分子离子峰和碎片峰与文献报道相符[9-10],应为查斯马宁(Chasmanine)。它的化学分子式为C$_{25}$H$_{41}$NO$_6$。

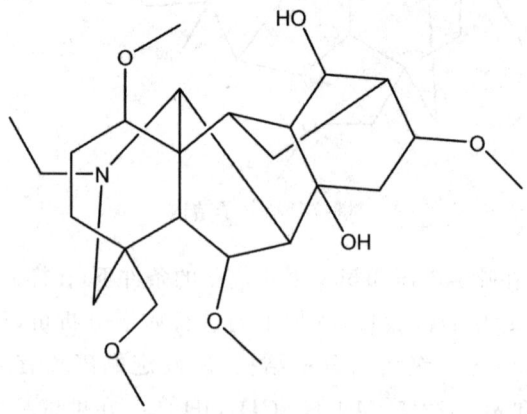

查斯马宁分子结构

色谱峰 19 在喷雾电压 3.5kV 及正离子条件下,样品的结构在附子汤质谱分析中显示[M+H]$^+$质谱主要结构为 574.3003,该物质的碎片及其二级结构 m/z 为 542.2756[M+H-CH$_3$OH]$^+$ 和 524.2637[M+H-H$_2$O-CH$_3$OH]$^+$,供试品的结构在附子汤质谱分析中显示[M+H]$^+$质谱主要结构为 574.3003,该物质的碎片及二级结构为 m/z 为 542.2756[M+H-CH$_3$OH]$^+$ 和 524.2637[M+H-H$_2$O-CH$_3$OH]$^+$,出现的时间为 8.89min,分子离子峰和碎片峰与文献报道相符[9-10],该物质应为苯甲酰次乌头原碱(Benzoylhypaconine),它的化学分子式为 C$_{31}$H$_{43}$NO$_9$。

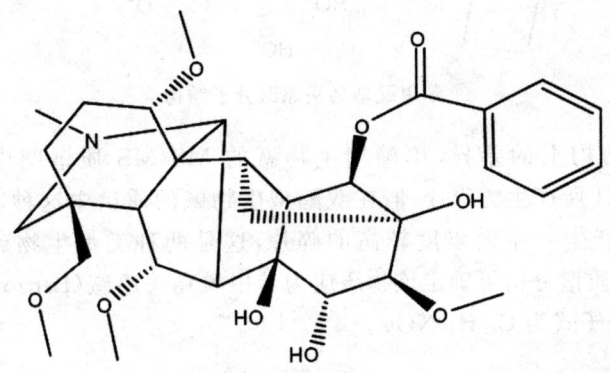

苯甲酰次乌头原碱分子结构

色谱峰 20 在喷雾电压 3.5kV 及正离子条件下,此物质的样品主要的[M+H]$^+$离子 m/z 为 590.2951,在附子汤质谱分析中的碎片及它们的二级结构为 558.2705[M+H-CH$_3$OH]$^+$ 和 540.2579[M+H-H$_2$O-CH$_3$OH]$^+$,它们出现的时间点为 9.27min,供试品主要的[M+H]$^+$离子的 m/z 为 590.2951,通过查找文献,在附子汤质谱分析中的碎片及其二级结构为 558.2705[M+H-CH$_3$OH]$^+$ 和 540.2579[M+H-H$_2$O-CH$_3$OH]$^+$,它们出现的时间为 9.27min,分子离子峰和碎片峰与文献报道相符[9-10],该物质应为苯甲酰新乌头原碱(Benzoylmesaconine),它的化学分子式为 C$_{31}$H$_{43}$NO$_{10}$。

色谱峰 21 在喷雾电压 3.5kV 及正离子的条件下,在附子汤质谱分析中[M+H]$^+$离子的 m/z 为 604.3106,它的碎片及二级结构为 586.2990[M+H-H$_2$O]$^+$、572.2811[M+H-CH$_3$OH]$^+$、554.2733[M+H-H$_2$O-CH$_3$OH]$^+$。供试品在附子汤质谱分析中[M+H]$^+$离子的 m/z 为 604.3106,查找碎片显示为 586.2990[M+H-H$_2$O]$^+$、572.2811[M+H-CH$_3$OH]$^+$、554.2741[M+H-H$_2$O-CH$_3$OH]$^+$,它们所出现的时间为 10.35min。苯甲酰乌头碱的分子离子峰[M+H]$^+$ 为 m/z,604.3132(+2.65×10^{-6}),离子强度最高的碎片离子是 m/z 554.2785,由[M+H]$^+$失去 1 分子 CH$_3$OH 与 H$_2$O 生

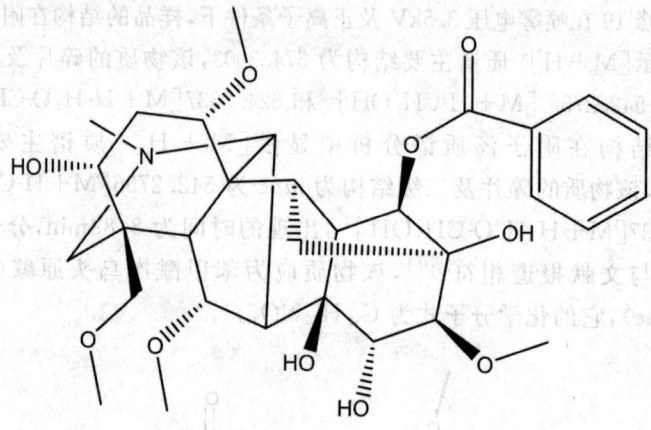

苯甲酰新乌头原碱分子结构

成。由于结构上的差异,单酯型生物碱的 MS/MS 质谱图中没有失去 CH_3COOH 所产生的碎片,但在双酯型生物碱的质谱中这种碎片丰度最高,并因此产生一系列丰度较高的碎片,这是两种类型生物碱的重要区别[11],通过质谱分析可确定该物质应为苯甲酰乌头原碱(Benzoylaconine),它的化学分子式为 $C_{32}H_{45}NO_{10}$。

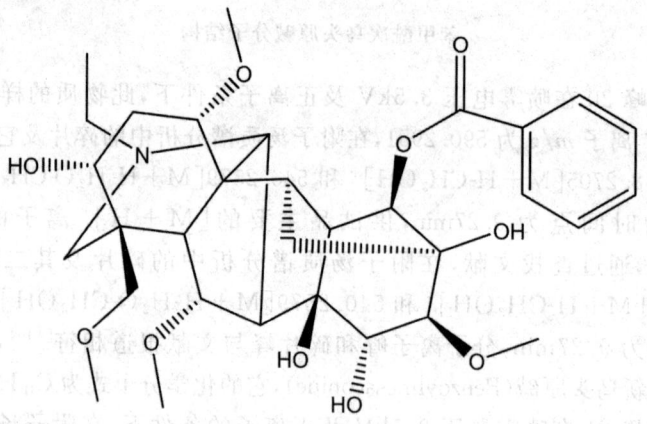

苯甲酰乌头原碱分子结构

色谱峰 23 在 3.5kV 的喷雾电压下,在正离子一级质谱中主要生成 m/z 为 632.3059 的 $[M+H]^+$ 分子离子峰,在二级质谱中生成 m/z 为 572.2836$[M+H-CH_3COOH]^+$、m/z 为 540.2591$[M+H-CH_3COOH-CH_3OH]^+$ 的碎片离子。对照品在相同条件生成 m/z 为 632.3059 的$[M+H]$分子离子峰,在二级质谱中生成 m/z 为 572.2843 $[M+H-CH_3COOH]^+$、m/z 为 540.2585$[M+H-CH_3COOH-CH_3OH]^+$ 的碎片离子。根据文献[12]以及对

照品的比较,可分析得出该成分为新乌头碱,分子式为 $C_{33}H_{45}NO_{11}$。

新乌头碱分子结构

色谱峰 24 在 3.5kV 的喷雾电压下,在正离子一级质谱中主要生成 m/z 为 588.3157 的 $[M+H]^+$ 分子离子峰,在二级质谱中生成 m/z 为 556.2901$[M+H-CH_3OH]^+$,m/z 为 524.2659$[M+H-2CH_3OH]^+$ 的碎片离子。对照品在此条件下产生 m/z 为 588.3156 的 $[M+H]^+$ 分子离子,在二级质谱生成 m/z 为 556.2886$[M+H-CH_3OH]^+$,m/z 为 524.2643$[M+H-2CH_3OH]^+$ 的碎片离子。根据与参考文献[9]的比较,可分析得出该成分为苯甲酰脱氧乌头原碱,分子式为 $C_{32}H_{45}NO_9$。

色谱峰 25 在 3.5kV 的喷雾电压下,在正离子一级质谱中主要生成 m/z 为 616.2739 的 $[M+H]^+$ 分子离子峰,在二级质谱中生成 m/z 为 584.2480$[M+H-CH_3OH]^+$,m/z 为 556.2514$[M+H-CH_3COOH]^+$,m/z 为 524.2272$[M+H-CH_3OH-CH_3COOH]^+$,m/z 为 492.2013$[M+H-2CH_3OH-CH_3COOH]^+$ 的碎片离子。对照品在相同条件产生 m/z 为 616.2739 的 $[M+H]^+$ 分子离子,在二级质谱中生成 m/z 为 598.2654$[M+H-H_2O]^+$,m/z 为 584.2480$[M+H-H_2O-CH_3OH]^+$,m/z 为 556.2514$[M+H-CH_3COOH]^+$,m/z 为 524.2272$[M+H-CH_3OH-CH_3COOH]^+$,m/z 为 492.2013$[M+H-2CH_3OH-CH_3COOH]^+$ 的碎片离子。根据文献[9]以及与对照品的比较,可分析得出该成分为次乌头碱,分子式为 $C_{33}H_{45}NO_{10}$。

色谱峰 26 在 3.5kV 的喷雾电压下,在正离子一级质谱中主要生成 m/z 为 648.3002 的 $[M+H]^+$ 分子离子峰,在二级质谱中生成 m/z 为 598.2636$[M+H-CH_3OH-H_2O]^+$,m/z 为 588.2808$[M+H-CH_3COOH]^+$,m/z 为 556.2531$[M+H-CH_3COOH-CH_3OH]^+$,m/z 为 538.2411$[M+$

次乌头碱分子结构

H-2CH$_3$OH-HCOOH]$^+$的碎片离子。根据文献[9]比较,可分析得出该成分为北乌头碱(Beiwutine),分子式为 C$_{33}$H$_{45}$NO$_{12}$。

色谱峰 27 对应分子离子峰为[M+H]$^+$,m/z 为 600.3159,分子式为 C$_{33}$H$_{45}$NO$_9$,碎片离子峰包括 m/z 为 540.2947 [M+H-AcOH]$^+$、508.2679 [M+H-AcOH-CH$_3$OH]$^+$ 和 480.2740 [M+H-AcOH-CH$_3$OH-CO]$^+$,根据文献报道[9],推测该化合物为翠雀宁(Delphinine)。

色谱峰 29 在 3.5kV 的喷雾电压下,在正离子一级质谱中主要生成 m/z 为 646.3211 的[M+H]$^+$分子离子峰,在二级质谱中生成 m/z 为 586.2993[M+H-CH$_3$COOH]$^+$,m/z 为 554.2726[M+H-CH$_3$COOH-CH$_3$OH]$^+$,m/z 为 536.2611[M+H-2CH$_3$OH-HCOOH]$^+$等,碎片离子。对照品在相同条件下主要生成 m/z 为 646.3204 的[M+H]$^+$分子离子峰,二级质谱生成 m/z 为 596.2891[M+H-H$_2$O-CH$_3$OH]$^+$,m/z 为 586.2992[M+H-CH$_3$COOH]$^+$,m/z 为 554.2737[M+H-CH$_3$COOH-CH$_3$OH]$^+$,m/z 为 536.26528[M+H-2CH$_3$OH-H COOH]$^+$的碎片离子。根据与参考文献[9]以及与对照品的比较,可分析得出该成分为乌头碱,分子式为 C$_{34}$H$_{47}$NO$_{11}$。

色谱峰 31 在 3.5kV 的喷雾电压下,在正离子一级质谱中主要生成 m/z 为 630.3268 的[M+H]$^+$分子离子峰,在二级质谱生成 m/z 为 598.3016[M+H-CH$_3$OH]$^+$,m/z 为 570.2666[M+H-CH$_3$COOH]$^+$的碎片离子。对照品在此条件下产生 m/z 为 630.3261 的[M+H]$^+$分子离子峰,在二级质谱中生成 m/z 为 598.3045[M+H-CH$_3$OH]$^+$,m/z 为 570.3061[M+H-CH$_3$COOH]$^+$ 的碎片离子。根据与参考文献以及与对照品的比较[9],可分析得出该成分为 3-去氧乌头碱(3-deoxyaconitine),分子式为 C$_{34}$H$_{47}$NO$_{10}$。

色谱峰 33 对应分子离子峰为[M-H]$^-$,m/z 为 493.1196,分子式为 C$_{19}$H$_{26}$O$_{15}$,碎片离子峰包括 m/z 为 331.0682 的[M-H-Glc]$^-$,特征碎片 m/z 为 169.0132

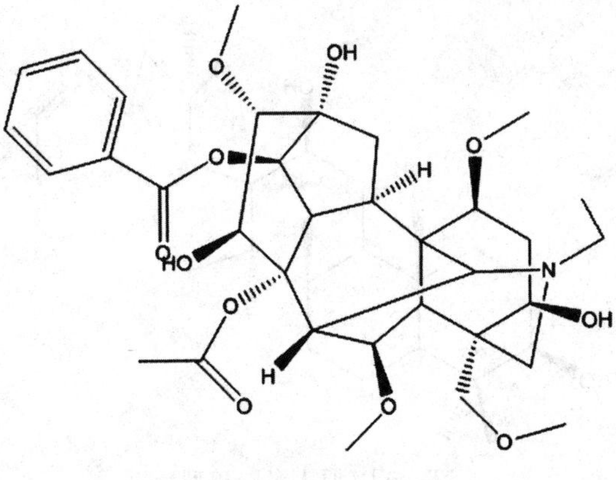

乌头碱分子结构

的离子来源于没食子酰基负离子，m/z 为 125.0230 的碎片离子为没食子酰基负离子发生羟基 α 裂解丢失 1 分子 CO_2 后产生，根据文献报道[13]，白芍中存在 1'-O-没食子酰基蔗糖、6'-O-没食子酰基蔗糖和 6-O-没食子酰基蔗糖 3 个同分异构体，推测该化合物为没食子酰基蔗糖，但其糖的连接位置需要进一步确定。

色谱峰 34 对应分子离子峰为 $[M-H]^-$，m/z 为 599.1776，分子式为 $C_{30}H_{32}O_{13}$，碎片离子峰包括 m/z 165.0542、137.0230、121.0280。其中 m/z 为 165.0542 的离子为芍药单萜苷类化合物的蒎烷骨架结构特征碎片，m/z 为 137.0230 和 m/z 为 121.0280 的离子是连接在蒎烷骨架结构上的对羟基苯甲酰基团碎片，上述碎片离子由连在葡萄糖基的 6 位碳上的苯甲酰基团碎片裂解而得到，查阅文献报道与上述数据相同[14]，推测该化合物为苯甲酰氧芍药苷。

色谱峰 35 为人参皂苷 Re，在负离子模式下检出，分子离子峰理论值为 946.5501，测得的分子离子峰为 945.5435，与其元素组成相同的化合物还有人参皂苷 Rd，且两种皂苷的一级质谱中均有 $[M+HCOOH-H]^-$ 离子，这使二者难以区分。人参皂苷 Re 的分子构型为三醇型人参皂苷，人参皂苷 Rd 分子构型为二醇型人参皂苷。人参皂苷结构骨架类型见图 3-2。在二级质谱图中，得到 m/z 为 799.4892、783.4891、637.4349、475.3831 四种碎片离子。m/z 为 783.4891 的碎片离子是分子离子掉落 1 分子中性六碳糖基团产生的碎片离子；m/z 为 799.4892 的碎片离子是分子离子掉落 1 分子中性脱氧六碳糖基团产生的碎片离子；m/z 为 637.4349 的碎片离子是分子离子掉落 1 分子中性六碳糖基团和 1 分子中性脱氧六碳糖基团产生的碎片离子；m/z 为 475.3831 的碎片离子是分子离子掉落所有糖基后产生的碎片离子。其中 m/z 为 475.3831 的碎片离子是三醇型人参皂苷的特征碎片离子，参照文献[15]可以推测色谱峰 35 是人参皂苷 Re。

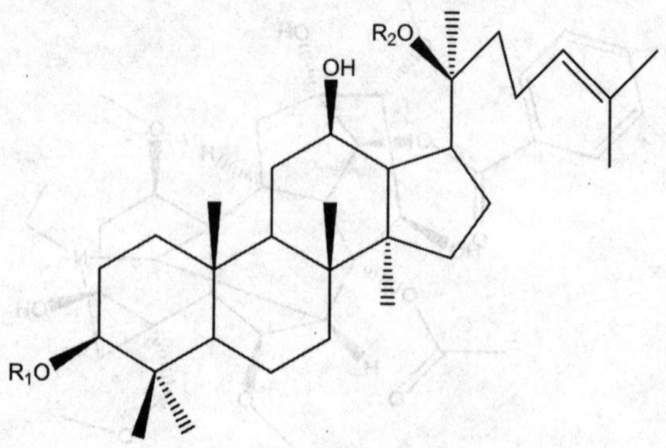

TypeⅠ(原人参二醇型)

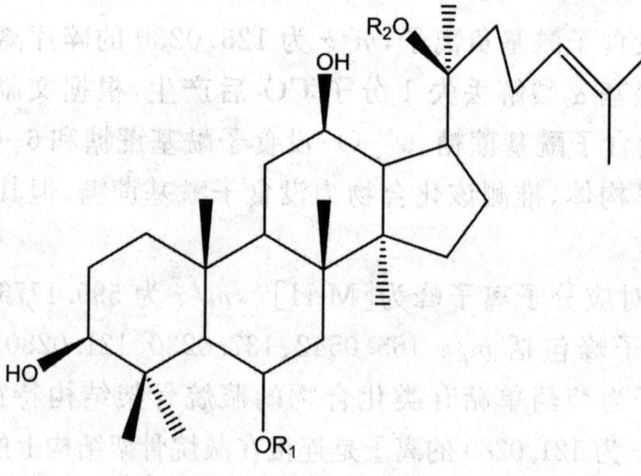

TypeⅡ(原人参三醇型)

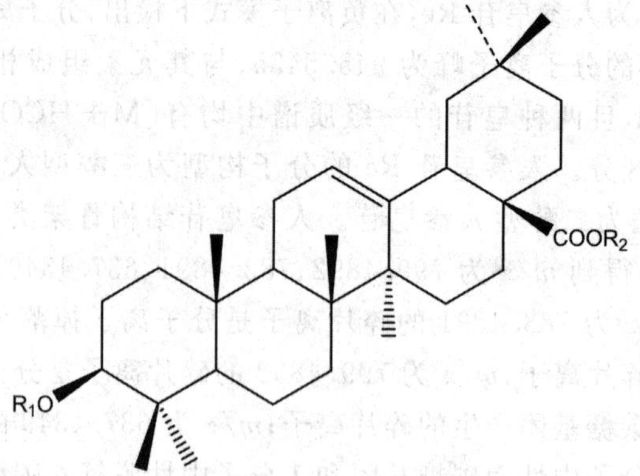

TypeⅢ(齐墩果烷型)

图 3-2 人参皂苷结构骨架类型

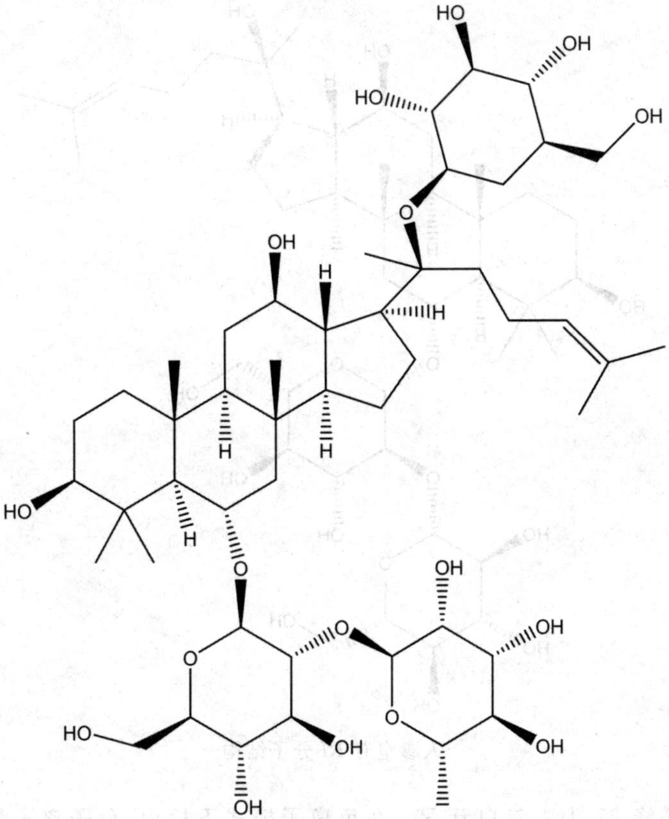

人参皂苷 Re 分子结构

色谱峰 36 为人参皂苷 Rf,在负离子模式下检出,分子质量理论值为 800.4922,与其元素组成相同的化合物还有人参皂苷 Rg_1,但二者保留时间差距较大,故较易区分。在人参皂苷 Rf 的二级质谱图中,测得人参皂苷 Rf 分子离子峰为 799.4863,主要产生 m/z 为 637.4325、475.3803 两种碎片离子。其中 m/z 为 637.4325 的碎片离子是分子离子掉落 1 分子中性葡萄糖基团产生的碎片离子,m/z 为 475.3803 的碎片离子是分子离子掉落 2 分子中性葡萄糖基团产生的碎片离子。在二级质谱图中人参皂苷 Rf 与人参皂苷 Rg_1 虽然产生的碎片离子种类相同,但两种碎片离子比例不同,人参皂苷 Rg_1 在 C_6 位和 C_{12} 位各连接了 1 分子葡萄糖基团,人参皂苷 Rf 则在 C_6 位连接 2 分子葡萄糖基团。由于 C_{20} 更易失去葡萄糖基团,故人参皂苷 Rf 的二级质谱图中 m/z 为 637.4325 的碎片离子与 m/z 为 475.3803 的碎片离子比例较高,参照文献[16]可以进一步推测为人参皂苷 Rf。

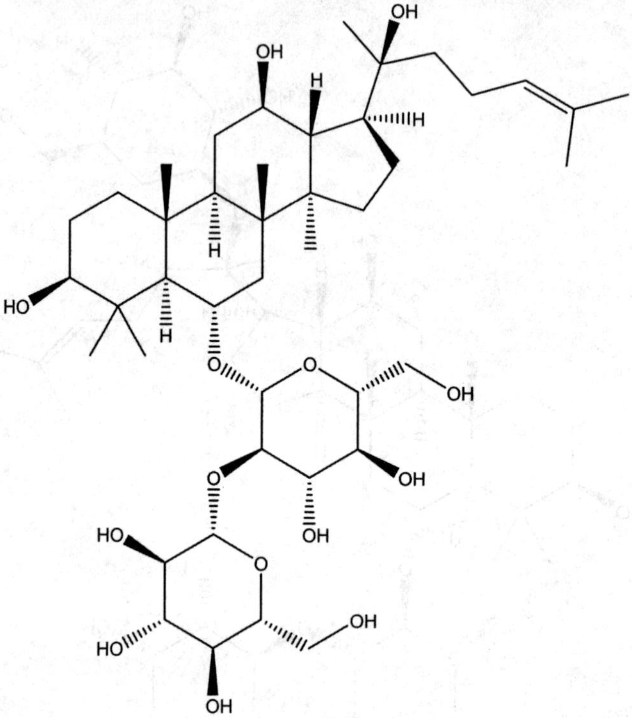

人参皂苷 Rf 分子结构

色谱峰 37 为人参皂苷 Ro,在负离子模式下检出,分子离子峰的 m/z 值为 955.4899,在二级质谱图中,测得 m/z 为 793.4367、731.4373、613.3763、455.3536 的四种碎片离子。其中 m/z 为 793.4367 的碎片离子是分子离子掉落 1 分子中性葡萄糖基团产生的碎片离子;m/z 为 731.4373 的碎片离子是分子离子掉落 1 分子中性葡萄糖基团和 1 分子中性六碳糖基团产生的碎片离子;m/z 为 621.4374 的碎片离子是分子离子掉落 2 分子中性葡萄糖基团产生的碎片离子;m/z 为 455.3536 的碎片离子是分子离子掉落所有糖基(3 个)后产生的碎片离子,即皂苷元离子峰。其中 m/z 为 455.3536 的碎片离子是齐墩果酸型皂苷母核的特征碎片离子,参照文献[16-17]可以推测是人参皂苷 Ro。

色谱峰 38 为人参皂苷 Rb_1,在负离子模式下检出,分子离子峰为 1107.5961 在二级质谱图中,测得 m/z 为 945.5434、783.4908、621.4396、459.3850 的四种碎片离子。m/z 为 945.5434 的碎片离子是分子离子掉落 1 分子中性葡萄糖基团产生的碎片离子;m/z 为 783.4908 的碎片离子是分子离子掉落 2 分子中性葡萄糖基团产生的碎片离子;m/z 为 621.4396 的碎

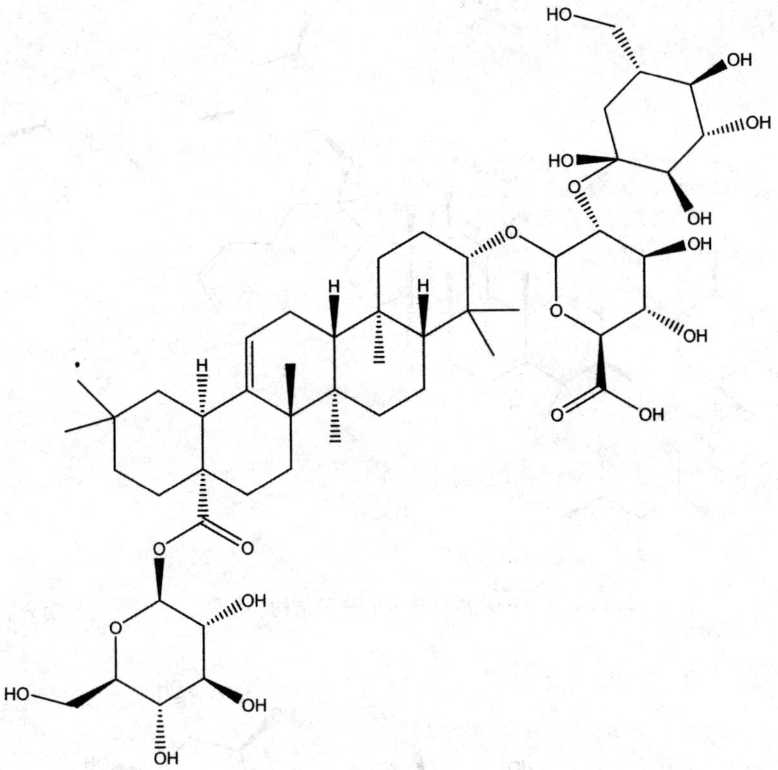

人参皂苷 Ro 分子结构

片离子是分子离子掉落 3 分子中性葡萄糖基团产生的碎片离子;m/z 为 459.3850 的碎片离子是分子离子掉落所有葡萄糖基团(4 个)后产生的碎片离子,参照文献[17-18]可以推测是人参皂苷 Rb_1。

色谱峰 39 为人参皂苷 Rb_2,在负离子模式下检出,分子离子峰为 1077.5855,其同分异构体还有人参皂苷 Rc,但二者保留时间不同,故较易区分。二级质谱图中,测得主要产生 m/z 为 945.5433、783.4916、621.4374、459.3843 四种碎片离子。其中 m/z 为 945.5433 的碎片离子是分子离子掉落 1 分子中性五碳糖基团产生的碎片离子;m/z 为 783.4916 的碎片离子是分子离子掉落 1 分子中性五碳糖基团和 1 分子中性六碳糖基团产生的碎片离子;m/z 为 621.4374 的碎片离子是分子离子掉落 1 分子中性五碳糖基团和 2 分子中性六碳糖基团产生的碎片离子;m/z 为 459.3843 的碎片离子是分子离子掉落所有糖基(4 个)后产生的碎片离子。参考文献报道[16,19],可以推测为人参皂苷 Rb_2。

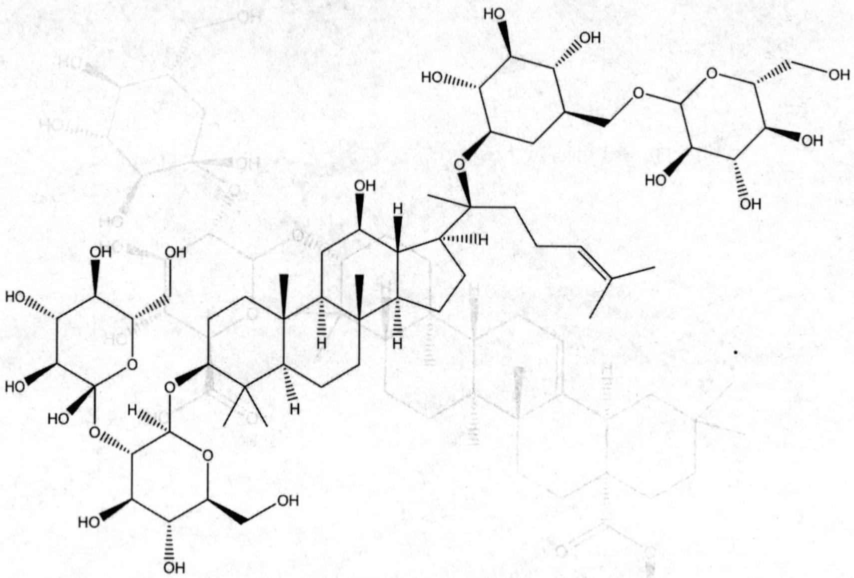

人参皂苷 Rb₁ 分子结构

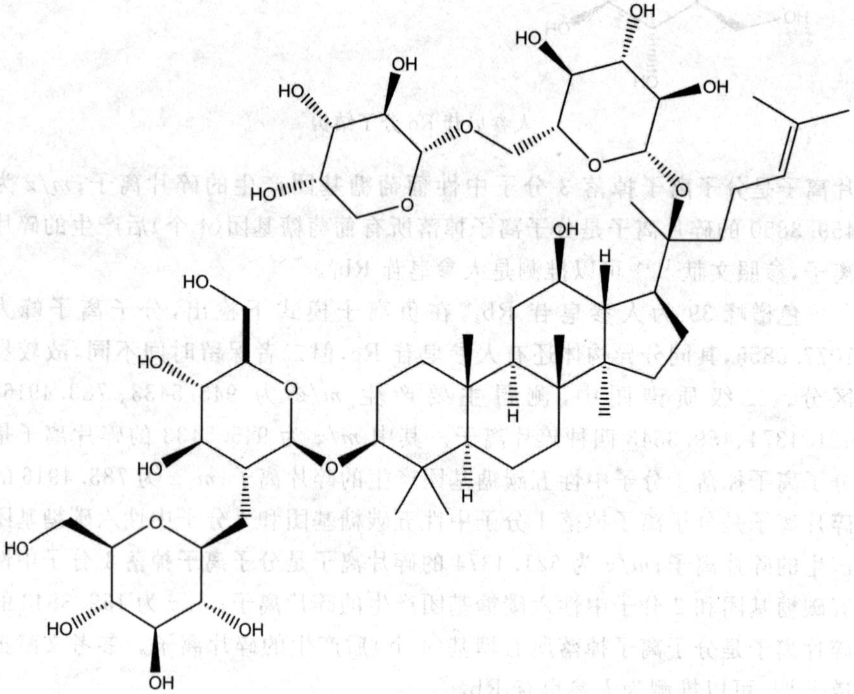

人参皂苷 Rb₂ 分子结构

色谱峰 41 对应分子离子峰为[M-H]$^-$,m/z 为 483.3105,分子式为 $C_{30}H_{44}O_5$,碎片离子峰包括 m/z 409.2750 [M-H-$C_3H_6O_2$]$^-$、365.2831 [M-H-$C_3H_6O_2$-CO_2]$^-$ 和 213.1272 [M-H-$C_3H_6O_2$-$C_{11}H_{16}O_3$]$^-$,结合文献[20]可知该峰碎裂规律与茯苓酸 B 一致,推测其结构可能为茯苓酸 B(Poricoic acid B)。

茯苓酸 B

色谱峰 42 在 3.5kV 的喷雾电压下,在负离子一级质谱中主要生成 m/z 为 497.3276 的 [M-H]$^-$ 分子离子峰,在二级质谱生成 m/z 为 479.3161[M-H-H_2O]$^-$,m/z 为 453.3348[M-H-CO_2]$^-$,m/z 为 419.2963 [M-H-H_2O-CH_3COOH]$^-$ 的碎片离子。根据文献[21]并与比较,分析出该成分为茯苓酸 BM,分子式为 $C_{31}H_{46}O_5$。

附子汤中所含化学成分种类复杂,结构多样,本实验通过实验研究,优化色谱条件,最终选择乙腈-甲酸水作为流动相进行梯度洗脱,得到的信息较为丰富。结合分析正、负离子扫描模式,根据各成分的性质,可以更快地找到母离子,得到更多的结构碎片信息,增强了定性分析结果的准确性。运用质谱技术进行成分的鉴定和指认,避免了采用对照品找寻成分峰的鉴定方式的局限性,表现出其在化合物鉴定工作的优势,为附子汤的药效物质基础研究提供了更为快速有效的手段。

表 3-2 附子汤醇提液中主要化学成分的鉴别（正离子模式）

NO.	RT. (min)	Selected Ion (m/z)	Caculated (m/z)	Formula	Error (ppm)	MS/MS	Assigned identity
1	1.72	$[M+H]^+$	394.2850	$C_{22}H_{35}NO_5$	−1.96	376.2475 $[M+H-H_2O]^+$ 358.2367 $[M+H-2H_2O]^+$	karakolidine
2	1.99	$[M+H]^+$	360.2527	$C_{22}H_{33}NO_3$	−1.76	342.2422 $[M+H-H_2O]^+$ 324.2319 $[M+H-2H_2O]^+$	lepenine
3	2.34	$[M+H]^+$	424.2688	$C_{23}H_{37}NO_6$	−1.33	406.2596 $[M+H-H_2O]^+$ 388.2463 $[M+H-2H_2O]^+$	Senbusine A 森布星 A
4	2.35	$[M+H]^+$	486.2691	$C_{24}H_{39}NO_9$	−1.41	468.0943 $[M+H-H_2O]^+$ 454.2428 $[M+H-CH_3OH]^+$	Mesaconine 新乌头原碱
5	2.54	$[M+H]^+$	364.2474	$C_{21}H_{33}NO_4$	−2.36	346.2371 $[M+H-H_2O]^+$ 328.2269 $[M+H-2H_2O]^+$	16β-Hydroxycardiopetaline
6	2.59	$[M+H]^+$	424.2685	$C_{23}H_{37}NO_6$	−1.98	406.2582 $[M+H-H_2O]^+$ 388.2463 $[M+H-2H_2O]^+$	Senbusine B 森布星 B
7	2.73	$[M+H]^+$	394.2577	$C_{22}H_{35}NO_5$	−0.96	376.2474 $[M+H-H_2O]^+$ 358.2364 $[M+H-2H_2O]^+$	Chuanfumine
8	2.86	$[M+H]^+$	408.2739	$C_{23}H_{37}NO_5$	−1.36	390.2629 $[M+H-H_2O]^+$ 372.2537 $[M+H-2H_2O]^+$	Talatizidine 塔拉定
9	3.02	$[M+H]^+$	358.2371	$C_{22}H_{31}NO_3$	−1.53	340.2263 $[M+H-H_2O]^+$ 330.9708 $[M+H-CO]^+$	Songorine 准噶尔乌头碱

(续)

NO.	RT. (min)	Selected Ion (m/z)	Caculated (m/z)	Formula	Error (ppm)	MS/MS	Assigned identity
10	3.13	$[M+H]^+$	500.2846	$C_{25}H_{41}NO_9$	−1.60	468.2579 $[M+H-CH_3OH]^+$ 450.2489 $[M+H-CH_3OH-H_2O]^+$ 418.2205 $[M+H-2CH_3OH-H_2O]^+$	Aconine 乌头原碱
11	3.18	$[M+H]^+$	438.2850	$C_{24}H_{39}NO_6$	0.25	420.2744 $[M+H-H_2O]^+$ 402.2261 $[M+H-2H_2O]^+$	Neoline 尼奥灵
12	3.35	$[M+H]^+$	454.2794	$C_{24}H_{39}NO_7$	−1.19	436.2683 $[M+H-H_2O]^+$ 404.2415 $[M+H-H_2O-CH_3OH]^+$	Fuziline 附子灵
13	3.43	$[M+H]^+$	330.2055	$C_{20}H_{27}NO_3$	−2.71	312.1948 $[M+H-H_2O]^+$ 294.1848 $[M+H-2H_2O]^+$	Hetisine
14	3.45	$[M+H]^+$	422.2894	$C_{24}H_{39}NO_5$	−1.66	390.2636 $[M+H-H_2O]^+$ 372.2538 $[M+H-H_2O-CH_3OH]^+$	Talatizamine 塔拉萨敏
15	3.69	$[M+H]^+$	452.2635	$C_{24}H_{37}NO_7$	−1.75	420.2738 $[M+H-CH_3OH]^+$ 388.2476 $[M+H-2CH_3OH]^+$	Dehydrodelcosine
16	3.88	$[M+H]^+$	470.2743	$C_{24}H_{39}NO_8$	−1.11	438.2489 $[M+H-CH_3OH]^+$ 406.2215 $[M+H-2CH_3OH]^+$	Hypaconine 次乌头原碱
17	5.88	$[M+H]^+$	452.3002	$C_{25}H_{41}NO_6$	−1.09	420.2740 $[M+H-CH_3OH]^+$ 388.2478 $[M+H-2CH_3OH]^+$	Chasmanine 查斯马宁

（续）

NO.	RT. (min)	Selected Ion (m/z)	Caculated (m/z)	Formula	Error (ppm)	MS/MS	Assigned identity
18	7.14	$[M+H]^+$	464.3001	$C_{25}H_{41}NO_6$	−1.19	432.2738 $[M+H-CH_3OH]^+$ 400.2478 $[M+H-2CH_3OH]^+$	14-O-acetyltalatizamine
19	8.89	$[M+H]^+$	574.3003	$C_{31}H_{43}NO_9$	−1.33	542.2756 $[M+H-CH_3OH]^+$ 524.2637 $[M+H-H_2O-CH_3OH]^+$	Benzoylhypaconine 苯甲酰次乌头原碱
20	9.27	$[M+H]^+$	590.2951	$C_{31}H_{43}NO_{10}$	−1.47	558.2705 $[M+H-CH_3OH]^+$ 540.2579 $[M+H-H_2O-CH_3OH]^+$	Benzoylmesaconine 苯甲酰新乌头原碱
21	10.34	$[M+H]^+$	604.3106	$C_{32}H_{45}NO_{10}$	−1.68	586.2990 $[M+H-H_2O]^+$ 572.2811 $[M+H-CH_3OH]^+$ 554.2733 $[M+H-H_2O-CH_3OH]^+$	Benzoylaconine 苯甲酰乌头原碱
22	10.56	$[M+H]^+$	558.3054	$C_{31}H_{43}NO_8$	−1.30	539.5505 $[M+H-H_2O]^+$ 526.2788 $[M+H-CH_3OH]^+$	Benzoyl-3, 13-deoxyaconine
23	10.82	$[M+H]^+$	632.3059	$C_{33}H_{45}NO_{11}$	−3.11	572.2836 $[M+H-AcOH]^+$ 540.2592 $[M+H-AcOH-CH_3OH]^+$	Mesaconitine 新乌头碱
24	11.08	$[M+H]^+$	588.3165	$C_{32}H_{45}NO_9$	−0.41	556.2890 $[M+H-CH_3OH]^+$ 524.2639 $[M+H-2CH_3OH]^+$	Benzoyldeoxyaconine 苯甲酰脱氧乌头原碱
25	11.70	$[M+H]^+$	616.3104	$C_{33}H_{45}NO_{10}$	−2.04	598.3023 $[M+H-H_2O]^+$ 584.2823 $[M+H-H_2O-CH_3OH]^+$	Hypaconitine 次乌头碱

NO.	RT. (min)	Selected Ion (m/z)	Caculated (m/z)	Formula	Error (ppm)	MS/MS	Assigned identity
26	12.19	$[M+H]^+$	648.3003	$C_{33}H_{45}NO_{12}$	−1.79	588.2808 $[M+H-H_2O-CH_3OH]^+$	Beiwutine 北乌碱
27	12.43	$[M+H]^+$	600.3159	$C_{33}H_{45}NO_9$	−1.42	480.2740 $[M+H-AcOH-CH_3OH-CO]^+$ 540.2947 $[M+H-AcOH]^+$ 508.2679 $[M+H-AcOH-CH_3OH]^+$	Delphinine 翠雀宁
28	12.50	$[M+H]^+$	542.3105	$C_{31}H_{43}NO_7$	−1.37	510.2477 $[M+H-CH_3OH]^+$ 478.2239 $[M+H-2CH_3OH]^+$	Benzoylneoline 尼奥林14-苯甲酸酯
29	13.70	$[M+H]^+$	646.3209	$C_{34}H_{47}NO_{11}$	−2.05	586.3012 $[M+H-AcOH]^+$ 554.2743 $[M+H-AcOH-CH_3OH]^+$	Aconitine 乌头碱
30	14.58	$[M+H]^+$	572.3209	$C_{32}H_{45}NO_8$	−1.63	554.2745 $[M+H-H_2O]^+$ 540.2579 $[M+H-CH_3OH]^+$ 522.2485 $[M+H-H_2O-CH_3OH]^+$	14-O-anisoylneoline
31	15.12	$[M+H]^+$	630.3270	$C_{34}H_{47}NO_{10}$	−0.39	598.3016 $[M+H-CH_3OH]^+$ 588.2888 $[M+H-H_2O-CH_3OH]^+$ 570.2666 $[M+H-AcOH]^+$	3-deoxyaconitine 3-去氧乌头碱
32	18.67	$[M+H]^+$	614.3315	$C_{34}H_{47}NO_9$	−1.43	582.2686 $[M+H-CH_3OH]^+$ 554.2770 $[M+H-AcOH]^+$	Penduline

表 3-3 附子汤醇提液中主要化学成分的鉴别(负离子模式)

NO.	RT. (min)	Selected Ion (m/z)	Caculated (m/z)	Formula	Error (ppm)	MS/MS	Assigned identity
33	1.54	$[M-H]^-$	493.1196	$C_{19}H_{26}O_{15}$	1.56	331.0682 $[M-H-Glc]^-$ 169.0132 $[C_7H_5O_5]^-$ 125.0230 $[C_7H_5O_5-CO_2]^-$	没食子酰基蔗糖
34	10.01	$[M-H]^-$	599.1776	$C_{30}H_{32}O_{13}$	2.83	165.0542 $[C_9H_9O_3]^-$ 137.0230 $[C_7H_5O_3]^-$ 121.0280	Benzoyloxypaeoniflorin 苯甲酰氧芍药苷
35	10.22	$[M-H]^-$	945.5435	$C_{48}H_{82}O_{18}$	1.75	799.4892 $[M-H-rha]^-$ 783.4891 $[M-H-Glc]^-$ 637.4349 $[M-H-rha-Glc]^-$ 475.3831 $[M-H-rha-2Glc]^-$	G-Re 人参皂苷 Re
36	14.01	$[M-H]^-$	799.4863	$C_{42}H_{72}O_{14}$	3.12	637.4325 $[M-H-Glc]^-$ 475.3803 $[M-H-2Glc]^-$	G-Rf 人参皂苷 Rf
37	14.89	$[M-H]^-$	955.4899	$C_{48}H_{76}O_{19}$	0.17	793.4367 $[M-H-Glc]^-$ 731.4373 $[M-H-Glc-H_2O-CO_2]^-$ 613.3763 $[M-H-2Glc-H_2O]^-$ 455.3536 $[M-H-2Glc-GlcUA]^-$	G-Ro 人参皂苷 Ro

（续）

NO.	RT. (min)	Selected Ion (m/z)	Caculated (m/z)	Formula	Error (ppm)	MS/MS	Assigned identity
38	14.97	$[M-H]^-$	1107.5961	$C_{54}H_{92}O_{23}$	1.36	945.5434 $[M-H-Glc]^-$ 783.4908 $[M-H-2Glc]^-$ 621.4396 $[M-H-3Glc]^-$ 459.3850 $[M-H-4Glc]^-$	G-Rb_1 人参皂苷 Rb_1
39	15.46	$[M-H]^-$	1077.5855	$C_{53}H_{90}O_{22}$	1.34	945.5433 $[M-H-Xyl]^-$ 783.4916 $[M-H-Xyl-Glc]^-$ 621.4374 $[M-H-Xyl-2Glc]^-$ 459.3843 $[M-H-Xyl-3Glc]^-$	G-Rb_2 人参皂苷 Rb_2
40	19.28	$[M-H]^-$	513.3223	$C_{31}H_{46}O_6$	2.46	483.3121 465.3007	Poricoic acid F 茯苓酸 F
41	25.98	$[M-H]^-$	483.3105	$C_{30}H_{44}O_5$	-0.03	409.2750 $[M-H-C_3H_6O_2]^-$ 365.2831 $[M-H-C_3H_6O_2-CO_2]^-$ 213.1272 $[M-H-C_3H_6O_2-C_{11}H_{16}O_3]^-$	Poricoic acid B 茯苓酸 B
42	26.96	$[M-H]^-$	497.3274	$C_{31}H_{46}O_5$	2.50	479.3161 419.2963	Poricoic acid BM 茯苓酸 BM

LC/MS 结合了色谱和质谱的优点,使样品的分离、定性成为连续的过程。质谱检测器作为理想的色谱检测器与传统普通检测器相比较,具有选择性强、专属性强、灵敏度高、样品用量少和分析速度快的优点。目前,LC/MS 已成为中药研究的强有力工具。本实验采用 UPLC/ Q Exactive Focus,建立了附子汤的快速、灵敏的化学成分定性分析方法,为附子汤中的成分鉴定提供了参考。依据保留时间、精确相对分子量、色谱保留规律、分子碎片峰以及相关文献,对附子汤中的化学成分进行了初步的分离及结构鉴定,推测了附子汤中 42 个化合物,其中 32 个峰来源于附子,5 个峰来源于人参,3 个峰来源于茯苓,2 个峰来源于白芍。

小结

文献报道[22]测乌头汤中单酯型生物碱含量时,得到提取液后加盐酸调 pH 约 2,加乙醚萃取 3 次,每次 50mL,弃去乙醚液,酸水层加氨水调 pH 9~10,加乙醚萃取 3 次,每次 50mL,合并乙醚液,于 55℃ 蒸干,加 0.01% 盐酸-甲醇溶解并定容于 5mL 量瓶中来制备供试品溶液,操作过程较为繁琐。本实验得到提取液后旋转蒸干,直接加试剂溶解进样检测生物碱,操作过程中生物碱不会有损失。

实验中所用附子为炮附子,其所含的多数双酯型生物碱已水解为单酯型生物碱,且附子经过煎煮,双酯型生物碱的含量已经很少。文献报道[23-24]附子配伍参术芍苓后能减轻附子累积用药所致的毒性效应,其作用机理也与双酯型生物碱含量的减少有关,所以本实验选择测定单酯型生物碱含量。

制备供试品溶液时,曾先用甲醇溶解样品,后又改用 0.05% 的盐酸-甲醇定容,因单酯型生物碱所含酯键易水解为醇胺型生物碱,所以加入盐酸能防止酯键水解。实验中考察了样品在 12h 内较为稳定,说明用盐酸-甲醇溶解样品较好。

含量测定色谱条件的选择:实验初一个分析周期为 45min,色谱图中 30min 后没有色谱峰出现,故改为 32min 一个分析周期,在此条件下 3 种单酯型生物碱成分在 17min 内得到完全分离。

在本实验的前期研究中,我们建立了附子汤水煎液的指纹图谱,对指纹图谱进行分析可知,色谱峰的数目较少,峰面积也较小。经过单因素考察,选择 70% 乙醇作为提取溶剂,采用正交实验优化提取工艺,建立了附子汤乙醇提取液的指纹图谱,色谱峰的数目和峰面积均显著高于水煎液,说明乙醇提液能更有效地提取出附子汤中的化学成分;乙醇提液挥去乙醇后给予心衰模型组大鼠疗效显著优于水提液。

中药复方制剂成分复杂,利用指纹图谱整体性和模糊性的特点对其进行质量控制是目前相对完善的方法。经本实验测定获得的附子汤 HPLC 指纹图谱,可以较好地评价不同批次附子汤质量的均一性和稳定性。对于分析过程中发现的样品的某些信号峰存在重叠,检测限度低的问题,查阅相关文献[25-28]之后认为可能是复方成分的复杂性影响所致。

本次实验造模期间大鼠死亡较严重,有以下原因:(1)大鼠注射麻药以 3.0mL/kg 的标准按体重给大鼠腹腔注射,由于大鼠体质不同,部分大鼠因麻药过量出现死亡;(2)手术期间,实验人员分离腹腔动脉,剥离肠道与血管之间的黏膜时因操作不当导致毛细血管出血,导致大鼠术后肠道出现淤血而死亡;(3)大鼠术后的死亡可能是由于注射青霉素量不足、外界环境因素及大鼠自己的舔舐导致伤口感染。

利用聚类分析和主成分分析相结合的方法对附子汤的疗效进行分析仍有很大的完善和进步的空间,这种方法在本实验中显示出了对数据强大的解读能力,能够对样本较少的数据进行深度挖掘,可以做到对单个样本的把握和评价,并且得到较为满意的结果。如果样本数量达到一定程度并且样本具有足够的代表性,主成分分析所得出的表达式应该会具有一定的稳定性和普适性,并且结合现行的临床上的评价标准,可以对心衰的程度做出更为准确和客观的评价。因为个体差异等原因仅仅以多普勒超声结果来判定是不全面的,此方法不仅可以对多普勒超声数据进行分析,也可以对血液指标和内分泌指标进行分析,从而建立一个完善的评价体系,使对附子汤药效的评价达到全面、客观、准确。

本实验采用附子汤对腹主动脉缩窄导致的慢性心衰大鼠进行治疗,在实验前期预试研究中对慢性心衰大鼠给予附子汤水提液进行治疗,大鼠症状改善不明显,治疗效果不明显,在后期实验中改变了提取方法,采用 70% 乙醇回流提取制备药材提取物,对慢性心衰大鼠给药后发现症状改善明显,在给药 4 周后取血清进行各项生物因子的测定,发现经附子汤治疗后的大鼠血清中 BNP、NT-proBNP、IL-6、TNF-α、Ang-Ⅱ、ALD、CK、ET-1、LDH、PRA 及 CRP 水平降低,由此我们推测附子汤干预腹主动脉缩窄导致的慢性心衰的机制可能是通过抑制 RAAS 系统[29]和交感神经系统的活性,减少 PRA,使 Ang-Ⅱ生成降低,抑制心肌纤维化、增生,减少 ALD 合成,减少单核巨噬细胞 TNF-α 的分泌,减少血管平滑肌细胞和内皮细胞 IL-6 的表达,从而降低 CRP 含量,减少 ET-1 的表达和释放,减弱其持久性收缩血管的作用,减缓血管收缩,保持血管弹性,进而降低巨噬细胞浸润,平滑肌细胞迁移和增殖,改善症状,通过抑制机体免疫系统激活,降低心室壁的张力负荷,改善组织低灌注的产生,降低肺水肿、肺毛细血管通透性及肺静脉压,扩张冠状动脉,增加冠脉血流量,降低心肌耗氧量,调节神经内分泌,改善心室重构和心功能,进而减少 BNP、NT-proBNP,达到了治疗慢性心力衰竭的效果[30]。减少血清中 CK、TNF-α 的含量,表明附子汤能清除氧自由基,减少自由基损坏性因子,减轻脂质过氧化反应,减少心肌酶的释放,改善心肌灌流,对大鼠的心肌具有明显的保护作用。

结论

本课题建立了 HPLC 测定附子汤提取液中苯甲酰新乌头原碱、苯甲酰乌头原碱和苯甲酰次乌头原碱 3 个成分含量的方法。运用此方法对不同药店购买的 10 批附子汤样品进行了测定,测得苯甲酰新乌头碱、苯甲酰乌头原碱和苯甲酰次乌头原碱的总量均不少于 0.010%,符合药典要求。并且均未测得双酯型生物碱,表明附子汤可以安全有效地应用于临床治疗当中。通过正交试验优选出的附子汤的最佳制备工艺,为工业化生产提供了依据及参考,由此建立了指纹图谱,不同批次间附子汤相似度结果良好,表明附子汤中化学成分的种类及相对含量均一,为深入研究附子汤活性成分及全面评价附子汤制剂的质量提供了有效手段。

药效学实验结果表明附子汤对慢性心衰大鼠模型具有一定治疗作用,能够有效阻止心衰程度的加重,可以对心衰的临床用药做出指导,也对附子汤醇提液的临床使用以及推广提供了新的思路与方法。

液质联用技术可应用于分离和检验附子汤中的各类成分,在分离并检测中药中的活性物质上表现出质谱技术在化合物鉴定工作的优势,对研究中药具有重要的意义,为附子汤的药效物质基础研究提供了更为快速有效的手段。

参考文献

[1] 李赛美,李宇航. 全国高等医药教材建设研究会规划教材:伤寒论讲义[M]. 北京:中国中医药出版社,2012.

[2] 陈荣昌,孙桂波,张强,等. 附子及其复方中药的药理作用研究进展[J]. 中草药,2014,45(6):883-888.

[3] 郑琴,陆浩伟,郝伟伟,等. 乌头类双酯型生物碱水解转化规律及含量计算

方法研究[J].中国药学杂志,2011,46(9):652-655.
[4] 余葱葱,郭力,彭成.毒-效双组份控制有毒中药附子临床单煎工艺研究[J].时珍国医国药,2009,20(12):3087.
[5] 汪谦.现代医学实验方法[M].北京:人民卫生出版社,1998.
[6] 张新民.临床心电图分析与诊断[M].北京:人民卫生出版社,2007.
[7] Valdivia CR, Chu WW, Pu J, et al. Increased late sodium current in myocytes from a canine heart failure model and from failing human heart[J]. J Mol Cell Cardiol, 2005, 38(3): 475-483.
[8] 陈奇.中药药理研究方法学[M].北京:人民卫生出版社,1993.
[9] 黄志芳,唐小龙,罗恒,等.HPLC-Q-TOF-MS分析附子的化学成分及煎煮过程中的变化规律[J],中国实验方剂学杂志,2015,21(1):57-63.
[10] 张意涵,杨昌林,黄志芳,等.附子煎煮过程中13种生物碱含量的动态变化规律研究[J].药物分析杂志,2015,35(1):16-23.
[11] 孙蕾,王少晨,明谦,等.基于HPLC-Q-TOF-MS研究6种乌头生物碱类成分的裂解途径[J].中草药,2016(47):2784.
[12] 张定堃,韩雪,李瑞煜,等.UPLC-Q-TOF-MS分析不同产地泥附子化学成分的差异[J].中国中药杂志,2016,41(03):463-469.
[13] Tanaka T, Kataoka M, Tsuboi N, et al. New Monoterpene Glycoside Esters and Phenolic Constituents of Paeoniae Radix, and Increase of Water Solubility of Proanthocyanidins in the Presence of Paeoniflorin [J]. Chem PharmBull, 2000, 48 (2): 201-207.
[14] 冯超.赤芍与白芍的药动学研究与化学成分的液质联用分析[D].石家庄:河北医科大学,2010.
[15] 高月,修洋,赵幻希,等.基于HPLC-ESI-MS^{n}的杂多酸化学转化原人参三醇型皂苷Re,20(S)-Rf研究[J].质谱学报,2017,38(2):203-210.
[16] 赵静,秦振娴,彭冰,等.基于UPLC-Q-TOF MS技术的三七中皂苷类成分质谱裂解规律研究[J].质谱学报,2017,38(1):97-108.
[17] 孟青,钟艳梅,郭晓玲,等.人参中皂苷类成分的快速识别及其质谱裂解规律的初步探讨[J].中药材,2013,26(2):240-245.
[18] 周秀清,金海燕,张忆华,等.人参皂苷Rb1的电喷雾质谱研究[J].分析测试学报,2005,24(增刊):89-90.
[19] 张旭,宋凤瑞,刘志强,等.pH值对人参皂苷溶出影响规律的液质联用研究[J].高等学校化学学报,2006,9(27):1640-1644.
[20] 李慧,黄帅,单连海,等.茯苓皮中三萜酸类成分的研究[J].华西药学杂志,2016,31(1):6-10.
[21] 康安,郭锦瑞,谢彤,等.UPLC-LTQ-Orbitrap质谱联用技术分析茯苓中

的化学成分[J].南京中医药大学学报,2014,31(6):561-565.

[22] 张言,桂蜀华,谢友良,等.乌头汤不同配伍对单酯型乌头生物碱含量的影响[J].中国实验方剂学杂志,2013,17(19):11-14.

[23] 丁里玉,胡树钊,李春香,等.白芍与当归或玫瑰花配伍对其芍药苷煎出量影响的比较研究[J].时珍国医国药,2010,21(8):1971-1972.

[24] 王洪海.《伤寒论》附子汤复方环境下附子心毒性研究[J].微循环学杂志,2011,21(2):94.

[25] 李利锋,孙国祥.银杏叶片HPLC定量指纹图谱和4个成分含量测定[J].中国实验方剂学杂志,2014,20(12):52-57.

[26] 吴俊标,贺雨,梁春玲,等.真武汤水提液HPLC特征图谱研究及指标成分的测定[J].中国实验方剂学杂志,2014,18:45-49.

[27] 卢苇,梁光义,杨玉琴,等.四逆汤HPLC指纹图谱研究[J].时珍国医国药,2013,03:661-663.

[28] 邱子真,王冰,张颖,等.基于黄酮类成分对射干指纹图谱研究[J].辽宁中医药大学学报,2016,18(5):69-71.

[29] 叶周恒,杨玉鹤,许骥,等.醛固酮诱导心室重构作用及机制[J].心肺血管病杂志,2011,30(2):174-176.

[30] 黄波,黄惠刚,朱奔奔.附子汤对慢性充血性心力衰竭模型大鼠BNP、IL-6水平的影响[J].陕西中医,2009,30(6):745-746.